suhrkamp taschenbuch 5376

Als Harold Gillies die Verheerungen des Ersten Weltkriegs mit eigenen Augen sieht, ist er schockiert. Zu viele junge Männer werden nach nur einem falschen Augenblick ihrem Schicksal überlassen: für immer entstellt, für immer Monster in den Augen der Gesellschaft. Nach seiner Rückkehr ins Königreich setzt der junge Arzt alles daran, einen Weg zu finden, um das Leiden zu verringern. Mit stetem Einsatz, vielen Verbündeten und unkonventionellen Methoden baut er die erste »Schönheitsklinik« der Welt auf und kämpft fortan gegen das Stigma einer Generation. Sein Leben wird zum Gründungsakt einer Disziplin, die unsere Gegenwart unmissverständlich prägt.

LINDSEY FITZHARRIS promovierte in Oxford in Medizingeschichte. Ihre YouTube-Serie *Under the Knife* über Wissenswertes und Gruseliges aus der Welt der Chirurgie verhalf Fitzharris zu größerer Bekanntheit. Sie schreibt regelmäßig für *The Guardian*, *The Huffington Post*, *The Lancet* und *New Scientist*. Ihr Buch *Der Horror der frühen Medizin* war ein internationaler Erfolg, wurde in 15 Sprachen übersetzt und stand 19 Wochen lang auf der *SPIEGEL*-Bestsellerliste.

Volker Oldenburg hat u. a. David Mitchell, Colum McCann, Christopher Isherwood und Oscar Wilde übersetzt. Für seine Arbeit wurde er mehrfach ausgezeichnet, zuletzt mit dem Heinrich Maria Ledig-Rowohlt-Preis. Er lebt in Hamburg und Utrecht.

Lindsey Fitzharris

DER HORROR DER FRÜHEN CHIRURGIE

Aus dem Englischen von
Volker Oldenburg

Suhrkamp

Die amerikanische Originalausgabe erschien 2022 unter dem Titel
The Facemaker. One Surgeon's Battle to Mend the Disfigured Soldiers of World War I
bei Farrar, Straus and Giroux, New York.

2. Auflage 2026

Erste Auflage 2023
suhrkamp taschenbuch 5376

Zitat aus Dalton Trumbo, *Und Johnny zog in den Krieg*,
Onkel & Onkel Verlag, 2012, Ü.: Tina Hohl

Umschlaggestaltung: Rothfos & Gabler, Hamburg
Umschlagabbildungen: Chirurgische Elemente (Radierung),
Englische Schule des 19. Jahrhunderts, Privatsammlung,
Foto: Ken Welsh/Bridgeman Images
Druck und Bindung: CPI books GmbH, Leck
Printed in the EU
ISBN 978-3-518-47376-4

Suhrkamp Verlag GmbH
Torstraße 44, 10119 Berlin
info@suhrkamp.de
www.suhrkamp.de

DER HORROR DER FRÜHEN CHIRURGIE

Für meinen Vater Mike Fitzharris,
der immer an mich glaubt,
selbst wenn ich an mir zweifle.

Er würde sich den kleinen Leuten zeigen
und ihren Müttern und Vätern und Brüdern
und Schwestern und Frauen und Liebsten
und Großmüttern und Großvätern
und über sich hätte er ein Schild
und auf dem Schild würde stehen das ist der Krieg
und er würde den ganzen Krieg in so einem
kleinen Stück Fleisch und Knochen und Haar
zusammenballen dass sie es
niemals vergessen würden solange sie lebten.

Dalton Trumbo,
Und Johnny zog in den Krieg

Nur die Toten haben das Ende des Kriegs gesehen.

George Santayana (1922)

Inhalt

Vorbemerkung

Eine der Herausforderungen für jede Sachbuchautorin ist, die Leser:innen nicht mit zu vielen Einzelheiten zu überfordern – und diese Gefahr ist groß, wenn man die immense Fülle von Ereignissen nachzeichnet, die die Welt zwischen 1914 und 1918 erschütterten. Dieses Buch hat nicht den Anspruch, die Geschichte der plastischen Chirurgie im Ersten Weltkrieg erschöpfend darzustellen. Ebenso wenig ist es eine vollständige Biografie über Harold Gillies, den Chirurgen, der sich während des Krieges daranmachte, die Gesichter entstellter Soldaten zu rekonstruieren. Renommierte Wissenschaftler:innen haben über diese Themen, wie in den Endnoten nachzulesen, eine Vielzahl von Aufsätzen und Büchern geschrieben. Vielmehr möchte ich auf anschauliche Weise die Schwierigkeiten vermitteln, mit denen Gillies und sein Team im Queen's Hospital tagtäglich konfrontiert wurden, und einen Einblick in die Schicksale der Männer geben, die durch ihre Verwundung auf dem Schlachtfeld und den leidvollen Genesungsprozess doppelt traumatisiert waren.

Dieses Buch ist ein Sachbuch. Alles, was in Anführungszeichen gesetzt ist, stammt aus einem historischen Dokument – sei es ein Brief, ein Tagebuch, ein Zeitungsartikel oder der Fallbericht eines Chirurgen. Alle beschriebenen Gesten, Gesichtsausdrücke, Gefühle und so weiter beruhen auf Berichten aus erster Hand.

Ich hoffe, dieses Buch ermöglicht den Leser:innen eine

neue Sicht auf die schrecklichen Folgen des Stellungskriegs und die persönlichen Kämpfe, die viele Soldaten führten, lange nachdem sie die Waffen niedergelegt hatten.

Prolog

»EIN ABSTOSSENDES DING«

20. November 1917

Der Osthimmel leuchtete feuerrot und golden, als über Cambrai der Morgen anbrach. Die französische Kleinstadt, etwa vierzig Kilometer vor der belgischen Grenze, war eine wichtige Versorgungsstelle für die deutsche Armee. Auf einer nahen Anhöhe lag Soldat Percy Clare vom 7. Bataillon des East Surrey Regiments neben seinem Zugführer im feuchten Gras und wartete auf das Signal zum Sturm.

Eine halbe Stunde vorher hatte er das riesige Aufgebot an Panzern gesehen, die sich in breiter Front durch das matschige Gelände auf die von Stacheldraht umgebene deutsche Defensivstellung zubewegten. Die britischen Truppen waren im Schutz der Dunkelheit schnell vorangekommen. Doch was zunächst nach einem sicheren Sieg aussah, entwickelte sich schnell zu einem blutigen Gemetzel mit furchtbaren Verlusten auf beiden Seiten. Als Clare sich im Morgengrauen auf den Angriff vorbereitete, war die verwüstete Landschaft bereits mit toten und verwundeten Soldaten übersät. »Ich fragte mich, ob ich noch einmal die Sonne über den Schützengräben aufgehen sehen würde«, notierte er später in seinem Tagebuch.

Der Tod war kein Unbekannter für den sechsunddreißigjährigen Soldaten. Ein Jahr zuvor hatte er monatelang in den Schützengräben an der Somme verbracht, wo sich ermüdende Phasen des Nichtstuns mit plötzlichem massivem Beschuss und nächtlichen Überfällen abwechselten. Alle paar Tage kamen Wagen, um Verpflegung gegen Leichen zu tauschen. Aber die Toten waren einfach zu viele, um sie komplett abzutransportieren. »Sie lagen in den Gräben, so, wie sie gestorben waren«, erinnerte sich ein Soldat. »Man sah sie nicht nur, man rutschte auch auf ihnen aus, wenn man auf sie trat.«

Verwesende Leichen waren allgegenwärtig im Frontalltag. Sie säumten die Grabenwände, verengten die Gänge. Arme und Beine ragten über die Brustwehr. Die Leichen wurden auch dazu verwendet, um Granattrichter in strategisch wichtigen Straßen zu füllen. »Sie schaufelten alles Mögliche in den Krater, dann warfen sie tote Pferde und Leichen obendrauf [...], bis das Loch zu war und sie weiterfahren konnten«, erinnerte sich ein Soldat. Taktgefühl und Respekt gingen verloren, während die Beerdigungskommandos sich mühten, mit den Opferzahlen Schritt zu halten. Tote hingen wie Wäschestücke über dem Stacheldraht, bedeckt mit einem zentimeterdicken schwarzen Pelz aus Fliegen. »Am schlimmsten«, erinnerte sich ein Infanterist, »waren die Würmer, die in Massen aus den Leichen krochen.«

Zu dem schrecklichen Anblick, den die Toten boten, kam der fürchterliche Gestank. Der ekelhaft süßliche Geruch von faulem Fleisch hing im Umkreis von Kilometern in der Luft. Nicht selten roch ein Soldat die Front, bevor er sie sah. Der Gestank haftete an dem alten Brot, das er aß, dem abgestandenen Trinkwasser, seiner zerschlissenen Uniform. »Wissen Sie, wie eine tote Maus riecht?«, fragte Lieutenant Robert C. Hoffman, ein US-amerikanischer Veteran des Ersten Weltkriegs, als er seine Landsleute zwei Jahrzehnte später davor warnte, in den Zweiten einzutreten. »Dann haben Sie eine ähnlich gute Vorstellung davon, wie ein Haufen seit Langem toter Soldaten riecht, wie ein Sandkorn Ihnen eine Vorstellung von den Stränden Atlantic Citys vermittelt.« Sogar die Erkennungsmarken, die den Toten vor dem Begräbnis abgenommen wurden, erinnerte sich Hoffman, »stanken so entsetzlich, dass einige Offiziere sich übergeben mussten.«

Clare hatte sich an die Toten gewöhnt, aber nicht an die Sterbenden. Das unvorstellbare Leid, das er gesehen hatte, hatte sich tief in sein Gedächtnis gegraben. Einmal war er in einem Schützengraben auf zwei schwer verletzte deutsche Soldaten gestoßen, beide mit aufgerissener Brust. Sie sahen einander verblüffend ähnlich, was Clare zu der Annahme veranlasste, dass es sich um Vater und Sohn handelte. Ihr Anblick ließ ihn nicht mehr los: »Die Gesichter der beiden armen Kerle waren so gespenstisch bleich [...], der Blick so erfüllt von Schmerz, Grauen und Angst, vielleicht um einander.« Clare wartete bei den Verletzten auf medizinische Hilfe, doch schließlich musste er weiter. Später erfuhr er, dass ein Kamerad namens Bean die beiden nach seinem Weggang mit dem Bajonett getötet hatte. »Ich war zutiefst aufgebracht«, schrieb Clare in sein Tagebuch. »Ich sagte ihm, dass er den Krieg nicht überleben werde, dass Gott eine so feige und grausame Tat gewiss nicht ungestraft lassen werde.« Wenig später entdeckte Clare die halb verweste Leiche seines Kameraden in einem Schützengraben.

Als Clare jetzt den Blick vom Hügel aus über das Schlachtfeld schweifen ließ, fragte er sich, welche neuen Schrecken ihn wohl erwarteten. In der Ferne hörte er das leise Stakkato der Maschinengewehre und das Pfeifen fliegender Granaten. »Beim Aufprall«, schrieb Clare, »schien die Erde zu beben, zuerst mit einer heftigen Erschütterung, als schreckte ein Riese aus dem Schlaf auf, dann mit einem andauernden Zittern, das sich auf unsere liegenden Körper übertrug.« Kurz darauf gab sein Zugführer das Signal.

Es war so weit.

Clare pflanzte das Bajonett auf sein Gewehr, dann standen er und die anderen Männer aus seinem Zug vorsichtig aus dem Gras auf. Auf dem Weg den ungeschützten Hang hinunter kamen sie an zahlreichen Verwundeten mit angstbleichen Gesichtern vorbei. Plötzlich explodierte weiter unten eine Granate und hüllte die Umgebung in dichten, schwarzen Rauch. Als der Rauch sich lichtete, sahen sie, dass der Zug vor ihnen ausgelöscht worden war. »Nach ein paar Minuten gingen wir weiter und stiegen über die verstümmelten Leichen unserer armen Kameraden«, schrieb Clare in sein Tagebuch. Ein Toter fiel ihm besonders auf, denn er war völlig nackt. »Die gesamte Kleidung war ihm vom Leib gerissen worden [...], ein sonderbarer Effekt von Sprengstoffexplosionen.«

Clares Zug rückte an den Toten vorbei auf das Angriffsziel zu: einen schwer befestigten Schützengraben, gesichert von einem breiten Stacheldrahtgürtel. Als sie sich der Stellung näherten, nahmen die Deutschen sie unter Beschuss. Maschinengewehre feuerten von verschiedenen Positionen gleichzeitig. Auf einmal fühlte sich Clare jämmerlich schlecht vorbereitet. »Wie absurd all das doch schien: Eine schmale Reihe Soldaten rückte gegen diese enorm starke Verteidigungsanlage vor, aus der immer massiver geschossen wurde.«

Clare kam mit dem schweren Tornister, den alle Infanteristen tragen mussten, nur langsam voran. In den bis zu fünfundzwanzig Kilo schweren Tornistern befand sich alles, was ein Soldat im Einsatz brauchte, von Munition und Handgranaten bis zu Gasmaske, Schutzbrille, Schaufel, Drahtzange und Trinkwasser. Clare schnitt sich durch den Stacheldraht, wobei er sich dicht am Boden hielt, um dem Kugelhagel auszuweichen.

Dann, etwa siebenhundert Meter vor dem Schützengraben, verspürte er einen heftigen Schlag im Gesicht. Eine Kugel war durch seine Wange geschlagen und auf der anderen Seite wieder ausgetreten. Blut strömte ihm aus Mund und Nase, tränkte seine Uniform. Clare schrie, aber der Schrei blieb stumm. Sein Gesicht war so schlimm verletzt, dass es sich nicht einmal vor Schmerz verziehen konnte.

Ab dem Moment, als an der Westfront das erste Maschinengewehr ratterte, stand eines fest: Die Fortschritte in der Militärtechnologie stellten die Medizin vor ungeahnte Herausforderungen. Kugeln sausten mit furchterregender Geschwindigkeit durch die Luft. Granaten besaßen eine Sprengkraft, die Soldaten über das Schlachtfeld schleuderte wie Stoffpuppen. Munition mit Magnesiumzündung explodierte erst, wenn sie ins Fleisch eingedrungen war. Granatsplitter, oft mit keimbelastetem Schlamm verunreinigt, fügten ihren Opfern furchtbare Verletzungen zu. Knochen wurden zerschmettert, Körper durchbohrt und Gliedmaßen abgerissen. Gesichtsverletzungen waren oft besonders traumatisch. Nasen wurden weggesprengt, Kiefer zertrümmert, Zungen und Augen herausgerissen. Manchmal wurden ganze Gesichter zerstört. Eine Frontkrankenschwester formulierte es so: »Die Heilkunde stand der Wissenschaft der Zerstörung ratlos gegenüber.«

Die Zahl der Gesichtsverletzungen war im Grabenkrieg erwartungsgemäß hoch. Viele Soldaten erlitten Schusswunden im Gesicht, weil sie einfach keine Vorstellung von den Gefahren hatten. »Sie bildeten sich wohl ein, sie könnten den Kopf aus dem Graben stecken und sich schnell genug ducken, um dem Hagel der Maschinengewehrkugeln auszuweichen«, schrieb ein Frontarzt. Andere, wie Clare, wurden beim Vorrücken auf die feindlichen Stellungen verwundet. Männer wurden verstümmelt, erlitten schwere Brandverletzungen oder wurden durch Giftgas verätzt. Manche bekamen auch einen Pferdehuf ins Gesicht. Bis Kriegsende erlitten allein 280 000 britische, französische und deutsche Soldaten eine Gesichtsverletzung. Der Erste Weltkrieg war eine effiziente Maschinerie, die Millionen von Verwundeten produzierte.

Auch die Zahl der Gefallenen war höher als in allen Kriegen zuvor. Dies war unter anderem auf völlig neue Waffen zurückzuführen, die es möglich machten, Menschen in Massen zu töten. Automatische Waffen erlaubten den Soldaten, innerhalb einer Minute Hunderte Schüsse auf ferne Ziele abzugeben. Artilleriegeschosse waren technisch so weit fortgeschritten, dass die Bediener die Erdkrümmung berücksichtigen mussten, um korrekt zu zielen. Die größte Langrohrkanone der Deutschen, das gefürchtete Paris-Geschütz, beschoss die französische Hauptstadt aus einer Entfernung von hundertzwanzig Kilometern mit neunzig Kilo schweren Sprenggranaten. Auch die Infanteriewaffen waren seit Beginn des 20. Jahrhunderts deutlich verbessert worden. Ihre Feuergeschwindigkeit war um ein Vielfaches schneller als bei allen bis dahin eingesetzten Kriegswaffen. Laut dem Militärhistoriker Leon van Bergen bedeuteten diese Fortschritte in der Waffentechnik, dass eine Kompanie aus dreihundert Mann im Jahr 1914 »die gleiche Feuerkraft aufbieten konnte wie die gesamte sechzigtausend Mann starke Armee unter dem Kommando des Duke of Wellington in der Schlacht bei Waterloo.«

Neben verbesserten Waffen in Infanterie und Artillerie brachte der wissenschaftliche Fortschritt noch zwei weitere grauenhafte Neuheiten hervor. Die erste war der Flammenwerfer, der bei denen, die diese neue Kriegswaffe zum ersten Mal sahen, blankes Entsetzen auslöste. Er wurde zuerst von den Deutschen eingesetzt, unter anderem 1916 gegen die britischen Stellungen um Hooge. Die tragbare Waffe spie eine Stichflamme aus brennendem Öl aus, die in einer Reichweite von zwanzig Metern alles abfackelte und die Soldaten dazu zwang, aus den Schützengräben zu fliehen wie Mäuse aus einem brennenden Heuhaufen. Der flüssige Feuerstrahl ließ viele mit schweren Verbrennungen am ganzen Körper zurück. Ein Soldat musste entsetzt zusehen, wie ein Kamerad Opfer der Flammen wurde: »Sein Gesicht war zu Asche verkohlt, der Oberkörper verschmort und gargekocht.«

Die andere zerstörerische Neuheit waren chemische Kampfstoffe. Der erste große, todbringende Giftgasangriff ereignete sich am 22. April 1915, als eine Spezialeinheit der deutschen Armee hundertsechzig Tonnen Chlorgas über das Schlachtfeld im belgischen Ypern blies. Innerhalb weniger Minuten waren mehr als tausend französische und algerische Soldaten qualvoll erstickt, weitere viertausend hatten schwere Verätzungen erlitten. Die meisten Überlebenden ergriffen mit brennenden Lungen die Flucht, sodass sich im Schützengraben große Lücken auftaten. Ein belgischer Methodistenpfarrer beobachtete das grausige Schauspiel: »Dann taumelten hustende und geblendete französische Soldaten in unsere Mitte, keuchend, mit fürchterlich roten Gesichtern, vor Schmerzen nicht in der Lage zu sprechen. Hinter ihnen, in den gasvernebelten Gräben [...] lagen Hunderte tote und sterbende Kameraden.« Obwohl man die Soldaten eilends mit Gasmasken ausstattete, wurde Giftgas sofort zum Synonym für die Grausamkeit des Ersten Weltkriegs.

Panzer waren ein weiteres Novum auf dem Schlachtfeld. Ihre Erfinder, die Briten, nannten sie *tanks*, um dem Feind gegenüber ihren wahren Zweck zu verschleiern. Als Wassertanks getarnt sollten die mit Kanonen und Maschinengewehren ausgerüsteten Stahlungeheuer die Besatzung schützen, während sie unaufhaltsam auf den Feind zurollten. In Wahrheit war die Panzerung anfällig gegen Granatfeuer, und den Besatzungen drohten alle möglichen Verletzungen, unter anderem Verbrennungen durch ungeschützte Gasbehälter, die mitunter explodierten, wenn der Panzer getroffen wurde.

Wie Percy Clare kämpfte auch Captain Jono Wilson am ersten Tag der Schlacht von Cambrai. Er befehligte eine Division mit drei Panzern. Während des Vorstoßes ging seinem eigenen Panzer der Treibstoff aus. Er sprang aus dem liegengebliebenen Fahrzeug, lief zum zweiten Panzer in der Formation und kletterte hinein. Er wollte gerade eine Nachricht am Fuß einer Brieftaube befestigen, als der Panzer von einer Granate getroffen wurde. Durch die Explosion kippte der Panzer auf die Seite, und im Inneren brach Feuer aus. Bevor die Besatzung fliehen konnte, wurde der Panzer ein zweites Mal getroffen. Der Fahrer wurde getötet, Wilsons Gesicht wurde von einem glühenden Granatsplitter getroffen. Während Blut aus dem klaffenden Loch strömte, wo vorher seine Nase gewesen war, kletterte er aus dem Panzer und ging in einem Granattrichter in Deckung. Dort stärkte er sich mit einem kräftigen Schluck Rum aus der Feldflasche. Schließlich wurde er von vier deutschen Gefangenen geborgen.

Jagdflieger führten derweil am Himmel Luftkämpfe oder wurden von Bodentruppen beschossen. Die Flugzeuge, die aus Holz, Draht und Stoff bestanden, waren nicht kugelsicher, und die meisten Piloten waren so schutzlos wie ihre Kameraden am Boden. Die Luftfahrt steckte zu Anfang des Krieges noch in den Kinderschuhen. Erst elf Jahre zuvor war den Gebrüdern Wright der erste gesteuerte Motorflug gelungen, und Flugzeuge waren noch immer primitive Maschinen. Die Flieger, die noch keine Fallschirme hatten, mussten ein brennendes Flugzeug entweder bruchlanden oder hinausspringen. Ein Pilot überlebte einen Abschuss. Sein Körper blieb nahezu unversehrt, aber sein Gesicht war bis zur Unkenntlichkeit verbrannt. Die meisten Flieger trugen einen Revolver oder eine Pistole bei sich, nicht um auf den Feind zu schießen, sondern um ihrem Leben ein Ende zu setzen, wenn ihr Flugzeug in Brand geriet. Das Fliegen war damals so gefährlich, dass viele Piloten, ohne den Feind gesehen zu haben, schon in der Ausbildung starben. Die ersten Flieger bezeichneten sich manchmal als den »20 Minute Club« – so lange dauerte es im Schnitt, bis ein Pilot im ersten Einsatz abgeschossen wurde.

Trotz all dieser Entwicklungen in der Kriegstechnik, die zum Großteil den direkten Feindkontakt verhindern sollten, wurde weiterhin so roh und brachial gekämpft wie in den Jahrhunderten zuvor. Im Nahkampf ereigneten sich Szenen, die die Überlebenden noch lange nach Kriegsende verfolgten. John Kirkham vom Manchester Regiment erinnerte sich an den Augenblick, als er in der Schlacht an der Somme einen deutschen Soldaten mit einer Grabenkeule attackierte. Diese primitive Waffe erinnerte eher an die Kriegsführung im Mittelalter als an die »moderne« Version des Gemetzels im Ersten Weltkrieg. Die Standardausführung war ein Knüppel oder Schlagstock mit Bleikern, in dessen Kopf Hufnägel eingetrieben wurden. »Die Keule drang tief in seine Stirn«, schrieb Kirkham. »Im Handgemenge verlor er seinen Helm, und ich sah, dass er ein kahlköpfiger alter Mann war. Ich habe diesen kahlen Kopf nicht vergessen und werde es wohl auch nie, der arme Teufel.«

Neben stumpfen Keulen wurde im Nahkampf auch das scharfe Bajonett eingesetzt. Keine Waffe war gefürchteter als das deutsche Sägerücken-Bajonett, das auch die Schlächterklinge genannt wurde. Die gezahnte Klinge diente dazu, dem Feind die Eingeweide herauszureißen, was für das Opfer einen langsamen, qualvollen Tod bedeutete. Die Waffe war so grauenhaft, dass Franzosen und Briten den Deutschen damit drohten, jeden Soldaten, der bei der Gefangennahme ein solches Bajonett bei sich trug, zu foltern und hinzurichten. 1917 war das Sägerücken-Bajonett weitgehend vom Schlachtfeld verschwunden. Dennoch wurden während des gesamten Krieges neue Waffen entwickelt und verbessert, meistens mit grausigen Folgen.

Sogar leere Marmeladendosen wurden in der Anfangszeit des Krieges zu tödlichen Waffen umfunktioniert. Die Soldaten füllten sie mit Sprengstoff und Metallteilen und versahen sie mit einem Zünder. Angesichts der beispiellosen Fülle an neuen Waffen mit möglichst großer Zerstörungswirkung überrascht es kaum, dass die Schlachtfelder Ruinenlandschaften glichen. Ein britischer Soldat beschrieb es so: »Es gab keinerlei Zeichen von Leben mehr. [...] Keinen Baum, bis auf ein paar tote Stümpfe, die im Mondlicht einen eigenartigen Anblick boten. Keinen Vogel, nicht einmal eine Ratte oder einen Grashalm. [...] Tod stand überall in Großbuchstaben.«

Dies waren nur einige der Schrecken des ersten der beiden Weltkriege, die das 20. Jahrhundert prägten. Der Krieg forderte zwangsläufig eine astronomisch hohe Zahl an Opfern. Die Schlachtfelder waren mit Toten übersät, Verletzte drängten sich in ganz Europa und darüber hinaus in den Lazaretten. Zwischen acht und zehn Millionen Soldaten starben in der Zeit von 1914 bis 1918, mehr als doppelt so viele wurden – oft schwer – verwundet. Die Genesenen mussten zurück an die Front. Nach Hause geschickt wurde nur, wer eine dauerhafte Behinderung zurückbehielt. Soldaten mit Gesichtsverletzungen wie Percy Clare stellten für die Frontärzte eine der größten Herausforderungen dar.

Anders als Amputierte wurden Männer mit entstellten Gesichtern nicht unbedingt als Helden gefeiert. Während ein fehlendes Bein Respekt und Mitgefühl auslöste, rief ein zerstörtes Gesicht häufig Ablehnung oder sogar Ekel hervor. In den Zeitungen von damals wurden Gesichts- und Kieferverletzungen als das Schlimmste überhaupt geschildert, was die Vorurteile widerspiegelt, denen Menschen mit gezeichneten Gesichtern von jeher ausgesetzt waren. Der entstellte Soldat, schrieb die *Manchester Evening Chronicle*, »weiß, dass bekümmerte Angehörige und staunende, neugierige Fremde dort, wo früher ein hübsches, liebenswertes Gesicht war, nur noch eine mehr oder weniger abstoßende Maske zu sehen bekommen.« Die Historikerin Joanna Burke hat aufgezeigt, dass ein »besonders schwer verunstaltetes Gesicht« zu den ganz wenigen Verletzungen zählte, für die das britische Kriegsministerium die volle Kriegsrente bewilligte – neben dem Verlust mehrerer Gliedmaßen, einer Querschnittlähmung und dem sogenannten »Kriegszittern«, unter dem viele vom Grabenkampf traumatisierte Soldaten litten.

Es ist nicht verwunderlich, dass entstellte Soldaten anders beurteilt wurden als ihre Kameraden mit anderen Kriegsverletzungen. Jahrhundertelang galt ein entstelltes Gesicht als Zeichen moralischer oder geistiger Degeneration. Die Menschen verbanden ein verstümmeltes Gesicht mit verheerenden Krankheiten wie Lepra oder Syphilis, einem schlechten Charakter, sündiger Lebensführung oder sahen es als Strafe Gottes. Ein verunstaltetes Gesicht galt in der Tat als so furchtbarer Makel, dass französische Soldaten, die während der Napoleonischen Kriege solche Verletzungen erlitten, bisweilen von ihren eigenen Kameraden getötet wurden. Diese rechtfertigten ihre Tat damit, sie hätten dem Verwundeten nur weiteres Leid ersparen wollen. Der Irrglaube, eine Entstellung sei »ein Schicksal schlimmer als der Tod« war zu Beginn des Ersten Weltkriegs noch weit verbreitet.

Das Gesicht ist gewöhnlich das Erste, was wir an einem Menschen wahrnehmen. Es gibt Auskunft über Geschlecht, Alter, ethnische Zugehörigkeit und andere wichtige Aspekte der Identität. Es kann uns auch etwas über die Persönlichkeit unseres Gegenübers verraten und hilft uns dabei, miteinander zu kommunizieren. Die Mimik mit all ihren Feinheiten und Nuancen ist eine ganz eigene emotionale Sprache. Wird ein Gesicht ausradiert, geht auch diese essenzielle Expressionsmöglichkeit verloren.

Die Bedeutung, die wir dem Gesicht als Ausdruck von Gefühlen oder Absichten beimessen, schlägt sich auch in unserer Sprache nieder. Wir lesen im Gesicht eines anderen wie in einem Buch. In unangenehmen Situationen versuchen wir, das Gesicht zu wahren. Ein mutiger Mensch zeigt Gesicht, ein unehrlicher hat zwei Gesichter. Wir können das Gesicht auch verlieren, im übertragenen und im wörtlichen Sinn. Die Liste lässt sich beliebig fortsetzen.

Gesichtsverstümmelte Soldaten lebten nach der Heimkehr aus dem Krieg oft in selbstgewählter Isolation von der Gesellschaft. Die abrupte Verwandlung vom »normalen« zum »entstellten« Menschen war nicht nur ein Schock für den Betroffenen selbst, sondern auch für seine Angehörigen und Freunde. Verlobungen wurden gelöst. Kinder ergriffen beim Anblick ihrer Väter die Flucht. Ein Patient erinnerte sich an einen Arzt, der es aufgrund seiner schweren Verletzungen vermied, ihn anzusehen. Später schrieb er darüber: »Damals glaubte ich, er [der Arzt] rechnete damit, dass es mit mir in den nächsten Stunden zu Ende gehen würde.« Solche Reaktionen von Außenstehenden konnten schmerzlich sein. Der kanadische Arzt Robert Tait McKenzie, der während des Kriegs für das Royal Army Medical Corps, den Sanitätsdienst der britischen Streitkräfte, tätig war, schrieb über entstellte Soldaten: »Viele verzagen und werden schwermütig, was in manchen Fällen sogar zum Selbstmord führt.«

Die Leben der betroffenen Soldaten waren oft so zerstört wie ihre Gesichter. Ihrer Identität beraubt, wurden sie zum abschreckenden Symbol einer neuen, mechanisierten Form der Kriegsführung. In Frankreich hießen sie *les gueules cassées* (zerhauene Visagen), in Deutschland Gesichtsversehrte oder Menschen ohne Gesicht. In Großbritannien nannte man sie einfach *The Loneliest of Tommies*, die tragischsten aller Kriegsopfer, fremd sogar sich selbst.

Soldat Percy Clare in Cambrai war im Begriff, einer von ihnen zu werden.

Als die Kugel seine Wange durchschlug, wusste er sofort, dass die Verletzung lebensbedrohlich war. Er kam einen Augenblick lang schwankend auf die Beine, dann sank er, fassungslos darüber, dass er möglicherweise sterben würde, auf die Knie. »Ich hatte so viele gefährliche Situationen überstanden, dass ich mich unbewusst für immun hielt«, notierte er später in seinem Tagebuch.

Seine Gedanken wanderten zu Frau und Kind, als ihm ein Offizier namens Rawson zu Hilfe kam. Geschockt von Clares Anblick, riss Rawson das eingenähte Erste-Hilfe-Päckchen aus seiner Uniformjacke. Darin befanden sich, eingewickelt in wasserdichtes Gummi, Verbandsmull, Bandagen und ein Fläschchen Jod. Als es ihm nicht gelang, die Blutungsquelle zu ermitteln, geriet Rawson in Panik. Er stopfte Clare den gesamten Mull in den Mund, dann kehrte er zurück zu seinen Männern. Clare musste erkennen, wie schnell man am eigenen Blut ersticken kann, wenn große Adern in Gesicht oder Hals verletzt sind. »Vielleicht glaubte er [...], er könnte das Loch verschließen und so die Blutung stillen«, schrieb er. »Aber er erreichte nur, dass ich fast erstickte, und ich schluckte hastig Blut, bis ich alles [Verbandszeug] herausgezogen hatte.«

Clare wusste, dass die Zeit drängte, als ihm vom Blutverlust die Fingerkuppen brannten. Er nahm die letzten Kräfte zusammen und kroch über das Schlachtfeld auf eine ferne Straße zu, wo die Aussicht, gefunden zu werden, größer war. Arme und Beine waren so schwer, als »trüge ich eiserne Ketten«, und schließlich brach er mitten auf dem Schlachtfeld zusammen. Während er dort lag, dachte er an sein Grab: »Ich stellte mir das Begräbniskommando vor, das am Abend oder vielleicht am nächsten Morgen vorbeikommen und mich entdecken würde, denn irgendwann würde man diesen hässlichen Lehmklumpen finden und ihn auf dem Schlachtfeld [...] in einem flachen Grab verscharren, so wie ich oft andere begraben hatte.« Er zog eine kleine Bibel aus der Tasche und hielt sie fest vor die Brust, in der Hoffnung, dass die Leute, die seine Leiche finden würden, sie an seine Mutter schickten.

Er verlor immer wieder das Bewusstsein. In den wachen Phasen betete er, dass bald medizinische Hilfe kommen würde. Aber Clare wusste, dass die Aussichten auf eine schnelle Bergung gering waren. Viele Männer starben, während sie auf die Krankenträger warteten. Ein Soldat namens Ernest Wordsworth, der am ersten Tag der Somme-Offensive schon nach wenigen Minuten verwundet worden war, harrte tagelang mit einer stark blutenden Gesichtswunde auf dem Schlachtfeld aus, bis er schließlich gerettet wurde.

Um Verwundete zu bergen, mussten Krankenträger und Sanitäter die Deckung verlassen und wurden so selbst zum Angriffsziel. Während der Schlacht bei Loos im Herbst 1915 wurden drei Männer getötet und ein weiterer verletzt, als sie versuchten, einen Kompanieführer namens Samson zu bergen, der nur zwanzig Meter vom Schützengraben entfernt von mehreren Kugeln getroffen worden war. Als schließlich ein Sanitäter zu ihm vordrang, gab Samson ihm zu verstehen, dass es sich nicht lohne, ihn zu retten. Nachdem das Feuer verstummt war, fanden seine Kameraden ihn tot, mit siebzehn Schusswunden. Er hatte sich die Faust in den Mund gesteckt, damit seine Schmerzensschreie nicht noch mehr Männer dazu veranlassten, ihr Leben aufs Spiel zu setzen, um seines zu retten. Solche tragischen Geschichten waren keineswegs selten.

Angesichts dieser Umstände starben viele Soldaten auf dem Feld, bevor sie medizinisch versorgt werden konnten. Mitunter war es schwierig, die Aufmerksamkeit der Rettungskräfte auf sich zu ziehen, besonders für jene mit schweren Gesichtsverletzungen. Die Grausamkeit dieser Verletzungsart versetzte selbst hartgesottenen Kämpfern einen Schock. Der französische Soldat Louis Barthas erinnerte sich an den Moment, als ein Kamerad im Gesicht verwundet wurde. »Einen Augenblick lang standen wir entsetzt da«, schrieb er. »Der Mann hatte fast kein Gesicht mehr; eine Kugel hatte ihn in den Mund getroffen, seine Wange durchschlagen, den Kiefer zertrümmert und ihm die Zunge herausgerissen, die nur noch an einem Faden hing, und aus diesen schrecklichen Wunden floss das Blut in Strömen.« Der junge Mann war noch am Leben, aber ohne Gesicht war er für niemanden aus seiner Einheit zu erkennen, was Barthas zu der Frage veranlasste: »Ob nicht mal seine Mutter ihn in diesem Zustand erkannt hätte?«

Wenigstens in dieser Hinsicht hatte Percy Clare Glück. Trotz seiner schweren Verletzung wurde er von einem vorbeikommenden Kameraden namens Weyman erkannt. Er hörte eine Stimme neben sich: »Hallo, Perc, du armer Kerl, wie geht es dir?« Clare gab ihm mit einem Zeichen zu verstehen, dass es mit ihm wahrscheinlich zu Ende ging. Weyman kniete sich neben ihn, um die Lage zu beurteilen, dann winkte er einen Bergungstrupp herbei. Clares Hände und sein Gesicht waren über und über mit Blut beschmiert, und aus den Löchern in seinen Wangen rann noch immer frisches nach. Der Sanitäter schüttelte bloß den Kopf und drängte seine Leute weiter. »Die Sorte stirbt immer schnell«, murmelte er.

Aber Weyman gab nicht so schnell auf. Er machte sich im Granatfeuer auf die Suche nach einem anderen Bergungsteam. Auch der zweite Trupp rechnete mit Clares Tod und lehnte eine Bergung ab. Clare, der von Minute zu Minute schwächer wurde, konnte ihnen die Entscheidung kaum verübeln. »Ich war so mit Blut besudelt und bot einen so jämmerlichen Anblick, dass ihre Einschätzung vermutlich berechtigt war, der lange Transport [...] wäre sinnlos«, schrieb er.

Einen Mann wie Clare zu retten, dessen Tod sicher schien, bedeutete, Soldaten mit besseren Überlebenschancen auf dem Schlachtfeld zurückzulassen, und so musste jede Entscheidung sorgfältig abgewogen werden. Der Abtransport von Verwundeten war nicht nur gefährlich, sondern auch körperlich anstrengend. Ein großer Teil der Rettungsausrüstung erwies sich im Kampf als nutzlos. Die Sanitätshunde, die speziell dafür ausgebildet waren, Verwundete auf dem Schlachtfeld aufzuspüren, drehten im Granatfeuer durch. Karren, die für den Verwundetentransport bestimmt waren, konnten auf dem unwegsamen, von Kratern übersäten Gelände oft nicht eingesetzt werden. Folglich mussten die Krankenträger die Verwundeten auf mit Schultergurten versehenen Bahren in Sicherheit bringen. Manchmal waren acht Leute nötig, um einen einzigen Soldaten zu bergen. Nichts ging einfach, nichts ging schnell. Als Soldat W. Lugg in der Dritten Flandernschlacht einen Verwundeten barg, musste er zehn Stunden lang durch den Matsch waten, bevor er endlich Hilfe fand. Selbst wenn die Bergung erfolgreich verlief, kam oft jede Hilfe zu spät. Jack Brown, Sanitäter beim Royal Army Medical Corps erinnerte sich: »Oft ging es nur noch darum, ihnen eine Zigarette anzuzünden und ein paar Worte über ihre Familie daheim mit ihnen zu wechseln, bevor sie starben.«

Aufgrund der Stelle seiner Verwundung drohte Percy Clare noch eine andere Gefahr. Viele Soldaten mit Gesichtsverletzungen erstickten, wenn sie flach auf den Rücken gelegt wurden. Blut und Schleim verstopften die Atemwege, oder die Zunge rutschte in den Rachen. Ein Soldat erinnerte sich, dass er einen »leichten Schlag« verspürte und ein dumpfes Geräusch vernahm, als eine Kugel durch sein Gesicht ging und in seiner Schulter stecken blieb. »Ich war fassungslos [...] Meine Freunde sahen mich voll Entsetzen an und rechneten damit, dass ich in den nächsten Augenblicken sterben würde.« Er lag stundenlang Blut spuckend im Schützengraben, bis er endlich geborgen wurde.

Zu Beginn des Krieges erlebte der Zahnarzt William Kelsey Fry die besonderen Gefahren von Gesichtsverletzungen, als er einem jungen Soldaten zu Hilfe kam, dem bei einem Nachtangriff der Kiefer weggesprengt worden war. Kelsey Fry wies den Soldaten an, den Kopf nach vorne zu neigen, um seine Atemwege freizuhalten. Nachdem er ihn durch die Schützengräben geführt und an die Sanitäter übergeben hatte, machte er kehrt, um auf seinen Posten zurückzukehren. Er war kaum fünfzig Meter weit gekommen, als man ihm ausrichten ließ, dass der Mann, kurz nachdem man ihn auf eine Trage gelegt habe, erstickt sei. Dieses Erlebnis begleitete ihn sein ganzes Leben lang: »Ich erinnere mich gut daran, dass ich ihn in jener Nacht in eine Decke wickelte und ihn begrub. An diesem Tag fasste ich den Entschluss, dass ich jede Gelegenheit ergreifen würde, um diese Lehre an andere weiterzugeben.« Erst später im Krieg gaben erfahrene Sanitätsoffiziere wie Kelsey Fry offiziell die Empfehlung aus, gesichtsverletzte Soldaten in Bauchlage zu transportieren und darauf zu achten, dass der Kopf über den Rand der Trage hing.

Trotz aller Erschwernisse konnte Weyman schließlich einen dritten Krankenträgertrupp davon überzeugen, seinen Freund mitzunehmen. Clare hatte enorm viel Blut verloren, als er endlich auf die Trage gelegt wurde. Später schrieb er in sein Tagebuch, er habe den »Heimatschuss« bekommen, womit im Soldatenjargon eine Verwundung bezeichnet wird, die so schwer ist, dass sie nur zu Hause behandelt werden kann.

Die Erleichterung, die Clare bei seiner Rettung verspürt haben mag, war nur von kurzer Dauer. Am nächsten Tag erlitt er beim Blick in den Spiegel einen Schock. Niedergeschlagen stellte er fest: »Ich war ein abstoßendes Ding.«

Der Krieg war für Clare vielleicht vorbei, aber sein Kampf, wieder gesund zu werden, hatte gerade erst begonnen. 1917 konnten verwundete Soldaten durch ein besser organisiertes Sanitätswesen schneller und effizienter medizinisch versorgt werden. Dies trug, zusammen mit Fortschritten in der Wundbehandlung, dazu bei, dass mehr verwundete Soldaten überlebten. Das galt auch für Gesichtsverletzungen. Verbesserte Hygienebedingungen in den Lazaretten sorgten außerdem dafür, dass es deutlich seltener zu Infektionen kam als in früheren Kriegen.

Die Verwundeten wurden zur Erstversorgung in den Sanitätsunterstand gebracht, der sich an einem geschützten Ort in unmittelbarer Nähe des Kampfgeschehens oder im Schützengraben selbst befand. Danach kamen sie in mobile Feldambulanzen und von dort in Feldlazarette, die in sicherer Entfernung zur Front lagen. Die Feldlazarette waren teilweise in feststehenden Gebäuden wie Schulen, Klöstern oder Fabriken untergebracht, die meisten aber befanden sich auf einem großen, offenen Gelände mit Zelten oder Holzbaracken.

In diesen voll ausgestatteten Krankenhäusern herrschten teils wüste Zustände, vor allem zu Beginn des Krieges. Der britische Journalist Frederick August Voigt beschrieb eine erschütternde Szene:

> Im Operationssaal sah es aus wie in einer Schlachterei. Der Fußboden war übersät mit Spritzern und großen Lachen aus Blut. Überall lagen Fleischteile, Hautfetzen und Knochenstücke. Die Kittel der Assistenten waren mit Blut und gelber Pikrinsäure [ein Antiseptikum] beschmiert. Jeder Kübel war randvoll mit blutgetränkten Handtüchern, Schienen und Verbänden, darauf lag eine Hand oder ein Fuß oder ein überhängender abgetrennter Unterschenkel.

In den Feldlazaretten wurden die Verwundeten stabilisiert und medizinisch versorgt, bevor sie in großen Gruppen auf Schiene, Straße oder zu Wasser in die britischen Lazarette an der französischen Nordküste gebracht wurden, die über bis zu zweieinhalbtausend Betten verfügten und mit allen möglichen Fachärzten und Pflegepersonal ausgestattet waren. Die Fahrt konnte je nach Transportweg bis zu zweieinhalb Tage dauern.

Für Soldaten, die den Heimatschuss bekommen hatten, standen riesige graue Lazarettschiffe zur Fahrt über den Ärmelkanal bereit. Große rote Kreuze an den Seiten zeigten an, dass es sich um einen Verwundetentransport handelte. Nach der Ankunft in Großbritannien wurden die Soldaten in die vielen Militärkrankenhäuser gebracht, die während des Krieges gebaut wurden. Stetige Verbesserungen an diesem durchdachten Versorgungssystem führten im Verlauf des Krieges zu einem erheblichen Rückgang der Sterberate.

Die Ärzte und Krankenschwestern in den Kriegsspitälern sahen sich mit enormen Herausforderungen konfrontiert. Die größte stellten jedoch die Männer mit Gesichtsverletzungen dar. Für sie genügte es nicht, einfach zu überleben. Weitere medizinische Eingriffe waren nötig, damit die Betroffenen zumindest teilweise in ihr altes Leben zurückkehren konnten. Eine Prothese musste dem Arm oder dem Bein, das sie ersetzte, nicht unbedingt ähneln. Bei einem Gesicht sah das völlig anders aus. Ein Chirurg, der sich der ungeheuren Aufgabe stellen wollte, das Gesicht eines Soldaten zu rekonstruieren, musste sich nicht nur um Funktionsverluste wie die Fähigkeit, feste Nahrung zu sich zu nehmen, kümmern, sondern auch ästhetische Faktoren berücksichtigen, um ein Ergebnis zu erzielen, das von der Gesellschaft akzeptiert wurde.

Zu Clares Glück hatte ein visionärer junger Chirurg namens Harold Gillies im englischen Sidcup vor Kurzem das Queen's Hospital gegründet – eines der weltweit ersten Krankenhäuser, das sich auf Gesichtsrekonstruktionen spezialisiert hatte. Im Laufe des Krieges entwickelte Gillies grundlegende Methoden der plastischen Chirurgie weiter und erfand völlig neue. Sein unerschütterliches Engagement richtete sich ganz darauf, in der Hölle der Schützengräben zerstörte Gesichter und Seelen zu reparieren. Um diese gewaltige Herausforderung zu bewältigen, umgab er sich mit einem einzigartigen, multidisziplinären Team aus Chirurgen, Ärzten, Zahnärzten, Radiologen, Künstlern, Bildhauern, Maskenbauern und Fotografen, die allesamt von Anfang an am Rekonstruktionsprozess beteiligt waren. Durch Gillies und seine wegweisenden Methoden verließ die plastische Chirurgie ihr Nischendasein und wurde zu einem bedeutenden Fachgebiet der modernen Medizin. Seitdem blüht sie und hinterfragt auf der ganzen Welt durch Neuerungen in der wiederherstellenden und ästhetischen Chirurgie unsere Vorstellungen von unserem Ich und unserer Identität.

Aber an jenem Herbstmorgen im November 1917 musste Percy Clare nur lange genug am Leben bleiben, um die ärztliche Hilfe zu bekommen, die er so dringend brauchte.

I

DAS HINTERTEIL DER BALLERINA

Niemand hatte eine Vorstellung vom Krieg und seinen Schrecken, als sich Harold Delf Gillies und seine Frau an einem Frühlingsabend 1913 in Covent Garden durch die Menschenmenge schlängelten. Der schlanke, dreißigjährige Chirurg mit der Adlernase und den dunkelbraunen Augen, in denen oft der Schalk aufblitzte, wirkte durch die gebeugte Körperhaltung kleiner als seine ein Meter fünfundsiebzig. Das Paar schob sich an den Standbesitzern und Straßenhändlern vorbei, die auf den kopfsteingepflasterten Straßen ihr Tagesgeschäft beendeten. 1913 war Londons Stellung in der Welt noch weitaus bedeutender als vor Beginn des Zweiten Weltkriegs sechsundzwanzig Jahre später. Mit einer Bevölkerung von über sieben Millionen Menschen war die pulsierende Metropole größer als Paris, Wien und Sankt Petersburg zusammen.

Aber London war nicht nur groß, sondern auch reich. Frachtschiffe kamen auf der Themse in die Stadt und verließen sie Richtung Nordsee, beladen mit Gütern aus allen Teilen der Welt. Der Londoner Hafen gehörte zu den größten und blühendsten der Welt und war ein riesiger Umschlagplatz für Luxusgüter aus den Kolonien. Täglich entluden die

Schauerleute Kisten mit chinesischem Tee, Elfenbein aus Afrika, indischen Gewürzen und jamaikanischem Rum. Mit den Waren kamen Menschen aus zahllosen Ländern, von denen sich manche dauerhaft in der britischen Hauptstadt niederließen. Folglich war London kosmopolitischer als je zuvor.

Die Londoner arbeiteten hart und genossen das Leben. 6566 Schanklokale erlaubten ihnen ihrem Lieblingszeitvertreib – dem Trinken – nachzugehen und hielten die Polizei auf Trab. Dazu gab es in der Stadt fünf Fußballclubs, dreiundfünfzig Theater, einundfünfzig Musik- und Varietébühnen und fast einhundert Kinos, deren Besucherzahlen sich bis zum Ende des Jahrzehnts verdreifachten.

An diesem ungewöhnlich warmen Frühlingsabend wurde im Royal Opera House für die gut betuchten Freunde der klassischen Musik die Londoner Premiere von Verdis *Aida* gegeben. Gillies hatte Karten von seinem Chef Sir Milsom Rees bekommen, einem Laryngologen, der auf die Behandlung von Erkrankungen des Kehlkopfs spezialisiert war. Als medizinischer Berater der Royal Opera kümmerte sich Rees um die empfindlichen Kehlen der Solisten und Solistinnen. An diesem Abend war er jedoch verhindert, und so schickte er seinen jungen Kollegen als Vertretung.

Gillies war drei Jahre zuvor mehr oder weniger zufällig an seine bequeme Stellung bei Rees gelangt, der im eleganten Stadtteil Marylebone praktizierte. Als er zum Bewerbungsgespräch erschien, hatte er gerade seine klinische Ausbildung am Londoner St. Bartholomew's Hospital abgeschlossen. Während dieser Zeit hatte er ein reges Interesse an der Hals-Nasen-Ohrenheilkunde entwickelt, ein Teilgebiet der Medizin, das sich im weitesten Sinn mit Erkrankungen, Fehlbildungen und Verletzungen im gesamten Kopf- und Halsbereich befasst. Der Chefarzt der Abteilung, Walter Langdon-Brown, hielt Gillies für einen der besten Studenten seines Jahrgangs. Es waren jedoch nicht seine Fähigkeiten als Chirurg, die ihm die Stellung bei Rees am anderen Ende der Stadt eingebracht hatten. Sein Ruf als ausgezeichneter Golfspieler hatte das Interesse des älteren Arztes geweckt.

Kurz zuvor war Gillies bei den Englischen Amateurmeisterschaften bis in die fünfte Runde gekommen. Mitten im Vorstellungsgespräch holte Rees seine Golfschläger aus dem Schrank und bat Gillies um seine Meinung. Als der Laryngologe seinen Schwung demonstrierte, wurde Gillies ungeduldig. »So etwas Albernes. Wann spricht er endlich über die Stelle?«, fragte er sich. Wie sich schnell herausstellte, ergab sich keine Gelegenheit, die Arbeitsbedingungen zu besprechen. Kurz darauf erschien ein Patient, und Rees komplimentierte den verblüfften Gillies eilig aus seinem Büro. Als er die Tür schloss, wandte er sich noch einmal kurz an den jungen Arzt und bemerkte salopp: »Ach, mein Lieber, fast hätte ich es vergessen! Was halten Sie von fünfhundert [Pfund] im ersten Jahr? Alle Privatpatienten, die Sie an Land ziehen, dürfen Sie behalten. Einverstanden?« Gillies, der im Krankenhaus fünfzig Pfund im Jahr verdiente, war hellauf begeistert von der Aussicht, als HNO-Spezialist in Rees' Praxis das Zehnfache zu verdienen. Es sollte nicht das letzte Mal sein, dass seine sportlichen Leistungen ihm beruflich Türen öffneten.

Gillies war immer ein Überflieger gewesen. Talent – ob auf sportlichem, künstlerischem oder wissenschaftlichem Gebiet – war für ihn eine Gabe, die man auf »wundersame Weise erbte, und nichts, das man sich mühsam erarbeitete«, schrieb sein Biograph Reginald Pound. Harold Gillies wurde als jüngstes von acht Kindern am 17. Juni 1882 in Dunedin, Neuseeland geboren. Sein Großvater John war 1852 von der schottischen Isle of Bute dorthin ausgewandert. Sein ältester Sohn Robert, Gillies' Vater, ließ sich als Landvermesser in Dunedin nieder. Dort verliebte er sich in Emily Street, und die beiden heirateten kurze Zeit später.

Gillies machte seine ersten Kinderschritte in einer riesigen viktorianischen Villa. Sein Vater, ein Hobby-Astronom, hatte auf dem Dach der Villa eine Sternwarte mit Drehkuppel bauen lassen. Er nannte das Haus »Transit House«, zu Ehren der neuseeländischen Astronomen, die während des Venustransits 1874 wissenschaftlich wertvolle Beobachtungen gemacht hatten.

Gillies war ein aufgeweckter Junge, der gerne durch die weite Landschaft in der häuslichen Umgebung streifte. Oft setzten ihn seine fünf älteren Brüder auf Brogo, das Familienpferd, und nahmen ihn mit auf Jagd- und Angelausflüge. In seinen ersten Lebensjahren zog sich Gillies, als er zu Hause das lange Treppengeländer hinunterrutschen wollte, eine Ellbogenfraktur zu, die für immer die Beweglichkeit seines rechten Arms einschränkte. Diese Behinderung veranlasste ihn später dazu, einen ergonomisch geformten Nadelhalter für den Operationssaal zu entwickeln, der es ihm erleichterte, Nähte anzulegen.

Im Juni 1886, zwei Tage vor seinem vierten Geburtstag, nahm Gillies' unbeschwerte Kindheit ein jähes Ende. Am Morgen ging einer seiner Brüder nach oben, um nach ihrem Vater zu sehen, der am Vorabend über Unwohlsein geklagt hatte. Als er ins Schlafzimmer kam, war Robert Gillies wach und guter Dinge. Er sagte, er werde gleich hinunter zum Frühstück kommen. Der Junge lief nach unten, um der Familie die freudige Nachricht zu überbringen.

In der Küche wurde mit Töpfen und Pfannen geklappert, und schließlich pfiff der Wasserkessel. Nur der Vater kam nicht, und Gillies' Bruder wurde von Minute zu Minute unruhiger. Nach einer halben Stunde stieg er wieder die breite Treppe hinauf. Im Schlafzimmer erlebte er einen Schock. Der fünfzigjährige Robert Gillies lag tot im Bett. Todesursache war ein geplatztes Herzaneurysma.

Nach dem Tod ihres Mannes zog Gillies' Mutter mit den acht Kindern nach Auckland, um näher bei ihrer eigenen Familie zu sein. Als Gillies acht Jahre alt war, wurde er nach Großbritannien geschickt, um Lindley Lodge zu besuchen, ein Jungeninternat in der Nähe von Rugby im Herzen Englands. Vier Jahre später kehrte er zur Fortsetzung seiner schulischen Ausbildung nach Neuseeland zurück. Er blieb nicht lange. 1900 zog er als Achtzehnjähriger zurück nach England, um in Cambridge Medizin zu studieren. Sein Entschluss, Arzt zu werden, kam für alle überraschend. Laut Gillies war diese Entscheidung aus dem Wunsch gereift, sich von seinen Brüdern abzugrenzen, die allesamt Anwälte waren. »Ich fand, es sollte noch ein anderer Beruf in der Familie vertreten sein«, scherzte er.

In Cambridge erwarb er sich schnell den Ruf eines Nonkonformisten, nachdem er sein gesamtes Stipendium für ein neues Motorrad ausgegeben hatte. Er scheute sich nicht, die Worte seiner Professoren anzuzweifeln, und stritt sich im Sektionsraum der Universität gerne mit dem Prosektor. Trotz seines mangelnden Respekts gegenüber Autoritäten war er ungemein beliebt. Sowohl Lehrer als auch Kommilitonen bewunderten ihn für sein »heiteres Wesen und sein Lächeln, das in schallendes Gelächter überging«. Seine Beliebtheit trug ihm den Spitznamen »Giles« ein, der sein Leben lang an ihm hängen blieb.

Trotz seines rebellischen Geistes war Gillies ein methodischer Mensch mit einer Vorliebe für Vorschriften und Regeln – besonders, wenn sie von ihm stammten. Während seiner Studienzeit bewohnte er mit fünf anderen jungen Männern ein viktorianisches Reihenhaus. Wie bei Studenten üblich, kamen und gingen seine Mitbewohner, wie es ihnen gefiel. Da nicht alle regelmäßig zu den Mahlzeiten erschienen, ersann Gillies ein System zur Kostenkontrolle. Jeder Bewohner musste aufschreiben, ob er am Essen teilgenommen, wie viele »Einheiten« er verzehrt und wie viel eine Einheit gekostet hatte. Ein Mitbewohner sprach von einem »höchst originellen, genialen Plan«, der Gleichheit garantierte und für alle die Kosten senkte. Weniger beeindruckt zeigten sich seine Freunde, als Gillies ihnen Zinsen berechnete, nachdem er ihre Schulden beglichen hatte. Gerechtigkeit ging für Gillies über alles.

Während des Studiums entwickelte sich seine Leidenschaft fürs Golfen, und er tauschte den Federhalter regelmäßig gegen einen Satz Schläger. An einem Wochenende, an dem er mit ein paar Kommilitonen zu einer Feier nach Sandwich gefahren war, entstand die Idee, sich für das Golfteam der Universität zu bewerben. Er hatte seine Schläger mitgenommen, um eine Runde auf dem berühmten Golfplatz zu spielen, wo einige Tage später ein Turnier zwischen Cambridge und Oxford stattfinden sollte. Nach der Feier stieg Gillies unverrichteter Dinge in den Zug nach Hause. In letzter Sekunde überlegte er es sich anders. Er schnappte sich die Golftasche und sprang aus dem Waggon, als der Zug sich dampfend in Bewegung setzte. Kurz darauf wurde er in die Golfmannschaft der Cambridge University aufgenommen.

Oft schloss sich Gillies unverschämt lange im Badezimmer ein, was seine Mitbewohner mit Sicherheit in Rage brachte. Sein tägliches Ritual in dem winzigen Raum bestand darin, die Füße immer auf die beiden selben Linoleumfliesen zu stellen und vor dem Spiegel seinen Schwung zu üben. Sein Freund Norman Jewson, der später ein berühmter Architekt wurde, war beeindruckt von seiner »enormen Konzentrationsfähigkeit und seiner Willensstärke«. Seine Bekannten bescheinigten ihm ein »übernatürliches Talent« fürs Golfen. Später sollten seine Patienten sein Können als plastischer Chirurg mit ähnlichen Worten preisen.

Im Verlauf seines Studiums trat Gillies' Begabung für die Chirurgie zutage. Angesichts seines ausgeprägten Präzisionsstrebens war das keine große Überraschung. Er verfügte über einen Ehrgeiz, der den meisten anderen jungen Männern aus seiner sozialen Schicht fehlte. Oft vergrub er sich in der Bibliothek, während seine Altersgenossen sich vergnügten. Ein Freund drückte es so aus: »Wenn er sich etwas in den Kopf gesetzt hatte, konnte ihn nichts davon abbringen.« Seine Hartnäckigkeit sollte ihm im Leben gute Dienste erweisen.

Das galt auch für Herzensangelegenheiten. Obwohl Gillies sich geschworen hatte, nie eine Krankenschwester zu heiraten, verliebte er sich bis über beide Ohren in Kathleen Margaret Jackson, eine Krankenschwester vom St. Bartholomew's Hospital, wo Gillies seine klinische Ausbildung absolviert hatte. Es gab jedoch ein Problem: Auch ein anderer Arzt machte ihr den Hof.

Gillies, der sich nie vor Konkurrenz scheute, legte sich umso mehr ins Zeug. Eines Abends mietete er ein Hansom-Cab und lud Kathleen zu einer Spazierfahrt ein. Als sie eingestiegen waren, ließ Gillies den Kutscher so lange durch die Stadt fahren, bis sie seinen Antrag angenommen hatte. Die strengen Anstandsregeln der damaligen Zeit schrieben vor, dass Krankenschwestern auf dem Klinikgelände wohnen und ledig sein mussten. Und so kündigte Kathleen kurz nach der Verlobung ihre Stellung. Sechs Monate später, am 9. November 1911, gaben die beiden sich das Ja-Wort. Zu diesem Zeitpunkt hatte Gillies bereits seine einträgliche Stellung in Rees' Praxis angetreten.

An jenem lauen Frühlingsabend betraten Gillies und seine Frau in Vorfreude auf die *Aida*-Vorstellung das Opernhaus mit den imposanten Säulen. Ihren Erstgeborenen – einen kleinen Jungen namens John, der im Zweiten Weltkrieg in Kriegsgefangenschaft geriet, als seine Spitfire über Frankreich abgeschossen wurde – hatten sie zu den Großeltern gebracht. Als nach dem ersten Akt der Vorhang fiel, kam eine Aufsicht mit weißen Handschuhen diskret an Gillies' Platz und bat ihn, ihn hinter die Bühne zu begleiten. Da sein Chef bei diesen Gelegenheiten gewöhnlich nur leichte Aufgaben zu erfüllen hatte, rechnete Gillies damit, nicht viel mehr tun zu müssen, als ein schmerzlinderndes Mittel in eine überanstrengte Sängerkehle zu sprühen. Stattdessen erwartete ihn eine halbnackte, verletzte Tänzerin. Felyne Verbist, die belgische Primaballerina, hatte sich versehentlich auf eine Schere gesetzt, deren Spitze sich tief in ihr wohlgeformtes Gesäß gebohrt hatte. Gillies machte sich daran, die delikate Stelle zu verarzten.

Auf dem Weg zurück zu seinem Platz überlegte er, wie er seiner jungen Frau die lange Abwesenheit – und die »Halsbehandlung« – erklären sollte. Während der restlichen Vorstellung fiel es ihm schwer, sich auf etwas anderes zu konzentrieren, als »auf die kleine Ausbuchtung, die mein mehr schlecht als recht angelegter Verband im Kostüm der schönen Tänzerin hinterlassen hatte.«

Gillies gab diese Geschichte in späteren Jahren oft zum Besten, als wäre das Entfernen einer spitzen Schere aus dem Hinterteil einer Ballerina die Glanzleistung seiner Chirurgenkarriere gewesen.

Ein Jahr später, am 28. Juli 1914, tanzte Felyne Verbist in derselben *Aida*-Inszenierung. An diesem Tag erklärte Österreich-Ungarn Serbien offiziell den Krieg, und der Erste Weltkrieg begann. Eine Woche später – die Briten strömten noch einmal in Scharen ans Meer, um den letzten Ferientag zu genießen – erklärte Großbritannien dem Deutschen Reich den Krieg und stürzte die Nation in einen der blutigsten bewaffneten Konflikte der Geschichte. Nur wenige Menschen sahen an diesem drückend heißen Sommertag die Katastrophe voraus, die über das Land hereinbrechen würde. Der Krieg kam für die meisten völlig überraschend.

Der Auslöser der Krise hatte sich einen Monat zuvor ereignet. Der serbische Nationalist Gavrilo Princip hatte in Sarajevo den österreichischen Thronfolger Erzherzog Franz Ferdinand und seine Gemahlin Sophie Fürstin von Hohenberg erschossen. Das Paar war in die bosnische Hauptstadt gereist, um einem Truppenmanöver beizuwohnen. Princip war der Auffassung, Bosnien-Herzegowina, das 1908 von Österreich-Ungarn annektiert worden war, gehöre rechtmäßig zu Serbien, und wollte Vergeltung üben. Ausgestattet mit Waffen der serbischen Terrororganisation Die Schwarze Hand kam Princip mit fünf Mitverschwörern nach Sarajevo, um den Thronfolger zu ermorden.

Franz Ferdinand war sich der Gefahr eines Anschlags durchaus bewusst. Drei Jahre zuvor hatte die Schwarze Hand ein Attentat auf seinen Onkel, Kaiser Franz Joseph I., geplant. Angeblich hatte er sogar kurz vor Antritt der Reise einem Familienmitglied anvertraut, er habe seine eigene Ermordung vorausgesehen. Dennoch war Franz Ferdinand offenbar nicht allzu besorgt um seine Sicherheit, denn er hatte den Termin für seinen Sarajevo-Besuch bereits zwei Monate zuvor öffentlich bekanntgemacht – und damit jedem potenziellen Attentäter reichlich Zeit gegeben, einen Anschlag vorzubereiten.

Im Rückblick hat es den Anschein, als hätten alle Beteiligten eine Verabredung mit dem Schicksal gehabt.

Am Morgen des 28. Juni kam das Thronfolgerpaar mit dem Zug in Sarajevo an. Beide waren bester Stimmung, denn es war ihr Hochzeitstag. Unter anderem deswegen hatte die Herzogin darauf bestanden, bei diesem Staatsbesuch an der Seite ihres Mannes zu sein. Bei ihnen war ihr persönlicher Chauffeur, ein pausbäckiger Mann mit Schnauzbart namens Leopold Lojka. Lojka half dem Paar in den Doppelphaeton des Automobilherstellers Gräf & Stift. Der Wagen trug das Nummernschild A III-118 – ein sonderbarer Zufall, wenn man bedenkt, dass der Tag des Waffenstillstands später auf den 11.11.18 fiel.

Das luxuriöse Sportcoupé war der zweite Wagen in einer Kolonne aus sechs Fahrzeugen, die auf dem Appelkai, entlang der Uferbefestigung der Miljacka, Richtung Rathaus fuhr. Am Vortag war es kalt und regnerisch gewesen, aber an diesem Vormittag wurde das Thronfolgerpaar von der Sonne begrüßt. Wegen des herrlichen Wetters fuhr der Wagen mit offenem Verdeck, damit die Schaulustigen am Straßenrand den Erzherzog und seine Gemahlin sehen konnten. Obwohl es mehrere Hinweise auf ein mögliches Attentat gab, wurden entlang der Strecke keine besonderen Sicherheitsvorkehrungen getroffen.

Die Attentäter hatten sich am Morgen, bewaffnet mit Pistolen und Bomben, entlang der Wegstrecke verteilt, um den günstigsten Moment für den Anschlag abzupassen. Versagte einer, stand der nächste bereit. Jeder der sechs hatte ein Tütchen Zyanidpulver dabei, um sich das Leben zu nehmen, falls der Plan schiefging. Das geschah ziemlich schnell.

Der erste Attentäter, der eine Bombe werfen sollte, war der achtundzwanzigjährige Muhamed Mehmedbašić. Doch als die Wagenkolonne langsam an ihm vorbeirollte, verließ ihn der Mut. Später gab er an, ein Polizist sei hinter ihn getreten und er habe Angst gehabt, die gesamte Mission zu gefährden, sollte er das Ziel verfehlen. Ein paar Minuten später näherte sich der Konvoi dem neuzehnjährigen Nedeljko Čabrinović, der einen überzeugenden Grund hatte, sich nicht vor den Konsequenzen seiner Tat zu fürchten: Er litt an Tuberkulose, die 1914 noch unheilbar war, und wusste, dass er bald sterben würde.

Čabrinović brach an einem Laternenpfahl die Sprengkapsel auf und schleuderte die Bombe in Richtung des Wagens mit dem Erzherzog. Lojka sah die Bombe durch die Luft fliegen und gab Gas. Es ist nicht gesichert, ob die Bombe vom zurückgelegten Verdeck abprallte oder ob Franz Ferdinand sie mit dem Arm abwehrte. Jedenfalls explodierte sie unter dem folgenden Fahrzeug, wobei zwei im Wagen sitzende Offiziere und mehrere Schaulustige am Straßenrand verletzt wurden.

Čabrinović drängte sich durch die aufgebrachte Menge.

Auf der Flucht schluckte er das Zyanid und sprang über die Uferbrüstung, um sich in der Miljacka zu ertränken. Aber der Selbstmordversuch schlug fehl. Das Gift war alt und verätzte ihm nur die Kehle. Außerdem führte der Fluss an dieser Stelle kaum Wasser, und so blieb Čabrinović am sandigen Ufer liegen und übergab sich. Bevor die wütende Menge sich auf ihn stürzen konnte, wurde er von zwei Ordnungshütern abgeführt.

Unterdessen ließ der Erzherzog die Kolonne anhalten, um sich nach dem Zustand der beiden Offiziere zu erkundigen. Als man ihm mitteilte, die beiden seien nur leicht verletzt, gab er den Befehl weiterzufahren: »Der Kerl ist verrückt. Meine Herren, wir wollen unser Programm fortsetzen.« Die Kolonne setzte sich wieder in Bewegung, aber die restlichen Attentäter gerieten in Panik und tauchten in der Menge unter. Wenig später fuhr der Wagen mit Franz Ferdinand und Sophie vor dem Rathaus vor.

Ein Splitter hatte Sophies Wange gestreift, aber sonst war das Paar unversehrt. In seiner Aufregung klammerte sich der Bürgermeister an seine vorbereitete, angesichts der Ereignisse ziemlich unpassende Begrüßungsrede: »Die ganze Bürgerschaft der Landeshauptstadt ist glückbeseelt und begrüßt mit der höchsten Begeisterung Eurer Hoheiten höchsten Besuch mit dem höchsten Willkommensgruß ...« An dieser Stelle platzte Franz Ferdinand der Kragen, und er rief erregt: »Herr Bürgermeister! Da kommt man nach Sarajevo, um einen Besuch zu machen, und man wirft auf einen mit Bomben!« Als er sich wieder beruhigt hatte, nahm er die Blätter mit der vorbereiteten Rede entgegen, die vom Blut eines der verwundeten Offiziere im dritten Wagen ganz feucht waren, und hielt seine Ansprache.

Nach dem Empfang im Rathaus beschloss Franz Ferdinand, den vorgesehenen Besuch im Nationalmuseum ausfallen zu lassen und stattdessen mit seiner Frau zu den beiden

Verletzten ins Krankenhaus zu fahren. Als ein Mitglied seines Stabes ihn auf die Gefahren dieser Protokolländerung hinwies, brauste der Landeschef von Bosnien und der Herzegowina, Oskar Potiorek, auf: »Glauben Sie vielleicht, ganz Sarajevo ist voll von Attentätern?« Alle Nerven lagen blank.

Der Erzherzog und seine Frau stiegen mit Potiorek in den Phaeton, und Lojka ließ den Motor an. In der Aufregung hatte man jedoch versäumt, die Fahrer über die geänderte Route zu informieren, und so fuhr die Kolonne wie ursprünglich geplant Richtung Nationalmuseum. Erst als der vorderste Wagen in die Franz-Joseph-Straße abbog und Lojka ihm folgte, erkannte Potiorek den Irrtum. »Sie fahren ja falsch!«, rief er. »Wir sollen über den Appelkai.« Lojka hielt an, um den Rückwärtsgang einzulegen. Damit machte er Franz Ferdinand ungewollt zur Zielscheibe für den Mann in der Menge, der immer noch fest entschlossen war, den Thronfolger zu töten.

Gavrilo Princip, der wie Čabrinović an Tuberkulose litt und nichts zu verlieren hatte, konnte sein Glück kaum fassen. Er zog die Waffe – eine Selbstladepistole vom Typ FN Browning Modell 1910 – und gab aus wenigen Metern Entfernung zwei Schüsse ab. Die erste Kugel durchschlug die Fahrzeugtür und drang in Sophies Unterleib. Die zweite traf den Erzherzog in den Hals und zerfetzte die Schlagader. Als das Auto davonraste, fiel die Herzogin in den Schoß ihres Mannes. Potiorek hörte Franz Ferdinand flüstern: »Sopherl, Sopherl, stirb nicht, bleib am Leben für unsere Kinder.« Dann verlor er das Bewusstsein. Um elf Uhr, nur wenige Stunden nach ihrer Ankunft in Sarajevo, waren beide tot.

Princip wurde bei dem Versuch, sich zu erschießen, die Waffe aus der Hand geschlagen, und er wurde zu Boden gerissen. Die aufgebrachte Menge fiel über ihn her und hätte ihn vermutlich umgebracht, wäre die Polizei nicht dazwischengegangen. Princip wurde verhaftet und später zu zwanzig Jahren schwerer Zwangsarbeit verurteilt. Während der Haft magerte er, geschwächt von der Tuberkulose, auf vierzig Kilo ab. Er starb wenige Monate vor Ende des Krieges, den er mit ausgelöst hatte.

Das Attentat setzte in kürzester Zeit eine Kette von Ereignissen in Gang, die ganz Europa destabilisierten. Das lag unter anderen an der europäischen Bündnispolitik, durch die der Kontinent in zwei Machtblöcke gespalten war. Zahlreiche Länder hatten miteinander Militärbündnisse geschlossen, in denen sie sich zur gegenseitigen Hilfe im Kriegsfall verpflichteten. Am 28. Juli – einen Monat nach der Ermordung des Thronfolgers – erfolgte Österreich-Ungarns Kriegserklärung an Serbien. Schon am nächsten Tag nahmen die kaiserlichen Truppen die serbische Hauptstadt Belgrad unter Beschuss. Russland reagierte auf die Kriegserklärung mit der Mobilisierung seiner Truppen, um seinem Bündnispartner Serbien beizustehen. Daraufhin erklärte das Deutsche Reich – das durch den 1882 geschlossenen Dreibund mit Österreich-Ungarn verbündet war – Russland den Krieg. Alte Konflikte entluden sich, und Nation für Nation schlitterte unaufhaltsam in die Katastrophe des Ersten Weltkriegs.

Die britische Presse schenkte den sich verschärfenden Spannungen auf dem Kontinent nur wenig Aufmerksamkeit. Berichte über die politische Lage in Europa wurden meist irgendwo auf den hinteren Seiten versteckt. Die Frage, ob das Boxen ein geeigneter Sport für weibliches Publikum sei, stieß bei der Leserschaft auf deutlich mehr Interesse. Allein im Juli 1914 erschienen in der britischen Tagespresse über zweitausend Artikel zu diesem Thema, mit Überschriften wie: »Frauen beim Boxkampf. Gehört sich das?« Die Debatte über den Einfluss amerikanischer Ragtime-Musik auf die britische Jugend entfachte ähnlich großes Interesse.

Auch die britische Politik zeigte sich gleichgültig gegenüber den Ereignissen auf dem Kontinent. Im Parlament stieß der Vorschlag, sich in den Konflikt einzumischen, um Serbien und seinen diktatorischen Verbündeten, das zaristische Russland, zu unterstürzen, auf wenig Begeisterung. Nur elf Tage vor dem britischen Kriegseintritt schrieb Premierminister Herbert Asquith an seine Vertraute Venetia Stanley: »Glücklicherweise besteht für uns kein Grund, etwas anderes zu sein als bloße Zuschauer.« Asquith, dessen Liberale Partei mit dem Wahlkampfslogan »Frieden, Einsparungen und Reformen« an die Macht gekommen war, sorgte sich mehr um die drohende Bürgerkriegsgefahr in Irland, wo die Forderung nach Selbstverwaltung die Nationalisten und die Unionisten spaltete. Der Sturm, der sich in Europa zusammenbraute, schien weit weg. Anfang August 1914 war jedoch abzusehen, dass der bevorstehende Krieg sich diesmal nicht auf den Balkan beschränken würde.

Am 3. August – zwei Tage nach der Kriegserklärung an Russland – erklärte das Deutsche Reich Russlands Verbündetem Frankreich den Krieg, in der Absicht, einen schnellen Sieg über die Franzosen zu erringen und dann mit denselben Truppen Russland zu besetzen. Der Plan sah einen Durchmarsch durch das neutrale Belgien vor, um von Norden aus auf Paris vorzurücken. Der deutsche Reichskanzler titulierte den Vertrag, in dem die europäischen Großmächte Belgien 1839 Neutralität zugesichert hatten, als wertlosen »Fetzen Papier«.

Einen Tag vor der Kriegserklärung an Frankreich forderte das Deutsche Reich die Belgier auf, sich gegenüber den durchmarschierenden deutschen Truppen passiv zu verhalten. Die Belgier lehnten ab, und am 4. August marschierten die Deutschen völkerrechtswidrig in Belgien ein. Am gleichen Tag stellte Großbritannien – das im Fall eines deutschen Sieges über Frankreich eine Verschiebung der europäischen Machtverhältnisse fürchtete – den Deutschen ein Ultimatum. Darin wurde von Deutschland die Zusage verlangt, die belgische Neutralität zu respektieren. Als die Deutschen nicht darauf reagierten, erklärte Großbritannien dem Kaiserreich den Krieg.

An diesem Abend drängten sich Tausende Menschen auf dem Prachtboulevard, der zum Buckingham Palace führt. Fahnen wurden geschwenkt, die Nationalhymne wurde gesungen. Der *Daily Mirror* schrieb: »König George V. und seine Familie wurden mit lautstarker Begeisterung empfangen, als sie gestern Abend um zwanzig Uhr auf den Balkon des Buckingham Palace traten, vor dem sich eine Rekordzahl von Zuschauern versammelt hatte.« Die Menschen waren in Jubelstimmung. Niemand konnte sich vorstellen, was der Krieg anrichten würde. Am nächsten Tag gingen sintflutartige Regenfälle auf das Land nieder – ein Vorbote dessen, was Großbritannien in den kommenden vier Jahren erwartete.

In den Zeitungen wurden die Männer aufgerufen, ihre Pflicht »für König und Vaterland« zu tun und sich freiwillig zu melden. Eine Londoner Zeitzeugin erinnerte sich: »Es schien, als wäre die Welt untergegangen [...] Plötzlich strömten Scharen von Männern in die Registrierungsstellen, und Soldaten zogen in großen Gruppen durch die Straßen und füllten die Oberdecks der Straßenbahnen.« Söhne, Brüder, Väter und Ehemänner aus allen Teilen Großbritanniens brachen die Sommerferien ab, um sich zum Dienst an der Front zu melden, und versprachen weinenden Frauen und Angehörigen, dass der Krieg bald vorüber sein werde.

Auch Zehntausende Minderjährige meldeten sich aus Patriotismus und Abenteuerlust freiwillig. Einer von ihnen war der sechzehnjährige Abraham »Aby« Bevistein, der in der Registrierungsstelle einen falschen Namen und ein falsches Alter angab. Mit der Begeisterung war es schnell vorbei. Eine deutsche Mine explodierte direkt neben ihm, und er erlitt einen schweren Schock. Verängstigt und traumatisiert verließ er seinen Posten. Kurze Zeit später wurde er verhaftet und wegen Fahnenflucht zum Tode verurteilt. Er war einer der dreihundertsechs britischen Soldaten, die im Ersten Weltkrieg als Deserteure hingerichtet wurden. Oft wurden vor Offensiven laut ihre Namen vorgelesen, als Abschreckung für alle, die an die gleiche Verzweiflungstat dachten. Der Deserteur Soldat James Smith überlebte die Exekution durch das Erschießungskommando. Sein Kamerad, Soldat Richard Blundell, schoss dem Schwerverletzten aus nächster Nähe in den Kopf, nachdem man ihm zehn Tage Fronturlaub versprochen hatte, wenn er die Hinrichtung zu Ende führte. Zweiundsiebzig Jahre später flüsterte Blundell auf dem Sterbebett: »Auf diese Weise Urlaub zu kriegen, auf diese Weise Urlaub zu kriegen.«

Daheim in Großbritannien drängte der neue Kriegsminister Lord Herbert Kitchener die Regierung, mit gezielter Propaganda mehr Soldaten anzuwerben. Kitchener, der im Burenkrieg durch seine »Strategie der verbrannten Erde« zu trauriger Berühmtheit gelangt war, sah einen langen, aufreibenden Krieg voraus, der nicht Monate, sondern Jahre dauern würde. In einer eindringlichen Rede vor dem Kabinett prognostizierte Kitchener eine Kriegsdauer von drei Jahren und einen zusätzlichen Bedarf von mindestens einer Million Soldaten. Außenminister Edward Grey traute seinen Ohren nicht. Er hielt Kitcheners Prognosen für »unwahrscheinlich, ja sogar haarsträubend« und bestand auf seiner Position, dass der Krieg vorbei sein werde, bevor man eine Million Soldaten ausbilden könne. Kitchener ließ sich nicht davon beeindrucken. Um das Berufsheer zu vergrößern, leitete er zügig eine offensive Kampagne zur Rekrutierung von Freiwilligen ein. In ganz London wurden Plakate aufgehängt, auf denen der ernst dreinblickende Minister mit dem Finger auf den Betrachter zeigte. »[Lord Kitchener] Wants You!« war darauf zu lesen.

Nicht alle jungen Männer meldeten sich aus Vaterlandsliebe, sondern aus Furcht, dass man ihnen eine weiße Feder – ein Symbol für Feigheit – überreichte. Norman Demuth, der damals erst sechzehn war und gerade die Schule beendet hatte, erinnerte sich: »Ich stand vor einem Schaufenster, als mir plötzlich jemand etwas in die Hand drückte. Es war eine Frau; sie hatte mir eine weiße Feder gegeben. Ich war so verblüfft, dass ich im ersten Augenblick gar nicht wusste, wie ich mich verhalten sollte.«

Demuth, der bereits mehrfach vergeblich versucht hatte, die Armee davon zu überzeugen, dass er schon neunzehn sei, eilte frischen Mutes zur nächsten Rekrutierungsstelle. Diesmal hatte er Erfolg. Später wurde er verwundet und aus der Armee entlassen. Noch während des Krieges drückte ihm im Bus abermals eine Frau eine Feder in die Hand. »O Gott, jetzt geht das schon wieder los«, dachte er. Er reinigte mit der Feder seine Pfeife, dann gab er sie der Frau mit der Bemerkung zurück: »Wissen Sie, so was hatten wir in den Schützengräben nicht.«

Am Ende war Kitcheners Rekrutierungskampagne ein Riesenerfolg. Über eine halbe Million Männer meldeten sich innerhalb der ersten beiden Kriegsmonate zum Frontdienst. Ende 1915 dienten über drei Millionen Soldaten in den britischen Streitkräften. Es war dem Kriegsminister gelungen, die größte Freiwilligenarmee aufzubauen, die Großbritannien je gesehen hatte.

Mit der Zahl der Soldaten stieg auch der Bedarf nach medizinischem Personal für die Behandlung und Pflege der Kranken und Verwundeten. Zuständig für die sanitätsdienstliche Versorgung der Soldaten war das Royal Army Medical Corps, das in seiner Arbeit tatkräftig von Hilfsorganisationen wie dem Britischen Roten Kreuz, den Johannitern und der von den Quäkern gegründeten Friends' Ambulance Unit unterstützt wurde. Wer Sanitätsdienst leisten wollte, konnte sich bei vielen Einrichtungen bewerben.

Frauen meldeten sich zu Tausenden als Krankenschwestern. Die meisten stammten aus der Mittel- und Oberschicht und hatten noch nie ein Krankenhaus von innen gesehen. Auf den Stationen mussten sie Aufgaben verrichten, für die hauswirtschaftliche Kenntnisse erforderlich waren, die ihnen fehlten. »Ich sehe noch das Mädchen vor mir, das mit einem Staubwedel auf der Treppe saß und sich fragte, was um alles in der Welt es damit anstellen sollte«, erinnerte sich die Schriftstellerin Naomi Mitchison, die im Krieg als freiwillige Krankenschwester tätig war. Die romantischen Vorstellungen vom Krankenschwesterndasein zerbrachen schnell an der düsteren Realität aus Bettpfannen, Erbrochenem und Blut. Junge Damen, die noch nie einen Mann in Unterwäsche gesehen hatten, sollten auf einmal verstümmelte Soldaten pflegen, die gerade aus den Schützengräben gerettet worden waren.

Die britische Dramatikerin Enid Bagnold, die sich zu Beginn des Krieges freiwillig gemeldet hatte, erinnerte sich an amputierte Beine, die sich in Körben vor den Operationssälen stapelten: »Die Verwundeten kamen so, wie sie waren, mit durchgebluteten Verbänden [...] Es wurde ohne Unterbrechung operiert.« Frauen aus dem ganzen Land wurden plötzlich mit ganz ähnlichen traumatischen Erlebnissen konfrontiert. Claire Elise Tisdall, eine freiwillige Krankenschwester in London, beobachtete eines Nachts, wie ein Soldat über den Gang getragen wurde. Im spärlichen Licht glaubte sie, die untere Hälfte seines Gesichts sei mit einem schwarzen Tuch abgedeckt. Erst später erfuhr sie, dass es komplett weggesprengt worden war.

Nicht alle Frauen, die sich freiwillig meldeten, waren ohne Ausbildung. Als der Krieg ausbrach, nutzten viele gelernte Krankenschwestern die Gelegenheit, ihre Fähigkeiten nutzbringend einzusetzen. »In solchen Zeiten beweist sich der Wert einer ausgebildeten Krankenschwester«, erinnerte sich eine der Freiwilligen. »Die Ärzte können unmöglich nach allen neu hereinkommenden Patienten sehen, darum müssen die Ordens- und Krankenschwestern alles tun, was in ihrer Macht steht.« Zwischen den ausgebildeten Schwestern und dem Pflegepersonal mit wenig oder gar keiner Erfahrung kam es häufig zu Spannungen. Die in der Ausbildung erworbenen Kenntnisse, klagte eine Berufskrankenschwester, seien unmöglich »in ein paar Verbandskursen oder einem Lehrgang in Erste Hilfe zu vermitteln.« Trotz solcher Reibereien wurden sowohl die Erfahrenen als auch die Unerfahrenen mit Kusshand genommen.

Ärztinnen, die ihr in einem langen Studium erworbenes Fachwissen einbringen wollten, hatten dagegen mit massivem Widerstand zu kämpfen. Als sich Dr. Helena Wright auf eine Stelle in einem Militärkrankenhaus bewarb, wurde sie mehrfach mit fadenscheinigen, sexistischen Begründungen abgelehnt. Elsie Inglis, eine renommierte Ärztin und Suffragette, sah sich ähnlichen Vorurteilen ausgesetzt. Als sie in einem Brief an das britische Kriegsministerium anbot, ein ausschließlich von Frauen betriebenes Frontlazarett aufzubauen, erhielt sie folgende Antwort: »Gute Frau, gehen Sie nach Hause und sitzen Sie still.« Inglis ließ sich nicht einschüchtern. Sie bot ihre Dienste den Franzosen an und gründete eine Organisation, die rein weibliche Betreuungseinheiten nach Frankreich, Serbien, Korsika, Griechenland, Malta und Russland entsandte.

In diesem frühen Kriegsstadium wurden das Royal Army Medical Corps und die zahlreichen Hilfsorganisationen förmlich von Freiwilligen überrannt. Darunter war auch der zweiunddreißigjährige Harold Gillies, der sich gleich nach Großbritanniens Kriegseintritt beim Roten Kreuz registriert hatte. Im Januar 1915 wurde er schließlich einberufen. Gillies ließ sich in Dr. Rees' Praxis beurlauben und packte seine Koffer, um nach Frankreich aufzubrechen.

Diese Entscheidung fiel ihm sicher nicht leicht, denn er musste seine hochschwangere Frau Kathleen zurücklassen, die nur wenige Wochen nach seiner Abreise ihr zweites Kind, Margaret, zur Welt brachte. Von seiner jungen Familie getrennt zu sein, war schwer genug. Noch dazu sollte Gillies bald feststellen, dass die Behandlung von Schwerverletzten an der Westfront etwas völlig anderes war, als in Covent Garden einer Ballerina eine Schere aus dem Hinterteil zu ziehen.

2

DER SILVER GHOST

Der Rolls-Royce rollte gemächlich durch die engen Straßen von Boulogne-sur-Mer. Der offene Wagen mit der cremefarbenen Lackierung und den rostroten Ledersitzen, der wegen seines gespenstisch leisen Motors den Namen »Silver Ghost« trug, war ein vertrautes Bild für die Armeeangehörigen in dem nordfranzösischen Küstenort. Am Steuer saß Auguste Charles Valadier, ein rotblonder Mann mit fleischigem Gesicht. Der franko-amerikanische Zahnarzt war bei den Soldaten bekannt wie ein bunter Hund, denn er hatte seinen Luxuswagen – auf eigene Kosten – zu einer mobilen Zahnarztpraxis mit Behandlungsstuhl, Bohrern, Zangen und Füllmaterial umgebaut. Von dieser exzentrischen Gestalt, die stets blank gewienerte Reiterstiefel mit blitzenden Sporen trug, sollte Gillies später lernen, dass an der Front dringend plastische Chirurgen gebraucht wurden.

Valadier wurde am 26. November 1873 als Sohn des Apothekers Charles Jean-Baptiste Valadier und dessen Frau Marie Antoinette in Paris geboren. Einige Jahre später wanderten die Valadiers in die Vereinigten Staaten aus. Als das Schiff im New Yorker Hafen an Bedloe's Island vorbeifuhr, sah der kleine Auguste vielleicht den halb fertigen Betonsockel, auf dem ein paar Jahre später die Freiheitsstatue errichtet wurde – ein Geschenk seines Geburtslands Frankreich an seine neue Wahlheimat.

Bevor die Valadiers an Land gehen durften, wurden sie wie alle Schiffspassagiere auf Infektionskrankheiten wie Pocken, Gelbfieber und Cholera untersucht. Wer im Verdacht stand, ansteckend zu sein, wurde aussortiert und auf unbestimmte Zeit in Quarantäne gesteckt. Nachdem sie ihre Gesundheitszeugnisse erhalten hatten, wurden die Valadiers nach Castle Clinton gebracht, eine ringförmige Sandsteinfestung an der Spitze Manhattans. Bis zur Gründung von Ellis Island im Jahr 1890 war Castle Clinton die Sammelstelle für alle Einwanderer, die über New York in die Vereinigten Staaten einreisten. Es ist unwahrscheinlich, dass die Valadiers bei ihrer Ankunft Ausweisdokumente vorlegen mussten. Damals genügte eine mündliche Bestätigung des Namens sowie des Geburtslands.

Valadier verbrachte den Rest seiner Kindheit in den USA und wurde schließlich wie sein Vater amerikanischer Staatsbürger. Nach Abschluss der Schule beschloss er, Zahnmedizin zu studieren, und schrieb sich am Philadelphia Dental College ein, der zweitältesten Zahnheilkundefakultät des Landes. Nach dem Tod seines Vaters zog Valadier nach New York und eröffnete in der 39 West Thirty-Six Street, unweit der Stelle, wo einige Jahrzehnte später das Empire State Building gebaut wurde, eine Zahnarztpraxis. Valadier wäre möglichweise für immer in New York geblieben, doch 1910 starb völlig überraschend sein Bruder, und seine Mutter, die seit dem Tod ihres Mannes wieder in Paris lebte und inzwischen angeblich die Geliebte des schwerreichen Zeitungsverlegers James Gordon Bennett Jr. war, überredete ihn, zurück nach Frankreich zu kommen. Um ihm die Rückkehr zu versüßen, mietete sie ihm eine luxuriöse Wohnung am noblen Place Vendôme.

Nach seiner Rückkehr studierte Valadier an der École Odontotechnique de Paris, um eine französische Zulassung als Zahnarzt zu bekommen. Anschließend eröffnete er in der Avenue Hoche, in einer wohlhabenden Gegend in Nähe der Champs-Élysées, eine Praxis. Dort behandelte er etliche prominente Persönlichkeiten, darunter den spanischen König. Valadier war in der Zahnmedizin stets auf dem neusten Stand. Unter anderem verbrachte er geraume Zeit am Institut Pasteur, wo er mit dem Mediziner H. Spencer Brown an einem Impfstoff gegen Parodontose forschte. Prävention interessierte ihn ebenso sehr wie Heilung.

Valadier hatte ein aufbrausendes Temperament. 1913, ein Jahr vor Kriegsbeginn, heiratete er seine zweite Frau Alice Wright, die Enkelin des ehemaligen US-Botschafters in Brasilien. Mitten in der Trauung flüsterte ein Kirchendiener dem Priester etwas in Ohr, worauf sich die Zeremonie spürbar verlangsamte. Hinterher tobte Valadier in der Sakristei: »So ein Schweinehund! Ich habe fünfundzwanzigtausend Francs dafür bezahlt!« Wie sich herausstellte, hatte der Kirchendiener den Priester darüber informiert, dass Valadier geschieden war und somit nicht katholisch getraut werden durfte.

Nach der Hochzeit zog Valadier mit seiner Frau in eine noch größere Wohnung in der Avenue Hoche 47. Am 1. August 1914 – Valadier weilte auf der Jahrestagung der Vereinigung in Europa praktizierender amerikanischer Zahnärzte in Paris – erklärte das Deutsche Reich Russland den Krieg, und die Franzosen mobilisierten ihre Truppen. Die Welt war in Aufruhr.

Da er in Frankreich lebte, schien es nur selbstverständlich, dass Valadier als Zahnarzt in der französischen Armee diente. Die Gesetze schrieben jedoch vor, dass er sich als amerikanischer Staatsbürger entweder als gewöhnlicher Soldat meldete oder in die Fremdenlegion eintrat. Für den erfolgsverwöhnten Vierundvierzigjährigen, der den Großteil seines Lebens nur in den besten Kreisen verkehrt hatte, kam weder das eine noch das andere infrage. Außerdem gab es in der französischen Armee damals noch keine organisierte zahnärztliche

Versorgung. Die Zähne der Soldaten wurden auf eine nachlässige Weise behandelt, die Valadier sicher missfallen hätte.

Unglücklicherweise schätzten die Briten kompetente Zahnärzte genauso wenig wie die Franzosen. Seit der Erfindung des Repetiergewehrs Mitte des 19. Jahrhunderts hatte der Zahnerhalt in der Armee einen niedrigen Stellenwert, weil die Soldaten beim Laden ihrer Waffen nicht mehr die Zähne einsetzen mussten, um die Papiertüten mit Schwarzpulver aufzureißen. Die Vernachlässigung der goldenen Regel »An army that cannot bite, cannot fight« verursachte nicht erst seit gestern Probleme. Während des Zweiten Burenkriegs mussten 6942 Soldaten mit Zahnproblemen im Krankenhaus behandelt werden: Ein Drittel von ihnen wurde ausgemustert und nach Hause geschickt, die anderen waren nur noch begrenzt einsatztauglich. Trotz dieser bitteren Lektion wurde wenig getan, um die Situation zu verbessern.

Zu Beginn des Ersten Weltkriegs mussten normale Militärärzte die zahnmedizinische Betreuung der Soldaten übernehmen. Folglich war unter den Sanitätsoffizieren, die das Britische Expeditionskorps 1914 nach Frankreich begleiteten, nicht ein Zahnarzt. Henry Percy Pickerill, ein neuseeländischer Zahnarzt, der später eine wichtige Rolle bei der Entwicklung der plastischen Chirurgie spielte, kritisierte diese haltlosen Zustände: »Kann ein gewöhnlicher Arzt ohne besondere zahnmedizinische Kenntnisse durch eine gezwungenermaßen schnell durchgeführte Untersuchung der Mundhöhle beurteilen, ob ein Gebiss gesund ist?«, fragte er kurz nach Kriegsbeginn.

Die Entscheidung, keine Zahnärzte mit dem Britischen Expeditionskorps mitzuschicken, wirkt befremdlich, wenn man bedenkt, in welch schlechtem Zustand die Zähne der Arbeiterklasse damals waren. Nachdem er etliche Soldaten seiner Kompanie befragt hatte, notierte ein Offizier: »Viele gaben freimütig zu, noch nie eine Zahnbürste benutzt zu haben.«

Hinzu kam, dass die Armeeverpflegung für bereits schadhafte Zähne eine echte Herausforderung darstellte. Die kalorienhaltigen Kekse, die der Gebäckwarenhersteller Huntley & Palmers im Auftrag der Regierung produzierte, waren zum Beispiel so hart, dass einem Soldaten die Schneidezähne abbrechen konnten, wenn er sie vorher nicht in Wasser oder Tee tunkte.

Durch einseitige Kost und mangelnde Mundhygiene litten viele Soldaten unter anderem an akut nekrotisierender ulzerisierender Gingivitis, einer schmerzhaften bakteriellen Infektion des Zahnfleischs, die im Volksmund »Schützengraben-Mund« genannt wird. Dabei bilden sich am Zahnfleisch brennende Geschwüre, die dem Betroffenen das Kauen und Schlucken erschweren und einen ausgeprägten Mundgeruch verursachen. Unbehandelt kann die Infektion zu einer Schädigung des Zahnhalteapparates führen. Die unzureichende zahnmedizinische Versorgung zu Beginn des Krieges hatte ausgesprochen negative Folgen für die Gesundheit vieler Soldaten.

Schadhafte Zähne verursachten nicht erst Probleme, wenn die Männer in den Schützengräben saßen. Sie waren auch einer der Hauptgründe, aus denen die Armee Freiwillige ablehnte. Die Witze, die über die schlechten Zähne der Briten kursierten, wurden sogar von der satirischen Wochenzeitschrift *Punch* aufgegriffen. Kurz nach Kriegsausbruch veröffentlichte die Zeitschrift eine Karikatur. Darauf war ein Mann zu sehen, der in einer Rekrutierungsstelle ungläubig dagegen protestierte, dass man ihn aufgrund seiner verfaulten Zähne abgewiesen hatte: »Sie machen einen gewaltigen Fehler, Mann. Ich will die Deutschen nicht beißen, ich will sie erschießen.« Die Karikatur war nicht aus der Luft gegriffen. Sie beruhte auf den realen Erfahrungen von Zivilisten. Der britische Journalist und Schriftsteller Robert Roberts erinnerte sich in seinen Memoiren an ein Gespräch zwischen seiner Mutter und einem Burenkriegsveteranen namens Mr. Bickham, als dieser von der Rekrutierungsstelle kam. »›Abgelehnt‹, rief er empört.

›Zu schlechte Zähne. Die wollen offenbar Kerle, die die verdammten Deutschen beißen. [...] Aber die holen mich noch, bevor dieser Schlamassel vorbei ist.‹«

Zu Beginn des Krieges boten viele Zahnärzte ehrenamtlich kostenlose Behandlungen an, um Männer, die sich freiwillig melden wollten, fronttauglich zu machen. Damit trugen sie inoffiziell dazu bei, dass sich die Zahl der Infanteristen erheblich vergrößerte. C.V. Walker, Zahnmedizinstudent an der Zahnklinik in Newcastle-upon-Tyne, zog innerhalb eines Monats über neunhundert Zähne. Die Klinik wurde von Patienten förmlich überrannt, sodass Walker für jeden »nur zwei Spritzen mit Kokainlösung« zur Verfügung hatte. (Kokain war damals ein bei Zahnbehandlungen übliches Betäubungsmittel.) Ein Soldat, dem Walker alle oberen Zähne hatte ziehen müssen, bat ihn, ihm auch die unteren zu entfernen. Als Walker ihn darauf hinwies, dass dies nur ohne Betäubung möglich sei, rief der Mann begeistert: »Ist mir egal. Ich will schnell an die Front!«

Trotz der weiten Verbreitung von Zahnfäule unter den Soldaten nahm sich die britische Armee des Problems erst an, als General Douglas Haig auf dem Höhepunkt der Schlacht an der Aisne im September 1914 unerträgliche Zahnschmerzen bekam. Valadier, der als Zahnarzt den besten Ruf genoss, wurde aus Paris herbeibeordert. Auf der rund hundert Kilometer langen Fahrt an die Front wurde sein Auto von deutschen Granaten getroffen, sodass er den Weg zum Hauptquartier zu Fuß fortsetzen musste. Laut der Darstellung eines Augenzeugen zog er den kariösen Zahn »unter einem Hagel von Kugeln.« (Zwei Jahre später wurde Valadier von Haig für eine Auszeichnung vorgeschlagen, für »die hervorragende, unschätzbar wertvolle Arbeit, die er unentgeltlich an den Kiefern britischer Soldaten aller Dienstränge geleistet hat.«)

Und so trat Valadier vorübergehend in den Dienst des Royal Army Medical Corps. Kurz nach der erfolgreichen Behandlung des Generals erhielt er sein Offizierspatent und den Ehrendienstgrad eines »Local Lieutenant« der Britischen Armee. Er war einer der ersten Zahnärzte, die im Ersten Weltkrieg britische Truppen in Frankreich behandelten. Ende 1914 gab es zwanzig Zahnärzte, die in amtlicher Funktion für die Armee tätig waren. Bis zum Waffenstillstand 1918 wuchs die Zahl stetig auf zuletzt achthunderteinunddreißig an. Erst drei Jahre nach Kriegsende, 1921, richtete der damalige Kriegsminister Winston Churchill innerhalb des Medical Corps eine eigene zahnmedizinische Abteilung ein.

Valadier stellte schnell fest, dass in diesem Krieg von einem Zahnarzt erheblich mehr verlangt wurde, als einen verfaulten Backenzahn zu ziehen. Im Oktober 1914 wurde er ins No. 13 Stationary Hospital abkommandiert, das erst wenige Wochen zuvor in einem ehemaligen Zuckerlager am Hafen von Boulogne eröffnet worden war. Valadier kam genau zur rechten Zeit, denn die Erste Flandernschlacht hatte gerade begonnen, und schon bald wurden seine Dienste dringend gebraucht.

Die riesige Zahl von Soldaten, die zu Beginn des Kriegs an der Westfront verwundet wurden, erforderte die Einrichtung von Lazaretten, den so genannten *base hospitals*. Diese mussten sich an einer Bahnlinie befinden, um den schnellen Verwundetentransport von der Front zu gewährleisten, und in Hafennähe, damit Schwerverletzte, die eine längere Behandlung benötigten, nach Großbritannien verschifft werden konnten. Die *base hospitals* waren in zwei Kategorien unterteilt: *general* und *stationary*. Erstere waren große Einrichtungen mit einer Kapazität von tausend oder mehr Betten, Letztere waren kleiner und auf bestimmte Verletzungen spezialisiert. Das No. 13 Stationary Hospital, dem Valadier zugeteilt wurde, war eines der ersten seiner Art. Schon bald war das medizinische Personal vom schier endlosen Patientenstrom überfordert.

Im Oktober 1914, während der Ersten Flandernschlacht, wurde das No. 13 Stationary Hospital zur Sammelstelle menschlichen Leids. Die Schlacht, in der die deutschen Truppen erfolglos versuchten, die Briten von ihren Versorgungslinien abzuschneiden und zur Kanalküste vorzustoßen, wütete einen ganzen Monat lang und forderte auf beiden Seiten eine entsetzlich hohe Zahl von Toten und Verwundeten. Die Krankenschwester A. L. Walker erinnerte sich: »Die Schuppen wurden zu Krankensälen umgebaut; Holztrennwände wurden aufgestellt und Betten hereingetragen, während die Verwundeten auf Stroh oder auf Tragen lagen.« Tausende verletzte Soldaten drängten sich in den ehemaligen Lagerschuppen, in denen jetzt das No. 13 Stationary Hospital untergebracht war. Valadier merkte schnell, dass er es mit weitaus ernsteren Problemen zu tun hatte als mit dem allgegenwärtigen Zahnverfall an der Front.

Der Grabenkrieg produzierte eine Vielzahl von Hals- und Kopfverletzungen, die an sich nicht tödlich waren. Durch die schlammigen, mit Stallmist gedüngten Böden kam es jedoch zu dramatisch hohen Wundinfektionsraten. Besonders gefährdet waren Soldaten, die von Granatsplittern verletzt wurden. Diese verursachten tiefe Fleischwunden, über die problemlos Krankheitserreger in den Körper eindrangen. In manchen Lazaretten betrug die Letalität bei Soldaten mit Wundinfektionen fast dreißig Prozent – diejenigen, die beim Transport oder direkt an der Front starben, nicht mitgerechnet.

Paradoxerweise war der Chirurg Joseph Lister, der im 19. Jahrhundert durch seine Pionierarbeit auf dem Gebiet der antiseptischen Medizin Zehntausende Leben gerettet hatte, indirekt verantwortlich für die hohe Zahl an Blutvergiftungen zu Beginn des Ersten Weltkriegs. Durch seine Erfolge hatte die junge Ärztegeneration, die mit der Keimtheorie und den Methoden der antiseptischen Wundbehandlung groß geworden war, verlernt, infizierte Wunden zu erkennen und richtig zu behandeln, da sie ihnen in der alltäglichen Praxis nur äußerst selten begegneten. Doch in den fruchtbaren Ackerböden Frankreichs und Belgiens lauerten tödliche Sporen, die Tetanus, Gasbrand und Sepsen auslösten. Das Schlachtfeld war eine Brutstätte für pathogene Erreger, in einem Maße, dass der australische Sanitätsoffizier Graham Butler von einem »Krieg der Fäkalkeime, Streptokokken und anaeroben Organismen« sprach. Ein Arzt besiegelte buchstäblich das Schicksal eines Soldaten, wenn er eine mit Bakterien kontaminierte Wunde nähte. Ein anschließend aufgelegter antiseptischer Verband half wenig, wenn die Keime schon in den Körper eingedrungen waren.

Glücklicherweise wusste Valadier, welchen Schaden man anrichten konnte, wenn man eine Gesichtswunde nähte, bevor man sie vollständig gereinigt hatte – zumal es in diesem Bereich des Körpers durch schlechte Zahnhygiene ohnehin von Bakterien wimmelte. Schon früh begann er damit, Gesichtswunden vor der Behandlung gründlich zu spülen. Zu diesem Zweck erfand er einen beweglichen Apparat, den er das »Löschfahrzeug« nannte. Er bestand aus einem großen, mit sterilem Wasser gefüllten Behälter und einem Gummischlauch. Um den nötigen Druck zu erzeugen, wurde eine Fahrradpumpe angeschlossen.

Schon kurz nach seiner Ankunft in Boulogne rang Valadier der Krankenhausleitung die Erlaubnis ab, bei Wimereux eine Spezialabteilung für die vielen Kiefer- und Gesichtsverletzten einzurichten, die von der Front eintrafen. Die medizinische Ausrüstung bezahlte er aus eigener Tasche, teils aus den Gewinnen seiner Pariser Privatpraxis, teils aus dem Erbe seiner kürzlich verstorbenen Mutter. (Bis Oktober 1918 – einen Monat vor Kriegsende – bot er seine Dienste völlig unentgeltlich an. Erst dann akzeptierte er den Sold eines Majors der Infanterie.)

Durch seine Begegnung mit Valadier in Wimereux nahm Harold Gillies' berufliche Laufbahn eine unerwartete Wendung. Man hatte ihn in die neue Spezialabteilung geschickt, um Valadiers Arbeit zu überwachen, da dieser als Zahnarzt nicht über die nötigen Qualifikationen verfügte, um ohne Aufsicht eines Chirurgen zu operieren. Als HNO-Spezialist mit profunden Kenntnissen der Kopf- und Halsanatomie war Gillies für diese Aufgabe bestens geeignet. Aber es war wohl Gillies selbst, der am meisten von dieser Partnerschaft profitierte. Valadier brachte ihm nicht nur bei, welchen Stellenwert die Zahnheilkunde bei Gesichtsrekonstruktionen hatte, sondern führte ihm auch die transformierende Kraft der plastischen Chirurgie vor Augen.

Der Begriff »plastische Chirurgie« wurde 1798 von dem französischen Chirurgen Pierre-Joseph Desault geprägt. Vor der Erfindung der synthetischen Werkstoffe, die wir heute umgangssprachlich Plastik nennen, bezog sich das Wort »plastisch« vornehmlich auf formbare, elastische Gegenstände – in diesem Fall auf die Haut und das Weichgewebe des Menschen.

Als Gillies Valadier 1915 in Wimereux kennenlernte, steckte die plastische Chirurgie noch in den Kinderschuhen. Die meisten Chirurgen hatten, wenn überhaupt, nur wenig Erfahrung im Umgang mit großflächig zerstörtem Weichgewebe im Gesicht. Bis dahin hatte man kaum Versuche unternommen, das äußere Erscheinungsbild eines Gesichts zu korrigieren, wiederherzustellen oder einfach zu verändern, obwohl solche Eingriffe durch die Fortschritte in der Anästhesie in der zweiten Hälfte des 19. Jahrhunderts für den Patienten erheblich weniger schmerzhaft waren als zu früheren Zeiten.

Wiederherstellende und kosmetische Operationen waren vor dem Ersten Weltkrieg selten. Sich unters Messer zu legen und einer kaum erprobten Operation zu unterziehen, stellte nicht nur ein ernsthaftes Infektionsrisiko dar, sondern konnte, wenn der Eingriff misslang, zu weiteren, noch schlimmeren Entstellungen führen.

Systematische Versuche, großflächige Gesichtsbereiche zu rekonstruieren, unternahm man erstmals im amerikanischen Bürgerkrieg. Grund dafür war unter anderem ein neuer Munitionstyp, das Minié-Geschoss. Durch ihre konische Form besaßen Minié-Geschosse eine hohe Durchschlagskraft und führten zu grauenhaften Verletzungen.

Der wohl beste und einfallsreichste Chirurg auf den Schlachtfeldern des Sezessionskriegs war Gurdon Buck, Mitbegründer der New York Academy of Medicine und einer der ersten Mediziner, die ihre Publikationen mit Fotos dokumentierten, die den Patienten vor und nach der Operation zeigten. In einem bemerkenswerten Fall rekonstruierte Buck den Unterkiefer eines jungen Soldaten namens William Simmons, der von einem explodierenden Artilleriegeschoss im Gesicht getroffen worden war. Trotz der Schwere der Verletzung gelang es Buck, die Kieferfunktion teilweise wiederherzustellen. Schon bald zeigte Simmons, der nach seiner Verwundung weder essen noch sprechen konnte, keinerlei Hemmungen mehr, sich an Gesprächen zu beteiligen.

Einer von Bucks kompliziertesten Fällen war nicht das Ergebnis einer Kriegsverletzung, sondern Folge eines überdosierten Medikaments. Kurz nachdem man Soldat Carleton Burgan, der an Typhus erkrankt war, Kalomel (Quecksilberchlorid) verabreicht hatte, bildete sich auf seiner Zunge ein Geschwür, das sich schnell in seinem Gesicht ausbreitete. Das Geschwür wurde brandig, und innerhalb weniger Wochen hatte ihm der Wundbrand den Gaumen, die rechte Wange und den rechten Nasenflügel weggefressen.

Buck bat den Zahnarzt Thomas B. Gunning um Hilfe, der aus Hartgummi einen herausnehmbaren Gaumenersatz und eine Nasenprothese herstellte. Anschließend führte Buck eine Reihe von Operationen durch, darunter eine rudimentäre Hautverpflanzung, die Burgan annähernd sein altes Äußeres zurückgab. Der zwanzigjährige Soldat trug den künstlichen Gaumen für den Rest seines Lebens. Später heiratete er, wurde achtfacher Vater und starb im Alter von zweiundsiebzig Jahren.

Zwar unternahmen während des Sezessionskriegs verschiedene Chirurgen den Versuch, die Funktion verletzter Gesichter wiederherzustellen, doch ästhetische Aspekte wurden in der Regel vernachlässigt. Soldat Joseph Harvey wurde in der Schlacht bei Chancellorsville von einem Granatsplitter verletzt, der seine Wange durchschlug, ihm einen Teil des Unterkiefers wegriss und ein Auge zerstörte. Im Mansion House Hospital in Alexandria wurden Teile des zersplitterten Kieferknochens entfernt. Anschließend wurde er entlassen, mit einem riesigen Loch in der Wange, aus dem Speichel und Trinkflüssigkeit liefen. Er fand schließlich Arbeit als Nachtwächter und starb einige Jahre später, vermutlich an den Spätfolgen seiner Verletzung. Wie bei Soldat Harvey blieben in den Gesichtern der meisten Soldaten, die Kopfverletzungen erlitten, fürchterliche Wunden und klaffende Löcher zurück.

Plastische Operationen blieben während des Sezessionskriegs die Ausnahme. Gurdon Buck war einer von höchstens einer Handvoll Chirurgen, die bereit waren, derart riskante Eingriffe vorzunehmen. Folglich wurden im Norden und im Süden nicht einmal vierzig plastische Operationen durchgeführt. Gesichtsverletzungen waren schon in den 1860ern weitverbreitet, doch im Ersten Weltkrieg explodierten die Zahlen förmlich. Dies führte dazu, dass sich die Medizin den Versäumnissen der Vergangenheit stellte und die plastische Chirurgie mit völlig neuen Methoden und bis dahin ungekannter Experimentierfreude in ein neues Zeitalter führte.

In der neuen Abteilung in Wimereux fand Gillies schnell heraus, dass der exzentrische Valadier die Gemüter spaltete. Ein Kollege beschrieb ihn als »charmanten, übermütigen Cowboy«, der sich mit einer Hand eine Zigarette drehen konnte, während er mit der anderen die Pferdezügel hielt. Ferdinand Brigham, ein amerikanischer Chirurg, der mit Valadier während des Krieges zusammenarbeitete, war da etwas anderer Meinung. Für ihn war der Zahnarzt »ein Gernegroß, ein Aufschneider, ein Schmierenkomödiant«. Als Valadier Brigham eine hübsch gebundene Ausgabe mit eigenen Gedichten schenkte, fragte sich der amerikanische Chirurg laut, wer wohl der wahre Autor sei.

Die Verachtung, die ihm einige seiner Ärztekollegen entgegenbrachten, trübte jedoch nicht sein Ansehen bei den Soldaten, die ihn geradezu dafür verehrten, dass er sich für seine Behandlungen nicht vom Militär bezahlen ließ – ein Umstand, der zu vielen Spekulationen über seinen vermeintlichen Reichtum führte. Der walisische Infanterist Ellis Williams wurde von Valadier behandelt, nachdem er bei den Kämpfen um den Mametzer Wald verwundet worden war. Er erinnerte sich später an die Gerüchte, die sich um den ungewöhnlich groß gewachsenen Franzosen rankten: »Es hieß, er sei Millionär. Seinem Äußeren nach zu urteilen, hätte mich das nicht überrascht. Er kaufte nur feinste Kleidung ... Er war ein sehr gut aussehender Mann.«

Gillies interessierte sich mehr für Valadiers Arbeit als für seine Garderobe und sah fasziniert bei seinen frühen Experimenten mit der Transplantation von Knochenteilen zu. Transplantationen waren in der Medizin nichts Neues. Schon

1668 beschrieb der niederländische Chirurg Job van Meekeren den Fall eines Soldaten, dessen Schädelverletzung mit dem Teil eines Hundeknochens repariert wurde. Die Kirche verurteilte den Eingriff als »unchristlich« und drohte, den Soldaten zu exkommunizieren, sollte er das Transplantat nicht entfernen lassen. Als der Soldat daraufhin verlangte, den Eingriff rückgängig zu machen, zeigte sich, dass das Transplantat bereits mit dem Schädelknochen verwachsen war und sich nicht mehr entfernen ließ.

Trotz einiger Erfolgsfälle hatten die meisten Chirurgen des 17. und 18. Jahrhunderts Bedenken, derart invasive Eingriffe vorzunehmen. Erst mit der Einführung der Narkose und den Fortschritten in der antiseptischen Wundbehandlung im 19. Jahrhundert nahm die Zahl der Knochenverpflanzungen zu. In dieser Zeit experimentierte die Chirurgie vor allem mit autologen Transplantationen. Dabei wird dem Patienten an einer Körperstelle Knochen entnommen und an einer anderen eingesetzt.

In der Arbeit mit Valadier gelangte Gillies zu der Erkenntnis, dass sein chirurgisches Können nutzlos war, solange er nicht über verlässliche Methoden verfügte, ein Gesicht vollständig wiederherzustellen. Ohne die Verwendung von Knochentransplantaten blieben die meisten Gesichtsverletzten nach dem Verschließen der Wunde mit stark verzerrten Gesichtszügen zurück. Das war nicht nur hässlich anzusehen, sondern behinderte die Betroffenen oft auch beim Sprechen oder Essen. In einem Fall ersetzte Valadier im zerschmetterten Kiefer eines Patienten etwa sechs Zentimeter Knochen. In einem anderen entfernte er einem verwundeten Soldaten ein Stück Rippenknochen und rekonstruierte damit seine Nase. Als das Transplantat eingeheilt war, formte er die Haut darüber neu. Gillies übernahm dieses Verfahren und entwickelte es im Lauf des Krieges weiter.

In einem besonders erschütternden Fall trug Valadier maßgeblich dazu bei, das Gesicht eines Mannes wiederherzustellen, dessen Kiefer komplett weggesprengt worden war, sodass der gesamte Schlund frei lag. Ellis Williams, der walisische Soldat, der Valadier für seine tadellose Kleidung gelobt hatte, erlebte mit, wie sein Freund Jock mehrere qualvolle Operationen über sich ergehen lassen musste:

> Zuerst machte er aus Silber einen neuen Kieferknochen und bearbeitete ihn so, dass er ihn einsetzen konnte. Dann nahm er [Jock] ein Stück Haut aus der Brust, legte es über die Stelle und schnitt es zurecht, bis es passte. Zum Schluss setzte er ihm falsche Zähne ein. Hinterher konnte Jock wieder alles essen, und niemand wäre auf den Gedanken gekommen, dass mit ihm etwas nicht stimmte.

Valdadier erwies sich immer wieder als erfinderischer, einfallsreicher Arzt.

Bei zwei Patienten mit einer Unterkieferfraktur führte er eine Distraktionsosteogenese durch, eine Technik zur künstlichen Verlängerung von Knochen ohne die Verwendung eines Transplantats. Das Verfahren wurde schon im 16. Jahrhundert eingesetzt, um mithilfe von Schienen und Schrauben Fehlstellungen der unteren Extremitäten zu korrigieren. Es war jedoch noch nie im Gesicht angewendet worden, bis Soldat Philip Thorpe vom King's Liverpool Regiment von einem Artilleriegeschoss getroffen wurde, das ihm fast die ganze Unterlippe und einen Großteil des Kiefers wegriss.

Valadier verband die Enden von Thorpes Unterkieferknochen mit Draht und befestigte an einer Hartgummiplatte eine Dehnschraube, mit deren Hilfe die beiden Knochenenden langsam und kontinuierlich auseinandergezogen wurden. Dadurch wurde das Knochenwachstum angeregt, und in dem Spalt bildete sich neue Knochensubstanz. Später schilderte Thorpe den Moment, als Valadier seinen Kiefer röntgte, um sich vom

Fortschritt der Behandlung zu überzeugen. »Plötzlich legte er die Platte hin, fasste die Stationsschwester um die Taille, tanzte mit ihr über den Flur und rief: ›Wir haben's geschafft, wir haben's geschafft.‹« Erst in den 1990ern entwickelte sich die Distraktionsosteogenese zur Standardtherapie in der Mund-, Kiefer- und Gesichtschirurgie. Das zeigt, wie weit Valadier seiner Zeit voraus war.

Die Monate bei Valadier in Wimereux prägten Gillies und beflügelten ihn. Später pries er den Zahnarzt für seine Pionierarbeit auf dem Gebiet der Gesichtsrekonstruktion. »Die Ehre, die erste Abteilung für plastische Kieferchirurgie gegründet zu haben, die den Grundstein für die späteren Fortschritte in der plastischen Chirurgie legte, gebührt allein dem genialen Valadier und seinen Überredungskünsten.« Der exzentrische Zahnarzt mit dem umfunktionierten Rolls Royce hatte es geschafft, hochrangige Militärs, während sie wehrlos auf dem Behandlungsstuhl saßen, davon zu überzeugen, dass die britische Arme dringend eine Spezialabteilung für Kieferverletzungen brauchte.

Die Zahnheilkunde und die Medizin gingen eine interdisziplinäre Verbindung ein, die in beide Richtungen produktiv war. Zahnärzte wie Valadier lernten während des Krieges viel von ihren Chirurgenkollegen. »Es war daher unumgänglich«, schrieb Gillies später, »dass in der Chirurgie die Zeit der Teamarbeit anbrach und sich Zahnmediziner und plastische Chirurgen zusammentaten.« Gillies und Valadier blieben noch lange, nachdem der britische Chirurg Wimereux verlassen hatte, in Briefkontakt. Der Zahnarzt schickte Gillies sogar Patienten, wenn er bei komplizierten Fällen an die Grenzen seines Könnens stieß.

In der Zeit mit Valadier begegnete Gillies zuhauf Soldaten mit schweren Kopf- und Halsverletzungen. Schnell erkannte er, dass es die beste Lösung wäre, die Betroffenen in einer stationären Einrichtung in Großbritannien zu behandeln, die auf Gesichtsrekonstruktionen spezialisiert war. Später erinnerte er sich: »Ich hatte den Eindruck, dass ich nicht viel getan hatte, um den Verwundeten zu helfen, und dass ich mich bewegen musste.« Eine Idee war geboren – und nahm Gestalt an, als Gillies bei seinem nächsten Einsatz erneut mit der Brutalität des Krieges konfrontiert wurde.

3

EIN BESONDERER AUFTRAG

Als Harold Gillies im Frühling 1915 seine Stelle im Belgian Field Hospital antrat, hatten das Lazarett und seine Belegschaft stürmische Zeiten hinter sich. Seit Kriegsbeginn hatte das Lazarett schon zweimal den Standort wechseln müssen. Zuerst befand es sich in Antwerpen. Als die Deutschen Anfang Oktober 1914 die Stadt beschossen, verfrachteten Ärzte und Schwestern die Patienten samt Hausrat, Decken und allem medizinischen Gerät in Autobusse und entkamen im Schutz der Dunkelheit nur knapp der Gefangennahme. Die Busse wurden im Geschützfeuer voneinander getrennt, aber schließlich fand die Belegschaft wieder zusammen und richtete in einem umgebauten Schulhaus in Veurne, gut zwanzig Kilometer östlich von Dunkerque, ein neues Lazarett ein. Aber das verschlafene belgische Städtchen blieb nicht lange von den deutschen Truppen verschont.

Im Januar 1915 – drei Monate nach der Belagerung von Antwerpen – wurde Veurne schwer unter Beschuss genommen. Während der zweiten Evakuierung wurde die dreiunddreißigjährige Krankenschwester Rosa Vecht, als sie sich von ihren Kollegen verabschieden wollte, von einem Granatsplitter am Bein getroffen. Die Verletzung war so schwer, dass das Bein unterhalb des Hüftgelenks amputiert werden musste. Vecht verlor bei der Operation viel Blut und starb. Sie war die einzige niederländische Krankenschwester, die im Ersten Weltkrieg ums Leben kam.

Der dritte Standort des Belgian Field Hospital, nur wenige Kilometer vom zweiten entfernt, war in Hoogstade, einem Dörfchen, das nur über schmale, unbefestigte Straßen zu erreichen war. Ein verfallenes, dreistöckiges Altenheim, auf dessen Rückseite sich Felder bis zu einem plätschernden Bach erstreckten, wurde zu einem Lazarett mit achtzig Betten umgebaut. Krankenschwestern, männliche Stationshelfer und Hauspersonal schliefen auf dem mit Bettlaken abgeteilten Dachboden. Die große Küche im Erdgeschoss wurde von einem Koch geleitet, der mit einem Trick aus deutscher Gefangenschaft geflohen war. Er hatte für den Feind ein großes Festmahl zubereitet und dazu in rauen Mengen Wein und Schnaps ausgeschenkt. Als alle sturzbetrunken waren, hatte er sich Hut und Mantel geschnappt und war seelenruhig hinaus in die Freiheit spaziert.

Wie seine beiden Vorgänger lag das Belgian Field Hospital in Hoogstade gefährlich nahe an den Kampfhandlungen. Die *Times* nannte es »das Krankenhaus gleich hinter der Schützenlinie« und rief ihre Leser dazu auf, mit großzügigen Spenden zum Unterhalt beizutragen und Menschenleben zu retten. Trotz der allzeit spürbaren Nähe zur Front herrschte in Hoogstade eine sonderbar idyllische Atmosphäre. Eine Krankenschwester erinnerte sich:

> Kühe tummelten sich zwischen den kriegsgrauen Krankenwagen und Fahrzeugen mit riesigen roten Kreuzen an den Seiten. Soldaten trugen Verwundete hinein und Tote hinaus, Nonnen molken Kühe, alte, gebrechliche Heimbewohnerinnen mit großen Hauben vertrieben sich die Zeit, während Armeekrankenschwestern umherflitzten, um die verschiedensten Arbeiten zu erledigen. In der Scheune repa-

rierten Mechaniker Autos, daneben droschen grobschlächtige Landarbeiter mit altmodischen Flegeln das Korn.

Die ländliche Umgebung hatte sicher ihren Reiz, doch es fehlten alle modernen Annehmlichkeiten, die eine Großstadt zu bieten hatte. Das Krankenhaus war nicht nur von Ackerland umgeben, sondern auch von Matsch und stinkender Jauche. »Auf dem Hof, ganz in der Nähe des Brunnens, aus dem wir Tag und Nacht unser Trinkwasser holten, befand sich eine große Güllegrube«, schrieb dieselbe Krankenschwester in ihr Tagebuch. Es versteht sich wohl von selbst, dass sich kein Neuankömmling an diesem abgelegenen Ort sofort zu Hause fühlte.

Am 1. Mai – knapp eine Woche bevor das britische Passagierschiff RMS *Lusitania* vor der Südküste Irlands von einem deutschen U-Boot versenkt wurde, wobei fast tausendzweihundert Menschen starben – ging Gillies in Dunkerque an Land. Bei ihm war Herbert W. Morrison, der neue Kommandeur des Belgian Field Hospital. Unglücklicherweise hatte man das Lazarettpersonal nicht über den Ankunftstag der beiden Herren informiert, und so stand niemand am Anleger bereit, um sie abzuholen. Gillies und Morrison warteten mehrere Stunden, bis endlich ein Fahrer namens Nat Batten auftauchte. Morrison war außer sich. Er schimpfte über die schlechte Organisation und machte Batten persönlich für die Panne verantwortlich. Batten ließ sich diese Unverschämtheit nicht gefallen und erklärte Morrison, dass er mit diesem Benehmen seinen Posten als Kommandeur nicht lange behalten werde. Einige Zeit später ließ Morrison Batten aus dem Dienst entfernen – eine Entscheidung, die beim Personal nicht gut ankam und eine Kündigungswelle auslöste.

Gillies und Morrison waren in diesem Frühling nicht die einzigen Neuankömmlinge im Belgian Field Hospital. Auch Marie Curie, die berühmte Entdeckerin des Radiums, besuchte das Lazarett. Curie hatte 1903 als erste Frau den Nobelpreis erhalten und 1911 einen zweiten bekommen. Als der Krieg ausbrach, legte Curie ihre Forschungen nieder, verstaute ihr kostbares Radium in einem Bleibehälter und deponierte es in einem Bankschließfach in Bordeaux, damit es nicht den Deutschen in die Hände fiel. Anschließend beschloss sie, ihr radiologisches Wissen zur Behandlung verwundeter Soldaten einzusetzen. Sie entwickelte eine mobile Röntgenstation, mit der man direkt an die Front fahren konnte. Diese Röntgenwagen, liebevoll »petites Curies« genannt, waren mit einer Liege, einem Röntgengerät, das über einen Dynamo mit Strom versorgt wurde, und dazu mit einer Dunkelkammer ausgestattet, sodass die Bilder gleich vor Ort entwickelt werden konnten. Außerdem gründete die weltberühmte Physikerin und Chemikerin während des Krieges rund zweihundert stationäre Röntgenzentren und bildete hundertfünfzig Frauen zu Röntgentechnikerinnen aus.

Curie kam mit einem ihrer Röntgenwagen ins Belgian Field Hospital, in Begleitung ihrer Tochter Irène. Eine Krankenschwester erinnerte sich, dass die Wissenschaftlerin jeden Morgen um fünf Uhr aufstand, um sogleich mit der Arbeit zu beginnen. »Sie blieb zwei oder drei Wochen bei uns, teilte unseren Alltag, nahm mit uns die Mahlzeiten ein. Eine ausgesprochen bescheidene, liebenswürdige Frau«, schrieb sie in ihr Tagebuch. Irène, die von ihrer Mutter im Umgang mit dem Röntgengerät ausgebildet worden war, übernahm nach Curies Abreise die Leitung der Radiologieabteilung.

Der Krieg veranlasste große Wissenschaftler wie Curie dazu, ihren Beitrag zu leisten. Gillies hingegen musste sich auf seinem Gebiet erst beweisen. Anfang Mai 1915 – die Zweite Flandernschlacht war in vollem Gange – betrat Gillies zum ersten Mal den provisorischen Operationssaal des Lazaretts. Das baufällige Gebäude zitterte unter dem unaufhörlichen Artilleriefeuer in der Ferne. Neue Patienten, die Gillies' Aufmerksamkeit benötigten, wurden mehr oder weniger im Stundentakt eingeliefert. Der Fußboden war voll mit glitschigem Blut. Eine Krankenschwester erinnerte sich, dass sogar die Fahrer, die neue Verwundete brachten, »zu Eimer und Wischmopp griffen, um das viele Blut aufzuwischen, oder ein Arm oder ein Bein hielten, das gerade abgesägt wurde.« Die Arbeit war trostlos und nie zu Ende.

Für den frischgebackenen Chefarzt wurde die Zweite Flandernschlacht zur Bewährungsprobe. Sie forderte nicht nur Zehntausende Menschenleben – darunter das des vierzehnjährigen John Condon, der lange Zeit als das jüngste Opfer des Krieges galt –, sondern war auch die erste Schlacht, in der das deutsche Heer erfolgreich Chlorgas als chemische Waffe einsetzte.

Chlor ist unter Normalbedingungen gasförmig und weist eine zweieinhalb Mal höhere Dichte als Luft auf. Atmet man es ein, reagiert es mit dem Wasser in den Lungenschleimhäuten zu extrem giftiger hypochloriger Säure, die bleibende Gewebeschäden verursachen kann. Im schlimmsten Fall führt das Gas innerhalb weniger Minuten zum Tode. Lendon Payne, ein britischer Soldat, erinnerte sich an die entsetzlichen Folgen eines Gasangriffs, der sich kurz vor Gillies' Ankunft in Belgien ereignete. »Ich traute meinen Augen kaum, als ich den Blick am Ufer entlangwandern ließ«, schrieb er. »Überall lagen blutüberströmte, erstickte Soldaten. Es müssten über tausend gewesen sein. ... Ein Stück weiter kanalabwärts war sogar das Wasser voll mit Toten.«

Der Einsatz von Chlorgas war von kurzer Dauer, da es aufgrund seiner gelblich grünen Farbe und des stechenden Geruchs leicht aufzuspüren war. Es wurde schließlich durch wirksamere, noch tödlichere Gase ersetzt, wie zum Beispiel Phosgen, Bromaceton und Bis(2-chlorethyl)sulfid – bekannt unter dem Trivialnamen Senfgas. Der Einsatz chemischer Kampfstoffe führte zur Entwicklung der gespenstischen Gasmasken, die wir heute automatisch mit dem Ersten Weltkrieg verbinden. Doch damals, im Frühling 1915, gab es noch keine Schutzmasken, und niemand im Belgian Field Hospital hatte je die verheerenden Auswirkungen eines Gasangriffs auf Menschen gesehen. Eine Krankenschwester beschrieb, wie hilflos sie sich gegenüber den Opfern der chemischen Kriegsführung fühlte: »Sie lagen da, bei vollem Bewusstsein, würgten, rangen verzweifelt nach Luft und starben unter entsetzlichen Qualen.« Die Verstorbenen wurden in Krankenwagen die Straße hinunter zu ihrer letzten Ruhestätte, einem Getreidefeld, gebracht.

Die Arbeit im Belgian Field Hospital war für Gillies mit Sicherheit nicht nur physisch, sondern auch psychisch belastend. Die einen Monat lange Zweite Flandernschlacht forderte insgesamt über hunderttausend Tote und Verletzte. Als Gillies Hoogstade verließ, hatte er reichlich Erfahrung im Umgang mit den verheerenden Auswirkungen von Kriegswaffen auf den menschlichen Körper gesammelt. Doch obwohl es ihm in vielen Fällen gelang, Blutungen zu stoppen und Leben zu retten, hatte er noch keine Möglichkeit gefunden, den Soldaten zu helfen, deren Kriegsverletzungen bleibende Schäden hinterließen.

Im Juni 1915, kurz nach Ende der Zweiten Flandernschlacht, wurde Gillies zum Major ernannt und ins Allied Forces Base Hospital im französischen Étaples versetzt. Bevor er den neuen Posten antrat, nutzte er die Gelegenheit, zu seiner Frau nach London zu fahren, die während seiner Abwesenheit ihr zweites Kind, Margaret, zur Welt gebracht hatte. Die Tage zu Hause waren mit zwei kleinen Kindern sicher gut ausgefüllt. Dennoch konnte Gillies nicht widerstehen, sich gelegentlich auf den Golfplatz zu verdrücken. Der Sportjournalist Henry

Leach berichtete von mehreren Leuten, die »bereit seien zu schwören, sie hätten ihn kürzlich [...] in der Uniform eines Majors des R. A. M. C. gesehen.« Leach fuhr fort: »Es heißt, der Major sei ein-, zweimal auf einem bestimmten erstklassigen Londoner Platz aufgetaucht und habe sagenhaft gut gespielt.«

Gillies verbrachte nicht den ganzen Urlaub mit belanglosen Vergnügungen. Er beschäftigte sich intensiv mit den Arbeiten einiger innovationsfreudiger Gesichtschirurgen, auf die er während der Zusammenarbeit mit Valadier gestoßen war. Ein Kollege borgte ihm ein deutsches Fachbuch, das ein Kapitel über Kieferchirurgie enthielt. Durch den Balkankrieg 1913, in dem es, wenn auch in geringerer Zahl, zu ähnlichen Gesichtsverletzungen gekommen war wie im Ersten Weltkrieg, war die deutsche Medizin den anderen Ländern in diesem Bereich um einiges voraus. Die deutschen Ärzte waren früh einem multidisziplinären Ansatz gefolgt und arbeiteten bei Gesichtsrekonstruktionen mit einem Team aus Chirurgen, Zahnärzten und Zahntechnikern. Die meisten Operationen misslangen. Dennoch hatten sie viele wichtige Erkenntnisse gesammelt. Das Buch hinterließ bei Gillies tiefen Eindruck: »Ich war auf ein Teilgebiet der Chirurgie gestoßen, das mich brennend interessierte.«

Seine Begeisterung veranlasste ihn, seine Forschungen zu vertiefen. Als er Ende Juni nach Frankreich zurückkehrte, machte Gillies einen Abstecher nach Paris, um eine echte Koryphäe aufzusuchen: Hippolyte Morestin. Der französische Chirurg hatte die Schauspielerin Sarah Bernhardt behandelt, nachdem sich diese in der Selbstmordszene von Victorien Sardous Drama *La Tosca* beim Sprung von einer Mauer eine schwere Knieverletzung zugezogen hatte. Gillies hatte gehört, das Morestin im Militärhospital Val-de-Grâce bei der Behandlung von gesichtsverletzten Soldaten wahre Wunder vollbrachte. Er wollte Europas bestem Gesichtschirurgen unbedingt bei der Arbeit zusehen.

Morestin, ein Sonderling mit Spitzbart und stechendem Blick, neigte zu extremen Stimmungsschwankungen. Der französische Schriftsteller Georges Duhamel, der sich vor und während des Krieges von Morestin zum Chirurgen ausbilden ließ, schilderte eindrucksvoll, wie sich der schweigsame Chirurg bisweilen sekundenschnell in eine »grimmige, wütende Bestie« verwandelte. Einmal schnitt er einem Mann die brandige Zunge heraus, als dieser noch halb bei Bewusstsein war, worauf »der Patient uns hustend Blut ins Gesicht spie.« Ein anderes Mal »redete er auf ein totes Mädchen ein und überschüttete es mit Vorwürfen«, weil es sich erdreistet hatte, zu sterben, bevor er zum Skalpell greifen konnte. Sogar in seinen Nachrufen beschrieb man ihn als unausgeglichenen Charakter zwischen Ruhe und fieberhafter Betriebsamkeit: »Nur wenige Chirurgen verfügen über einen so rückhaltlosen Arbeitseifer, wie er diesem Mann mit dem zerbrechlichen Körper, dem hohlwangigen Gesicht und den glühenden Augen zu eigen war.«

Vielleicht war Morestins ruppige Art angesichts seiner persönlichen Geschichte verständlich. Auch er hatte ein traumatisches Erlebnis hinter sich. 1902, als er in Paris Medizin studierte, brach auf seiner Heimatinsel Martinique ein erloschen geglaubter Vulkan aus. Die Westflanke des Berges riss auf, und eine über tausend Grad heiße Glutwolke wurde freigesetzt, die innerhalb von sechzig Sekunden die gesamte Inselhauptstadt St. Pierre zerstörte. Nur zwei der dreißigtausend Bewohner überlebten die Naturkatastrophe. Morestin verlor zweiundzwanzig Familienangehörige, darunter seinen geliebten Vater, der ebenfalls Chirurg gewesen war. Er hatte seinen Sohn zum Medizinstudium im fernen Frankreich animiert und ihm dadurch das Leben gerettet. Seitdem trug Morestin eine tiefe Schwermut in sich.

Aber er ließ nicht zu, dass seine persönliche Tragödie seine Forschungen beeinträchtigte. Er verfügte über ein außergewöhnlich gutes Anatomieverständnis, das ihm zu Beginn seiner Karriere, als er darauf spezialisiert war, Krebsgeschwüre im Mund- und Wangenbereich zu entfernen, wertvolle Dienste leistete. Schon bald richtete er seine Aufmerksamkeit auf die Behandlung der Narben, die sein Skalpell hinterließ.

Anders als die meisten seiner Zeitgenossen legte er bei seinen Eingriffen besonderen Wert auf ein ästhetisch zufriedenstellendes Ergebnis. Er führte sogar kleine Gesichtsstraffungen durch, indem er an verschiedenen Stellen überschüssige Haut entfernte. Bei Ausbruch des Ersten Weltkrieges war es nur selbstverständlich, dass er sich auf Kiefer- und Gesichtsverletzungen konzentrierte. In seiner Arroganz war er der Meinung, nur ein Chirurg sei in der Lage, ein Gesicht wiederherzustellen. Deshalb setzte er nur äußerst selten Zahnärzte ein, und wenn doch, behandelte er sie von oben herab. Dennoch waren seine herausragenden Fähigkeiten als Chirurg äußerst gefragt. Immer mehr verwundete französische Soldaten strömten ins Val-de-Grâce, sodass er schließlich für sage und schreibe vierhundertachtzig Betten verantwortlich war.

Im Val-de-Grâce wurden schon Soldaten behandelt, lange bevor die ersten Verwundeten von der Front eintrafen. Der herrschaftliche Bau mit der majestätischen Kuppel im 5. Arrondissement glich einem Märchenschloss, und das aus gutem Grund. Mitte des 17. Jahrhunderts war die ehemalige Abtei im Auftrag Königin Annas von Österreich um eine prunkvolle Kirche erweitert worden, zum Dank für die Geburt ihres Sohnes, des späteren Königs Ludwig XIV. Während der Französischen Revolution hatten Benediktinernonnen dort verwundete Revolutionskämpfer gepflegt. Dadurch blieben dem Val-de-Grâce die Plünderungen und Verwüstungen erspart, denen unter anderem Notre-Dame zum Opfer fiel. Kurz darauf wurde die Abtei in ein Militärhospital umgewandelt. Als Gillies im Sommer 1915 im Val-de-Grâce ankam, ging es dort zu wie in einem Bienenstock. Hippolyte Morestin machte mit seinem Spitzbart und dem »messerscharfen Verstand« sofort großen Eindruck auf Gillies.

Der ältere Chirurg empfing Gillies im Operationssaal. Dort sah Gillies zu, wie Morestin mit präzisen Schnitten ein Krebsgeschwür aus dem Gesicht eines Patienten entfernte und die entstandene Wunde mit einem großen Hautlappen abdeckte, der vom Hals des Patienten stammte. Gillies bezeichnete diesen Moment später als Wendepunkt seiner Karriere: »Gebannt verfolgte ich, wie er ein halbes, von einem furchtbaren Krebs verunstaltetes Gesicht entfernte und anschließend geschickt ein Stück Halshaut darüberlegte, um in einem Rutsch nicht nur die Wange wiederherzustellen, sondern auch den Nasenflügel und die Lippe.« Jahre später, als er sich längst als führender Experte auf dem Gebiet der Gesichtsrekonstruktion etabliert hatte, kam der ältere und weisere Gillies zu dem Schluss, dass der Eingriff wahrscheinlich misslungen war. Er fügte jedoch hinzu: »[Damals] war es das Aufregendste, was ich je gesehen hatte. Ich hatte mich auf der Stelle in diese Arbeit verliebt.«

Gillies hatte großes Glück, dass er bei jeder Versetzung auf Menschen traf, die seinen Erneuerungsdrang beflügelten. Kurz nach dem Besuch bei Morestin verließ er Paris und trat die neue Stellung im Allied Forces Base Hospital in Étaples an. Ungefähr zu dieser Zeit kam es zur ersten Begegnung mit Varaztad Kazanjian, einem armenisch-amerikanischen Zahnarzt, der im No. 22 General Hospital in Camiers arbeitete. Kazanjian war im Juni 1915 mit medizinischem Freiwilligenpersonal von der Harvard-Universität nach Frankreich gekommen, um den britischen Streitkräften seine Unterstützung anzubieten. Kurz nach seiner Ankunft gründete Kazanjian eine Spezialabteilung für Kiefer- und Gesichtsverletzungen. Wie Valadier verbrachte er seine Tage damit, Soldaten mit gebrochenen Kiefern, zerschmetterten Nasen und anderen Gesichtsverletzungen zu behandeln. Gillies bewunderte Kazanjian, dessen gewissenhafte Arbeit für ihn die große Bedeutung der Zahnheilkunde bei Gesichtsrekonstruktionen hervorhob. »Sein Einsatz von beschwerten Zahnprothesen erzeugte ausgemacht weiche Lippen und volle Wangen«, staunte Gillies. Die beiden Männer blieben den ganzen Krieg über in engem Kontakt.

Gillies war fest entschlossen, sein neu erworbenes Wissen und seine Begeisterung für die plastische Chirurgie sinnvoller einzusetzen, als es ihm unter den gegebenen Umständen möglich war. Kazanjian, Valadier und Morestin bemühten sich zwar nach Kräften, der steigenden Zahl von Gesichtsverletzungen Herr zu werden. Aber Gillies hatte erkannt, dass das System, nach dem die Soldaten behandelt wurden, lückenhaft und ineffizient war. Während manche Männer das Glück hatten, in die Obhut eines Spezialisten zu gelangen, landeten die meisten bei Allgemeinchirurgen, die sie schleunigst zusammenflickten und anschließend zurück in die Schützengräben schickten.

Erschwerend kam hinzu, dass die plastische Chirurgie noch keine anerkannte Disziplin war und fast kein Chirurg über praktische Erfahrungen auf diesem Gebiet verfügte. Wenn man alle Soldaten mit Gesichtsverletzungen in eine spezielle Einrichtung schickte, so Gillies' Überlegung, könnten sich die dort tätigen Ärzte schneller die nötige praktische Erfahrung aneignen, um künftige Patientenströme effektiver zu bewältigen. Seiner Ansicht nach benötigte man ein Zentrum, in dem sich Fachärzte verschiedener Disziplinen gemeinsam auf die Behandlung der erschütternd hohen Zahl von Gesichtsverletzungen konzentrierten, die der Stellungskrieg an der Westfront hervorbrachte. Auf diese Weise könnten neue Operationsmethoden erprobt, verbessert und standardisiert werden.

Ende 1915 wandte sich Gillies in Eigeninitiative an den Chefarzt des Cambridge Military Hospital William Arbuthnot Lane. Das Militärkrankenhaus, benannt nach dem 2. Duke of Cambridge, befand sich in Aldershot in der Grafschaft Hampshire. Lane, ein vorausschauender Mensch, der sich frühzeitig für den Gebrauch von sterilen Hauben, Masken und Handschuhen im OP starkgemacht hatte, war genau der richtige Ansprechpartner. Erst kürzlich hatte er dazu beigetragen, dass Amputierte fortan ins Queen Mary's Hospital in Roehampton geschickt wurden, wo man sie fachgerecht weiterbehandeln konnte. Lane zeigte sich daher durchaus aufgeschlossen für Gillies' Vision, in Aldershot eine Spezialabteilung für Kiefer- und Gesichtsverletzungen einzurichten, und er wusste, dass der junge Chirurg aufgrund seiner in Frankreich gesammelten Erfahrungen der richtige Mann war, sie zu leiten. Er trug Gillies' Idee seinem guten Freund Alfred Keogh vor, dem Leiter der British Army Medical Services. Es dauerte nicht lange, und Gillies' Antrag wurde stattgegeben.

Am 11. Januar 1916 erhielt Gillies vom Kriegsministerium den Befehl, sich im Cambridge Military Hospital zu melden, mit dem besonderen Auftrag, eine Abteilung für plastische Chirurgie einzurichten. Jetzt musste er nur noch beweisen, dass er der Aufgabe gewachsen war.

4
EINE SONDERBARE NEUE KUNST

An einem kalten Januartag 1916 betrat Harold Gillies zum ersten Mal das Cambridge Military Hospital in Aldershot. Er sah sich in einem der Krankensäle um, dann wandte er sich an die irische Krankenschwester Catherine Black: »Das ist der ideale Ort für meine Gesichtspatienten [...]. Die armen Kerle hier können auf die anderen Stationen verteilt werden.« Black, deren Schicht gerade begonnen hatte, war sprachlos über die Anweisung, deren beiläufiger Ton suggerierte, es könne doch wohl kein Problem sein, in einem bereits überfüllten Krankenhaus neue Betten für Schwerverletzte zu finden.

Black sollte schnell lernen, dass es das Wort »unmöglich« für Gillies nicht gab. Mit ihm zu diskutieren war zwecklos. Gillies' Motto lautete: Es wird getan, was getan werden muss. »Er gab sich nie geschlagen«, erinnerte sich Black in ihren Memoiren. Seine Hartnäckigkeit kam seinen Patienten sehr zugute, als er sich an die Herkulesaufgabe machte, ihnen ihre Gesichter zurückzugeben.

Die Enddreißigerin Black hatte im Royal London Hospital gearbeitet, als der Krieg ausbrach. Kurz darauf meldete sie sich als freiwillige Krankenschwester, obwohl sie nicht ernsthaft damit rechnete, zum Dienst herangezogen zu werden.

Wie die meisten Menschen glaubte sie, der Krieg wäre bis Weihnachten vorbei. Doch ein schnelles Kriegsende war nicht in Sicht, und mit den steigenden Verwundetenzahlen wuchs auch der Bedarf nach qualifiziertem medizinischem Personal. Und so fand sich Black plötzlich in der Schwesternuniform der britischen Armee wieder. Die Uniform, die einer Ordenstracht ähnelte, bestand aus einem schlichten grauen Kleid, einem scharlachrot eingefassten Schulterumhang in derselben Farbe und einer steifen, weißen Haube. Als Gillies im Januar 1916 auf ihrer Station auftauchte, fragte sich Black bereits, ob der Krieg ewig dauern würde.

In seiner räumlichen Gliederung folgte das Cambridge Military Hospital den Empfehlungen Florence Nightingales, die im 19. Jahrhundert das Sanitätswesen reformiert hatte. In der Mitte gab es einen endlos langen Gang mit geräumigen Krankensälen zu beiden Seiten, deren große Fenster für viel Licht und eine gute Durchlüftung sorgten. Der neoklassische Bau mit der großen Turmuhr in der Mitte stand auf einem Hügel – eine bewusste Entscheidung der Architekten, die glaubten, an einem erhöhten Standort würde der Wind Infektionen »davonblasen«. Als Black dort ihren Dienst antrat, herrschten in dem riesigen Krankenhaus desolate Zustände.

Fast alle ausgebildeten Krankenschwestern waren im Jahr zuvor nach Frankreich geschickt worden – samt dem besten Teil der medizinischen Ausrüstung. Auch die meisten Ärzte hatte man in Lazarette nahe der Front versetzt. Zurückgebliebenen waren Mediziner, die zu alt für den Kriegseinsatz waren, und Grünschnäbel frisch von der Universität. Die amerikanische Krankenschwester Ellen la Motte beschrieb die trostlose Lage so: »Wir hatten also lauter junge Männer, die nicht viel wussten, und lauter alte Männer, die von ihrem wenigen Wissen das meiste längst vergessen hatten. Es ging nicht anders. Es gab einfach nicht genügend gute Ärzte [...], und so blieb uns nichts anderes übrig, als die Unreifen und Senilen auf

Trab zu bringen.« An der Front war der Mangel an medizinischem Personal so akut, dass in mindestens einem Fall ein Regimentsarzt, der beim Einsatz getötet wurde, durch einen Veterinär ersetzt werden musste.

Für die Soldaten, die ins Cambridge Military Hospital kamen, war der – in Blacks Worten – »zusammengewürfelte Haufen« aus pensionierten Ärzten und Berufsanfängern die letzte Hoffnung. Ein Großteil der Verwundeten war vom Leben in den Schützengräben stark geschwächt. Jeder Patient bekam ein Etikett, auf dem Name, Kennziffer, Regiment, die Art der Verletzung und der Tetanus-Impfstatus vermerkt sein sollten. Auf vielen stand jedoch einfach GOK für *God only knows*, sprich »keine Ahnung«.

Mitunter erschütterte der Anblick eines Soldaten mit schweren Kopf- und Halsverletzungen selbst die hartgesottenste Pflegekraft. Henriette Rémi, eine Schweizer Krankenschwester, die während des Krieges in einem deutschen Lazarett arbeitete, erinnerte sich an Patienten, deren »Gesichter nur noch Trümmerfelder« waren. Mary Borden, eine Krankenschwester, die später einen Nervenzusammenbruch erlitt, beschrieb, wie sie einmal den Verband vom Kopf eines Soldaten löste, worauf ihr sein halbes Hirn entgegenquoll. Solche erschütternden Szenen führten dem Pflegepersonal auf den Stationen vor Augen, wie brutal der Krieg an der fernen Front wütete. »Niemand war nach den Schrecken, die wir erlebten, den grauenhaften Dingen, die wir sahen, noch derselbe Mensch«, erinnerte sich Catherine Black später. »Man ging jung und unbeschwert hinein und war am Ende um ein Vielfaches der Jahre gealtert.«

Nachdem Harold Gillies die Anweisung erteilt hatte, den Krankensaal zu räumen, begann für Black der Albtraum, die Patienten auf anderen Stationen unterzubringen. Gillies verabschiedete sich derweil erneut von Frau und Kindern und brach wieder nach Frankreich auf, um seine Kenntnisse auf dem Gebiet der rekonstruktiven Chirurgie zu vertiefen. Die Reise führte ihn schließlich zurück nach Paris, wo er beschloss, Hippolyte Morestin ein zweites Mal im Val-de-Grâce aufzusuchen.

Man munkelte, es sei dem französischen Chirurgen gelungen, bei mehreren Patienten eine Knorpeltransplantation durchzuführen. »Mir hing vor Wissensdurst förmlich die Zunge raus, und ich wollte ihm unbedingt bei der Arbeit zusehen«, schrieb Gillies. Als er im Val-de-Grâce ankam, verweigerte ihm Morestin jedoch den Zutritt zu seinem Operationssaal. Fassungslos drückte Gillies ihm seine amtliche Genehmigung in die Hand, aber der ältere Chirurg zuckte bloß die Achseln und ließ ihn wortlos stehen. Vielleicht lässt sich der unfreundliche Empfang dadurch erklären, dass Gillies bei weitem nicht der einzige ausländische Chirurg war, der während des Kriegs im Val-de-Grâce auftauchte, um den Rat des Franzosen einzuholen. Morestins Student Georges Duhamel schrieb dazu später: »Eigentlich waren wir angehalten, die Besucher wie Gäste zu behandeln ... [Ein solcher Empfang] war gewiss nicht die Regel.«

Auf dem Rückweg nach Aldershot machte Gillies Zwischenstopp in London und fuhr ins Kriegsministerium. Der neobarocke Bau aus Portland-Stein mit den vier Ecktürmen befand sich an der Kreuzung Whitehall und Horse Guards Avenue im Londoner Regierungsviertel. Statuen entlang des Dachs symbolisierten Wahrheit und Gerechtigkeit, Sieg und Ruhm und – angesichts der Funktion des Gebäudes wenig überraschend – Krieg und Frieden. Bei Gillies' Ankunft herrschte in dem siebenstöckigen Monumentalbau mit über tausend Räumen hektische Betriebsamkeit.

Gillies schlug dem Ministerium vor, alle Soldaten mit Gesichtsverletzung mit entsprechenden Etiketten zu versehen und sie in seine neue Abteilung im Cambridge Military Hospital zu schicken. Keiner der Anwesenden schien sich sonderlich für die Idee zu interessieren. Als Staatsdiener, die ihre Arbeit am Schreibtisch erledigten, hatten sie die grauenhaften Verletzungen, die britische Soldaten an der Front erlitten, noch nie mit eigenen Augen gesehen und erkannten daher möglicherweise nicht die Dringlichkeit des Problems. Gillies schrieb später über die abweisende Haltung seiner Vorgesetzten: »Im Kriegsministerium sagte man mir: ›Verschwinde, Kleiner. Für so etwas haben wir hier keine Zeit.‹«

Gillies begriff, dass er die Sache selbst in die Hand nehmen musste. Er ging in die nächste Schreibwarenhandlung und kaufte für zehn Pfund aus eigener Tasche Etiketten, auf die er seine Adresse in Aldershot schrieb. Anschließend ging er zurück ins Ministerium und trug die ungewöhnliche Bitte vor, die Etiketten an die Front zu schicken, in der Hoffnung, dass sie zu den richtigen Patienten gelangten. Gillies war bereit, sich in die Arbeit zu stürzen.

Zurück in Aldershot, begann er sofort damit, ein Behandlungsteam zusammenzustellen. Anders als Morestin wollte er sich mit Ärzten aus unterschiedlichen Fachrichtungen umgeben. Auguste Charles Valadier hatte ihn gelehrt, dass die Zahntechnik bei Kieferrekonstruktionen einen hohen Stellenwert besaß, und so war Gillies schon früh zu dem Schluss gelangt, dass die Wiederherstellung des knöchernen Unterbaus genauso wichtig war wie die Reparatur des Weichteilgewebes. »In keinem anderen Bereich spielt die Zusammenarbeit zwischen Zahnarzt und Chirurg eine so entscheidende Rolle wie bei der Wiederherstellung von zerschmetterten Kiefern«, schrieb er kurz nach Beginn seiner Tätigkeit in Aldershot in der *Lancet*. »Wer sich trotz allem, was uns die Natur in der Baukunst lehrt, damit begnügt, Oberflächengewebe zu reparieren, den erwartet eine bittere Enttäuschung.«

Die Hauptaufgabe des Zahnarztes bei der Gesichtsrekonstruktion bestand darin, dafür zu sorgen, dass der Patient wieder relativ mühelos essen und sprechen konnte. Daher war seine Arbeit für den Gesamterfolg der Wiederherstellung unentbehrlich. Ohne Antibiotika, die damals noch nicht erfunden waren, gab es aufgrund der hohen Infektionsgefahr keine sichere Methode, gebrochene Knochen von innen mit Metallplatten, Stäben, Drähten oder Schrauben zu stabilisieren, wie es ein Kieferchirurg wahrscheinlich heute machen würde. Stattdessen wurde der Kiefer von außen mit Gestellen und Stiften fixiert, während sich der Chirurg um andere Aspekte der Verletzung kümmerte.

Angesichts dieser Fülle von Herausforderungen ist es kaum verwunderlich, dass Gillies nicht einen, sondern gleich zwei Zahnärzte in seinem Team haben wollte – und dazu noch einen Anästhesisten und einen Operationsassistenten verlangte. Nach und nach erweiterte sich sein Team um weitere Chirurgen, Radiologen, Künstler, Bildhauer und Fotografen – getreu seiner Überzeugung, dass Gesichtsrekonstruktionen einen fachübergreifenden Behandlungsansatz erforderten.

Derweil hatte Gillies' simpler Kunstgriff mit den Etiketten auf wundersame Weise Früchte getragen. Nur wenige Wochen nach seinem Besuch im Kriegsministerium kamen die ersten verwundeten Soldaten mit handbeschrifteten Etiketten an den abgerissenen Uniformen. Schon bald war die Station voll mit Verwundeten, die dringend ärztliche Behandlung benötigten. »Wann immer ein sorgloser Soldat [...] den Kopf aus dem Schützengraben steckte und ein Mondstrahl sein bleiches Gesicht berührte, hatten wir einen neuen Patienten«, schrieb er.

Aufgrund des hohen Arbeitsdrucks an der Front nähten die meisten Chirurgen klaffende Wunden einfach zu und hofften, die Natur würde den Rest erledigen. Das bereitete Gillies jede Menge Probleme, wenn die Männer in seine Obhut kamen. Dabei konnte er durchaus verstehen, dass man sich bei Gesichtern, denen ganze Stücke fehlten, instinktiv für diesen Behandlungsweg entschied. »Der erste wichtige Schritt schien zu sein, das Loch abzudecken«, schrieb er, »und dementsprechend groß war die Versuchung, es dadurch zu schließen, dass man das umliegende Gewebe zusammenzog.« Leider führte dieses unbesonnene Vorgehen häufig dazu, dass im Wundareal Zellen abstarben. Solche Nekrosen konnten, wenn sie unbehandelt blieben, auf gesundes Gewebe übergreifen.

Bei der Behandlung von Gewebeverlust im Gesicht gab es keine einfachen Lösungen. Vor dem Krieg hatten einzelne Chirurgen trotz des hohen Infektionsrisikos mit Implantaten in Form von Metall- und Zelluloidplatten experimentiert. Einige Ärzte injizierten sogar heißes Paraffin, um Entstellungen zu beheben, dem Gesicht mehr Kontur zu verleihen oder es einfach zu verschönern. 1903 ließ sich Gladys Deacon, die spätere Duchess of Marlborough, von ihrem Arzt Paraffin spritzen, um ihrer Nase ein griechisches Profil zu geben. Im Laufe der Zeit wanderte das Präparat, und an ihrem Kinn bildeten sich hässliche Knoten. Deacon war so bestürzt über ihr ruiniertes Aussehen, dass sie sich aus der Gesellschaft zurückzog und fortan das Leben einer Einsiedlerin führte. In Anbetracht der unzähligen Komplikationen, die beim Implantieren von körperfremdem Material ins Gesicht drohten – darunter das nicht unerhebliche Risiko einer Abstoßung –, zog Gillies es vor, Knochen durch Knochen, Knorpel durch Knorpel und Haut durch Haut zu ersetzen.

Die Folgen von schnell und unüberlegt ausgeführten Behandlungen auf dem Schlachtfeld lassen sich besonders deutlich am Fall eines Soldaten veranschaulichen, dem eine Kugel die Unterlippe und den Mittelteil des Unterkiefers weggerissen hatte. Aufgrund der Schwere der Verletzung wurde er sofort in ein Lazarett gebracht, wo die Ärzte das riesige Loch an seinem Kiefer eilig zunähten. Das Ergebnis war eine schief nach unten gezogene Lippe, die sein Gesicht auf besonders grausame Weise entstellte. Schließlich schickte man den Mann nach Aldershot. Dort öffnete Gillies die Wunde, um sie zu vergrößern. Anschließend entnahm er unterhalb des Kiefers Hautgewebe und deckte mittels einer sogenannten Lappenplastik den verletzten Gesichtsbereich ab.

Bei einer Lappenplastik wird ein gesundes Stück Gewebe entnommen. Um die Durchblutung des Lappens zu erhalten, muss er über eine Gewebebrücke, den sogenannten Stiel, an der Ursprungsstelle angeschlossen bleiben. Es gibt zwei Arten der Lappenplastik: die Nahlappenplastik und die Fernlappenplastik. Bei der Nahlappenplastik befindet sich die Entnahmestelle direkt am Defekt oder in unmittelbarer Nähe. Der Hautlappen wird aus dem gesunden Gewebe herausgeschnitten, um den Stiel herumgedreht und über die Wunde gelegt. Danach entfernt der Chirurg die Gewebeüberschüsse und vernäht den Lappen mit den Wundrändern. Eine alternative Möglichkeit besteht darin, den Lappen nicht zu rotieren, sondern aus der Entnahmestelle linear in den Defekt zu verschieben. Das heißt, die intakte Haut wird straff über die Wunde gezogen und anschließend vernäht.

Bei der Fernlappenplastik stammt der entnommene Hautlappen nicht aus der Umgebung der Verletzung, sondern aus einem weiter entfernten Körperareal. Dennoch muss wie bei der Nahlappenplastik eine Verbindung zur Entnahmestelle erhalten bleiben, um die Gefäßversorgung zu gewährleisten. In Gillies' Anfangszeit in Aldershot bedeutete dies, dass das Transplantat während der Operation an einer freiliegenden »Hautleine« mit offener Wundseite hing. Dadurch war das Transplantat ausgesprochen infektionsanfällig, was für den Patienten lebensbedrohlich werden konnte. Später entwickelte er eine Methode, mit der sich das Infektionsrisiko erheblich verringern ließ. Bis dahin musste er sich mit dem begnügen, was möglich war.

Viele Fälle stellten Gillies vor ungeahnte Herausforderungen. Einem jungen Mann hatte ein Granatsplitter den Kiefer zertrümmert. Infolgedessen sickerte fortwährend Blut in seine oberen Atemwege und lief ihm aus Mund und Nase. Er entging dem Erstickungstod nur, weil er die gesamte zehntägige Heimreise nach Großbritannien in aufrechter Sitzhaltung verbrachte. Aufgrund der Verletzung konnte er jedoch weder richtig essen noch trinken. Folglich war er bei der Ankunft in Aldershot dehydriert und stark unterernährt, und »die eiternde, gangränöse Wunde stank fürchterlich.«

Gillies begann damit, die infizierte Wunde gründlich zu spülen, so wie er es unzählige Male bei Valadier in der Spezialabteilung in Wimereux beobachtet hatte. Anschließend überließ er diese Aufgabe dem Pflegepersonal. Der Patient saß dabei aufrecht mit einer Nierenschale unter dem Kinn. Innerhalb weniger Wochen gelang es Gillies und seinem Team, die Entzündung zu stoppen, und das geschädigte Gewebe begann zu heilen. Erst dann konnte er sich den Rekonstruktionsarbeiten zuwenden.

Entzündungen waren nicht das einzige Problem, mit dem Gillies in Aldershot zu kämpfen hatte. Schwierigkeiten warteten überall. Edward D. Toland, der 1914 in einem Lazarett arbeitete, das im Pariser Hotel Majestic untergebracht war, schilderte eindringlich, wie mühevoll die Versorgung von Patienten war, die aufgrund ihrer Verletzungen keine feste Nahrung zu sich nehmen konnten:

> [Der Patient] muss auf dem Bauch liegen und kann natürlich nur Flüssiges zu sich nehmen. Wir stellen ihm eine Schale hin und hängen ihm ein Gummituch um den Hals; dann schiebt er sich einen Gummischlauch in den Rachen, und wir gießen mit einem Trichter Kraftbrühe oder Milch hinein. Bei jedem zweiten Schluck landet alles in der Luftröhre, und er würgt ein paar Minuten; dann nickt er, als wollte er sagen, dass es weitergehen kann.

Gillies wusste, dass die Männer bei Kräften bleiben mussten, um die vielen anstrengenden Operationen zu überstehen. Daher achtete man in Aldershot besonders auf gute Ernährung. Diese bestand hauptsächlich aus Suppen, Milch und Breikost. Flüssignahrung wurde den Patienten mit Schnabeltasse und Gummischlauch eingeflößt. Anschließend wurde ihnen Mund und Rachen mit Wasser ausgespült, damit es nicht zu Infektionen kam. Die, die kauen konnten, bekamen zusätzlich Eier – und das in rauen Mengen. Laut Schwester Black teilten sie und ihre Kolleginnen an manchen Tagen dreihundert Eier aus. Die Arbeit war nie zu Ende. Kaum war der letzte Patient gefüttert, ging es wieder von vorne los.

Und so kehrte in der neuen Spezialabteilung in Aldershot nach zögerlichem Start allmählich der schweißtreibende Alltag ein.

Während des langen Winters arbeitete das Sanitätspersonal nahezu rund um die Uhr, um die Verwundeten schnell wieder einsatztauglich zu machen, denn durch die hohen Verluste, die der erste vollständig industrialisierte Krieg in der Geschichte forderte, herrschte an der Front stetiger Soldatenmangel. Die Verwundeten »gewannen an Wert, als es schwierig wurde, in ausreichender Zahl neue Freiwillige zu rekrutieren«, hieß es in einem Artikel in der *Times*.

Auch Gillies konnte sich dem Druck, Männer zurück an die Front zu schicken, nicht völlig entziehen. »Wenn die Verletzung abgeheilt war«, klagte er, »wurde der Soldat, äußerlich oft noch ein Zerrbild seiner selbst, sofort zurück zu seinem Bataillon oder seiner Batterie geschickt.« Sobald seine Jungs kräftig genug waren, ihr Marschgepäck zu tragen, mussten sie zurück aufs Schlachtfeld, wo sie erneut verwundet oder sogar getötet wurden. Eine Kriegskrankenschwester fragte sich: »War es nicht vollkommen sinnlos, Männer gesund zu pflegen, damit sie, sobald sie wieder zusammengeflickt waren, in die Schützengräben zurückkehren konnten?«

In einer Rede vor der Medical Society of London brachte Gillies dieses Dilemma zur Sprache. »Sie sollen wissen, dass es meine oberste Pflicht ist, der Armee zu dienen, und das beinhaltet, möglichst viele Soldaten innerhalb kürzester Zeit diensttauglich zu entlassen«, sagte er. »Meine zweite Pflicht aber ist das Wohl des Patienten, für den ich alles tun muss, was in meiner Macht steht, sei er nun ein hohes Tier oder ein armer, notdürftig zusammengeflickter Rentner. Meine dritte Pflicht besteht darin, so frei wie möglich zu forschen und mein Wissen auf dem Gebiet der Chirurgie zu vertiefen.« Natürlich ließen sich diese Pflichten nicht immer miteinander vereinen, und Gillies räumte freimütig ein, dass der Druck, den der Krieg ausübte, ihn oft daran hinderte, seine Pflichten gegenüber seinen Patienten und seinem Beruf zu erfüllen.

Paradoxerweise trugen die verbesserten Behandlungsmöglichkeiten, mit denen es gelang, die schrecklichen Auswirkungen des Krieges zu lindern, auch dazu bei, ihn zu verlängern. Ein Soldat bemerkte: »Ein Verwundeter war nichts, worüber man erschrak, sondern etwas, das ersetzt werden musste.« Indem die Ärzte alles taten, um die Patienten wiederherzustellen, versorgten sie die Kriegsmaschinerie ungewollt mit Nachschub. Der Kriegschirurg Fred H. Albee schrieb: »Es konnte in dieser schändlichen Situation nur einen Lichtblick geben – dass die Menschheit von dem Wissen, das Chirurgen im Krieg erworben hatten, eines Tages profitieren würde.« Doch während der Krieg weiter wütete, zählte nur eines: möglichst viele Soldaten möglichst schnell zurück an die Front zu schaffen.

Während sich Gillies in Alderhot unter vollem Einsatz bemühte, seine Patienten wieder gesund zu machen, war man in der britischen Armee damit beschäftigt, Maßnahmen zu entwickeln, um die Infanteristen vor Kopfverletzungen zu schützen. Im ersten Kriegsjahr zogen die Soldaten noch ohne jeden Kopfschutz in den Kampf. Sie trugen einfache Feldmützen aus Stoff, die weder Schutz vor Kugeln und Granatsplittern noch vor unbeständigem Wetter boten. »Man hätte nichts Ungeeigneteres für den militärischen Einsatz ersinnen können als die gegenwärtig verwendeten Mützen«, bemängelte ein Autor der *Times*. »Sie machen den Träger leicht erkennbar ... und schützen weder vor Sonne noch Regen.« Ihre französischen und belgischen Verbündeten lebten nicht weniger gefährlich. Auch die lederne Pickelhaube der Deutschen mit ihrer charakteristischen Metallspitze konnte wenig gegen durch die Luft sausende Granatsplitter ausrichten.

Bereits im Herbst 1914 entwickelte die französische Armee die erste Kopfbedeckung aus Metall, die sogenannte Hirnpfanne. Dabei handelte es sich um eine Schädelkappe aus Stahlblech, die unter dem Stoffkäppi getragen wurde. Das Problem war: Drang ein Granatsplitter durch die Schädelkappe, gelangten schmutzige Stofffasern in die Wunde, wodurch sich das Infektionsrisiko erhöhte. Dazu kam, dass das dünne Stahlblech zersplitterte, wenn es getroffen wurde, was nicht nur beim Träger zu Verletzungen führen konnte, sondern auch bei den Soldaten in unmittelbarer Umgebung. Also fingen die Franzosen noch einmal von vorne an. Anfang 1915 entwarf der Militäringenieur Louis Auguste Adrian den Adrian-Helm, einen glockenförmigen Kopfschutz aus 1 Millimeter dickem Stahl mit schmaler Krempe, der statt des Käppis getragen wurde. Die britische Militärführung war von dieser Lösung nicht überzeugt. Man wollte einen Helm, der sich unkompliziert herstellen und schnell an die Soldaten verteilen ließ.

Im Sommer 1915 entschied sich das britische Militär für einen Entwurf des Londoner Unternehmers John Leopold Brodie. Der Brodie-Helm wurde aus einer Platte aus besonders stoßfestem Manganhartstahl geschnitten und anschließend in Tellerform gepresst, mit einem weit auskragenden Rand, der anfliegende Splitter vom Körper des Soldaten ablenken sollte. Der Brodie hatte nicht nur eine hohe Schutzwirkung, sondern ließ sich auch deutlich schneller produzieren als sein französisches Pendant – ein entscheidender Vorteil angesichts der hohen Verluste an der Westfront. Ein Jahr später hatte man eine Million Brodies an die Fronttruppen verteilt, und der »Blechhut« wurde schnell zum Wahrzeichen des Krieges. Es war der erste Helm, den alle Soldaten aus Großbritannien und den Commonwealth-Ländern bekamen, unabhängig von ihrem Dienstgrad.

Der Erfolg des Brodie-Helms führte mancherorts zu Überlegungen, ob man nicht auch andere Körperbereiche mit stählerner Schutzausrüstung ausstatten solle. In einem Artikel in der *Times* forderte ein Journalist: »Wir brauchen [für die Männer in den Schützengräben] Brust- und Körperpanzer sowie Knie- und Ellbogenschützer.« Solche Vorschläge wurden jedoch nie ernsthaft in Erwägung gezogen, vermutlich aus Kostengründen und auch, weil eine derart schwere Rüstung die Soldaten in den Schützengräben und auf dem Schlachtfeld gravierend in ihrer Bewegungsfreiheit eingeschränkt hätte.

Um den Schutz der Soldaten zu verbessern, konstruierte man unter anderem Masken aus Leder und Kettengeflecht, die in der Testphase aus einer Entfernung von hundert Metern mit Schrapnellkugeln beschossen wurden. Panzerbesatzungen stellten fest, dass die Masken gut vor sogenannten »Spritzern« schützten – Stahlsplitter, die sich bei Beschuss von den Wänden lösten. Die meisten Infanteristen empfanden sie jedoch als störend und nahmen sie ab. Andere, praxistauglichere Erfindungen folgten, darunter das Periskopgewehr, das es dem Schützen ermöglichte, auf den Feind zu schießen, ohne gesehen zu werden.

Trotz aller Versuche, Kopfverletzungen zu verhindern, blieb das Gesicht weitestgehend ungeschützt, und die Verwundeten strömten weiter auf Gillies' Station in Aldershot.

Von Anfang an interessierte sich Gillies bei seinen Patienten für den Menschen hinter dem entstellten Äußeren, was damals keineswegs selbstverständlich war. Viele erlebten ihn als »einen Mann mit Nerven aus Stahl und einem großen Herzen«, für den die Patienten mehr waren als nummerierte Kämpfer. D.M. Caldecott Smith, dessen Bruder von Gillies in Aldershot behandelt wurde, erinnerte sich an ihn als Arzt »mit einer großen Menschenliebe.« Auch Sergeant Reginald Evans staunte, dass er »gewöhnliche Soldaten genauso gut behandelte wie Offiziere.« Er schrieb: »[Gillies] verband persönlich meine Wunden und kam nachts an mein Bett, um nach mir zu sehen, dabei steckte er bis über beide Ohren in Arbeit.« Evans führte den Umstand, dass er später ein relativ normales Leben führen konnte, auf Gillies' gelungene Rekonstruktion seines Gesichts zurück. »Mein Lebensglück verdanke ich zu einem großen Teil ihm.«

Für viele Betroffene war eine Gesichtsverletzung erwartungsgemäß auch eine schwere psychische Belastung. Der Chirurg Fred Albee stellte fest: »Das seelische Leid eines Mannes, der als Bild des Schreckens für sich selbst und andere durchs Leben gehen muss, lässt sich nicht mit Worten beschreiben.« Ein entstellter Soldat fühle sich »in seinem eigenen Leben oft als Fremder«, schrieb er weiter und fügte hinzu: »Es muss unvorstellbar grauenhaft sein, sich selbst nicht wiederzuerkennen.«

Allein Gillies' Anwesenheit übte auf seine Patienten eine heilsame Wirkung aus. Oft tröstete er die Verwundeten mit den Worten: »Nur Mut, mein Junge ... Das wird schon, und ehe wir mit Ihnen fertig sind, haben Sie ein so hübsches Gesicht wie die meisten von uns.« Mit seiner lockeren, humorvollen Art gelang es ihm fast immer, die Stimmung auf der Station zu heben. »Gott sei Dank hatte ich die Fähigkeit geerbt, den alltäglichen Dingen des Lebens etwas Komisches abzugewinnen.« Seine Patienten liebten ihn dafür.

Nicht jeder verhielt sich gegenüber entstellten Soldaten so unbefangen wie Gillies. Selbst bei erfahrenem medizinischem Personal löste der Anblick eines Menschen mit einer schweren Gesichtsverletzung nicht selten Entsetzen aus, was das Leid des Patienten noch verschlimmerte. Ward Muir, der als Pfleger im 3rd London General Hospital in Wandsworth arbeitete, staunte über sich selbst: »Ich war [...] im Umgang mit Patienten nie gehemmt gewesen, ganz gleich, wie schrecklich ihr Zustand oder wie beschämend ihre Hilflosigkeit, bis ich es mit bestimmten Gesichtsverletzungen zu tun bekam«, schrieb er später. Bei jedem grauenhaft entstellten Soldaten musste er unwillkürlich daran denken, dass er vor dem Krieg wahrscheinlich »ein gesundes, anziehendes Exemplar britischer Jugend« gewesen war, was die Situation nur noch schlimmer machte. Also vermied er es, den Betroffenen anzusehen, »aus Furcht, ihm unbeabsichtigt zu zeigen, wie ich ihn wahrnahm, nämlich als abscheuliche Gestalt.«

Doch Gillies weckte nicht nur bei den Patienten Zuversicht, sondern auch bei seinen Mitarbeitern, sogar in den schwierigsten Situationen. »Er begann mit der Behandlung eines Mannes, dem man buchstäblich das halbe Gesicht weggesprengt hatte. Die restliche Haut hing in Fetzen herunter, und die zu Brei zermalmten Kieferknochen fühlten sich an wie Sand«, erinnerte sich Schwester Black. Ihre Bewunderung für Gillies wuchs in ihrer Zeit in Aldershot stetig. Die Arbeit war erschütternd, aber Black erkannte schnell die bahnbrechende Bedeutung dessen, was Gillies und sein Team leisteten. »Der Erste Weltkrieg, in dem Millionen Leben geopfert wurden, war indirekt dafür verantwortlich, dass Millionen andere gerettet wurden«, schrieb sie in ihren Memoiren.

Zu Beginn waren die Fortschritte jedoch gering, und Gillies teilte nicht immer Catherine Blacks Vertrauen in seine ärztlichen Fähigkeiten. »Es handelte sich um eine sonderbare neue Kunst, und anders als die Studenten heute, die mit kleinen Narbenexzisionen beginnen und behutsam an die erste Lippenspalte herangeführt werden, verlangte man von uns, auf Anhieb ein halbes Gesicht herzustellen« erinnerte er sich später. Ohne Fachliteratur und ohne Lehrer, die er konsultieren konnte, war Gillies bei der Lösung der Probleme, die sich ihm stellten, zum Großteil auf seine Fantasie angewiesen. Gleichzeitig bot ihm das schiere Ausmaß der Katastrophe die einzigartige Gelegenheit, die plastische Chirurgie weiterzuentwickeln und die besten Behandlungsverfahren zu standardisieren. Jahre später blickte Gillies mit Staunen auf seine Zeit in Aldershot zurück. »Die ganze Zeit über«, schrieb er, »hantierten wir mit neuen Methoden und neuen Ergebnissen, ohne den Segen von Sulfonamiden, Blutplasma oder Penicillin.«

Trotz aller Erfolge erlebte Gillies auch viele Niederlagen, und jeder neue Schicksalsschlag war so schmerzlich wie der vorige. Der Tod von Soldat William Henry Young machte ihm besonders zu schaffen, vor allem wegen der tragischen Umstände, die ihn nach Aldershot geführt hatten.

Young war ein korpulenter Mann mit Schnauzbart und Pausbacken, die ihn jünger wirken ließen als seine vierzig Jahre. Gleich zu Beginn des Krieges schoss ihm ein Scharfschütze in den Oberschenkel. Nach langer Genesungsphase kehrte er zurück an die Front und wurde 1915, unweit des Belgian Field Hospitals, in dem Gillies damals arbeitete, Opfer eines Chlorgasangriffs. Seitdem war er sehbehindert. Im Winter 1915 wurde er zurück an die Front geschickt, in die Nähe von Foncquevillers in Nordfrankreich, wo ihn kurz darauf ein weiteres Unglück ereilte.

Als an einem kalten, nassen Dezembermorgen kurz vor Weihnachten die Sonne über den Schützengräben aufging, entdeckte Young in etwa hundertfünfzig Meter Entfernung einen verwundeten Soldaten. Unter schwerem feindlichem Beschuss kämpfte er sich durch den Stacheldraht und kroch auf den blutenden Sergeant Walter Allan zu. Der Offizier befahl ihm, sich in Sicherheit zu bringen, aber Young hörte nicht auf ihn. Er griff dem Verletzten unter die Achseln und zog ihn Richtung Schützengraben. Sie waren fast in Sicherheit, als eine Kugel Young den Kiefer zertrümmerte und eine zweite ihn in die Brust traf. Ein anderer Soldat eilte ihm zu Hilfe, und gemeinsam zogen sie Allan in den Schützengraben, wodurch sie ihm das Leben retteten.

Danach ging Young trotz seiner schweren Verletzungen zu Fuß zum nächsten Erste-Hilfe-Posten, um sich behandeln zu lassen. Er wurde schließlich nach Großbritannien gebracht und in einem Krankenhaus in Exeter mehrfach am Kiefer operiert. Währenddessen schrieb der Kommandant seiner Einheit an Youngs Frau: »Es ist gewiss ein großer Trost für Sie zu wissen, dass er seine Verletzung erlitt, als er einem verwundeten Kameraden das Leben rettete, und wir alle hoffen, dass er dafür die verdiente Anerkennung erhält.« Kurz darauf verlieh die britische Armee Young das Viktoria-Kreuz für herausragende Tapferkeit im Angesicht des Feindes. Young schrieb vom Krankenbett an seine Frau: »Ich bin natürlich sehr stolz auf diese hohe Auszeichnung, um meinetwillen und für dich und die Kinder.«

Ein Hilfsfonds wurde eingerichtet, um Young und seine Familie während der Rekonvaleszenz zu unterstützen. Die Leute spendeten großzügig: Es kamen über fünfhundert Pfund zusammen. Young erhielt Urlaub und fuhr zu seiner Familie nach Preston, wo man ihn wie einen Helden empfing. Am Bahnhof wartete eine Pferdekutsche, die ihn im Auftrag des Bürgermeisters zum feierlichen Empfang ins Rathaus bringen sollte. Als spontanen Beweis ihrer Bewunderung spannten ein paar ortsansässige Freiwillige vom East Lancashire Regiment die Pferde ab und zogen die Kutsche persönlich durch die jubelnde Menge. Eine Kapelle spielte dazu »See the Conquering Hero Comes«.

Anschließend kümmerte sich Young wieder um seine Genesung. Die Schusswunde in seiner Brust war halb so schlimm, aber wegen der Gesichtsverletzung konnte er nur durch einen Schlauch Nahrung zu sich nehmen. Die Ärzte entschieden, ihn in die neue Abteilung nach Aldershot zu schicken.

Gillies war optimistisch, Youngs Kiefer wiederherstellen zu können, aber die Operation barg Risiken. Zu den größten Herausforderungen zählte die Narkose. Gesichtsverletzungen führten häufig zu einer beeinträchtigten Atmung, zum Beispiel durch eine geschwollene Zunge oder eine geschwächte Kehlkopfmuskulatur. Die Gefahr war besonders groß, wenn der Patient, wie bei Operationen unter Vollnarkose üblich, auf dem Rücken lag.

Als Young nach Aldershot kam, kannte Gillies dieses Problem nur allzu gut. Einmal hatte er einem Narkosearzt dabei helfen müssen, einem Patienten die Zunge nach vorne zu ziehen, als dieser durch Sauerstoffmangel blau angelaufen war. »Ich wusch mir die Hände und fuhr damit fort, den Knochenspan zu entnehmen, als der Patient abermals Luftnot bekam und der Anästhesist erneut meine Hilfe benötigte, um ihn am Leben zu erhalten«, schrieb Gillies.

Eine Möglichkeit bestand darin, den Patienten im Sitzen zu operieren. Dabei konnte es jedoch zu einem bedrohlichen Blutdruckabfall kommen. Noch größer war die Gefahr, dass der Patient während des Eingriffs aufwachte. Bei einem Mann namens Morrison war genau das passiert. »Es war ziemlich beängstigend, als er mich gegen Ende der Operation plötzlich auf Französisch und Deutsch ansprach«, erinnerte sich Gillies. »Ich versuchte, ihm zu antworten, während ich gleichzeitig dabei half, ihn aufrecht zu halten, das Transplantat zu fixieren und die Wunde zu nähen.« Nicht ein Tag verging, ohne dass Gillies eine neue, unvorhergesehene Herausforderung bewältigen musste.

Soldat Young machte sich Sorgen wegen der bevorstehenden Operation, da ihm das Chloroform, das er bei den anderen Eingriffen bekommen hatte, außerordentlich schlecht bekommen war. Tatsächlich hatten die Militärärzte in den Anfangsjahren des Krieges festgestellt, dass Chloroform, damals ein gebräuchliches Anästhetikum, Kammerflimmern, eine lebensbedrohliche Herzrhythmusstörung, auslösen konnte. Patienten wie Young, deren Gesundheit ohnehin stark beeinträchtigt war, waren besonders gefährdet. Gillies drängte ihn dennoch zu der Operation und vertraute wie immer darauf, dass alles gut gehen würde. Als der Tag der Operation gekommen war, verwendete er so wenig Chloroform wie möglich. Trotzdem fiel Young ins Koma. Alle Versuche, ihn wiederzubeleben, waren erfolglos. Nachdem er mehrere Schussverletzungen und einen Giftgasangriff überlebt hatte, starb Soldat William Henry Young an Herzversagen. Er hinterließ seine Frau und neun kleine Kinder.

Gillies war am Boden zerstört. In einem Brief an Youngs Witwe drückte er seine »tiefe Bestürzung« über den tödlichen Ausgang der Operation aus und fuhr fort: »Es kommt mir entsetzlich grausam vor, dass jemand, der so viel durchmachen musste wie er und sich dabei so wacker geschlagen hat, am Ende durch so unwahrscheinlich großes Pech stirbt.« Er versicherte ihr, dass man alle Sorgfalt habe walten lassen: »Fünf Ärzte haben sich um ihn gekümmert und alles Menschenmögliche getan.« Doch dieser Misserfolg belastete ihn schwer. Fortan setzten Gillies und sein Team alles daran, einen Weg zu finden, Patienten mit Gesichtsverletzungen gefahrlos in Narkose zu versetzen.

Youngs Leiche wurde zur Beisetzung ins dreihundert Kilometer entfernte Preston überführt. Eine große Trauergemeinde versammelte sich vor dem Haus des Helden und begleitete den Sarg durch die Stadt zum Friedhof. Fünfzig Kriegsverwundete, darunter zwei aus Aldershot, fuhren nach Nordengland, um an dem Begräbnis teilzunehmen.

Die erschütternd vielen Soldaten, die seine Hilfe brauchten, hinderten Gillies trotz der Trauer über Youngs Tod daran, dem Verstorbenen persönlich die letzte Ehre zu erweisen. Schon bald sollten die Massen von Patienten, die nach Aldershot strömten, nicht einmal mehr für einen leidenschaftlichen, zielstrebigen Chirurgen wie Harold Gillies zu bewältigen sein.

5

DAS GRUSELKABINETT

Es war Frühling 1916, und draußen öffneten sich die ersten Knospen. Gillies beobachtete vom Fenster aus, wie ein »Trupp aus wackligen Kiefern und halben Gesichtern« im Gänsemarsch das Haus verließ, um einen Spaziergang zu machen. Er wusste, dass seine Patienten jede Gelegenheit herbeisehnten, dem monotonen Krankenhausalltag zu entfliehen und ein bisschen frische Luft zu schnappen. Aber die dicken grauen Wolken, die am Himmel aufzogen, machten ihm Sorgen. Sobald der erste Regentropfen fiel, würde der verantwortliche Sergeant den Spaziergang abbrechen und »die traurige Kolonne aus Bandagierten zurück in die trostlosen Krankensäle scheuchen.«

Während Gillies die Visite fortsetzte, stimmten die Männer draußen ein bekanntes Lied an: »It's a long way to Tipperary, it's a long way to go!« Unter normalen Umständen hätten sich die Bewohner der umliegenden Häuser vielleicht über die ausgelassene Soldatenschar gefreut. Doch ihre entstellten Gesichter konfrontierten sie auf unliebsame Weise mit der Grausamkeit des Krieges. Besorgte Mütter riefen ihre spielenden Kinder ins Haus, andere beteten stumm für ihre Brüder, Söhne und Väter, die an der Front für ihr Land kämpften.

Die Wolken wurden dunkler und dunkler.

In diesem Frühling zog Gillies Bilanz seiner bisherigen Arbeit in Aldershot. Die Monate des Experimentierens hatten ihn gelehrt, dass man in der wiederherstellenden Chirurgie schrittweise vorgehen musste. »Die meisten plastischen Operationen dauern zwangsläufig lange«, klagte er. »Allein das Legen der Nähte kostet einen fähigen Chirurgen in der Regel über eine halbe Stunde.« Dazu kam, dass ein Patient nicht selten bis zu fünfzehn Operationen benötigte, die in mehr oder minder großem zeitlichem Abstand voneinander erfolgen mussten. »Voreiliges Operieren führt eindeutig zu einem irreversiblen Verlust von Gewebe«, stellte er fest. Fortan lautete seine Devise: »Was du heute nicht musst besorgen, das verschiebe auf morgen.«

Es dauerte nicht lange, bis die britische Presse auf Gillies' Arbeit aufmerksam wurde. Ein Reporter der *Daily Mail* kam nach Aldershot und schilderte den Lesern seine beklemmenden Eindrücke: »Nirgends werden einem das Grauen und die Barbarei der modernen Kriegsführung so bildhaft vor Augen geführt wie bei einem Gang durch diese Krankensäle.« Ohne den Namen und den Ort des Krankenhauses zu nennen, fuhr er fort: »Ein zertrümmerter Arm weckt unsere Anteilnahme, ein fehlendes Bein unser Mitgefühl, aber ein von Granatsplittern verwüstetes Gesicht [...] löst unfreiwillig einen gewissen Ekel aus.« Man mag sich gar nicht vorstellen, wie sich die Betroffenen fühlten, wenn sie solche entwürdigenden Bemerkungen in der Zeitung lasen.

Aber der Journalist wusste auch Positives zu berichten. Er pries Gillies und sein Team für ihren unermüdlichen Einsatz, die Gesichter entstellter Soldaten zu reparieren: »Diese Krankensäle sind ein leuchtendes Beispiel für den Triumph des menschlichen Geistes.« Dieser erste Artikel über die Spezialabteilung in Aldershot trug maßgeblich dazu bei, Gillies' Arbeit in der Öffentlichkeit bekannt zu machen »Er [der Artikel] hat eine Menge Gutes bewirkt«, resümierte Gillies später. »Man muss den Menschen und den Allgemeinmedizinern begreiflich machen, was dieser neue Zweig in der Chirurgie bewerkstelligen kann. Nur so können die Leidenden davon profitieren.«

Mit der Zeit erkannte Gillies, wie wichtig es war, seine bahnbrechenden Methoden zu dokumentieren, damit andere Chirurgen sie übernehmen konnten. Da es ihm zu mühselig war, jeden einzelnen Schritt in Worten festzuhalten, beschloss er, seine Techniken bildlich zu veranschaulichen, und belegte an der Londoner Press Art School einen Fernkurs im Zeichnen. Sein Lehrer beschrieb ihn als »ruhigen, tüchtigen Schüler mit einer sehr klaren Vorstellung davon, was er erreichen wollte.« Gillies merkte schnell, dass er als Zeichner ebenso begabt war wie als Sportler, doch in Aldershot warteten einfach zu viele komplizierte Aufgaben auf ihn, um seinem Talent den nötigen Raum zu geben. Jede Operation forderte seinen vollen Einsatz und seine volle Konzentration. Zum Zeichnen blieb da wenig Zeit.

Glücklicherweise machte ihn sein Freund, der *Times*-Journalist Bernard Darwin, auf den »famosen Henry Tonks« aufmerksam, der nicht nur am Cambridge Military Hospital in der Verwaltung tätig war, sondern obendrein an der Londoner Slade School of Fine Art lehrte. Als bildender Künstler war Tonks ein idealer Kandidat für Gillies' stetig wachsendes Team.

Henry Tonks war eine respekteinflößende Persönlichkeit. Mit seiner Körpergröße von über eins neunzig blickte er »wie ein höhnisches Fragezeichen« auf seine Studenten hinunter und sprach in »kaltem, einschüchterndem Ton« zu ihnen. Die Künstlerin Helen Lessore beschrieb ihren Professor als schlanken, asketischen Mann »mit großen Ohren, Schlupflidern, einer ausgeprägten Höckernase und den zitternden Lippen eines Kamels.« Er war schonungslos in seiner Kritik und erklärte seinen Studenten, eine schlechte Zeichnung durchgehen zu lassen sei genauso schlimm, wie mit einer Lüge zu leben. Der englische Maler Gilbert Spencer war kurz davor, sich vor den Zug zu werfen, nachdem Tonks seine Arbeiten verrissen hatte. Sein älterer Bruder Stanley, der ebenfalls Maler war, riet ihm, nichts darauf zu geben; Tonks würde alle seine Studenten niedermachen.

Unter der harten Schale verbarg sich jedoch eine empfindsame Seele, die für das Leiden anderer ausgesprochen empfänglich war. »Ich fühlte die Krankheit jedes Menschen, der mir nahestand, so intensiv, dass es kaum zu ertragen war«, schrieb er einmal. Sein Mitgefühl für die Schwachen und Kranken wurde mit Kriegsbeginn bis an die Grenzen beansprucht. Ein anderer Aspekt seiner Persönlichkeit stand in vermeintlichem Widerspruch zu seiner ernsten, unnahbaren Art, wenn auch nicht zu seinen Fähigkeiten als Porträtmaler. Er hatte eine heimliche Schwäche für humoristische Illustrationen und zeichnete regelmäßig ausgesprochen gelungene Karikaturen seiner Freunde.

Mit zweiundfünfzig war Henry Tonks zu alt zum Kämpfen, als über den Schlachtfeldern Europas die ersten Granaten explodierten. Im Gegensatz zu den meisten seiner Zeitgenossen war ihm früh klar, dass der Krieg nicht so schnell vorbei sein würde. Diese Erkenntnis kam wie ein Donnerschlag, als er an einem warmen Augustabend 1914 auf dem Weg zum Abendessen bei dem Schriftsteller George Moore durch London spazierte. An jeder Straßenecke hingen Plakate mit der Meldung, dass die belgische Festung Namur gefallen sei. »Ich bringe düstere Neuigkeiten, mein Freund«, sagte er, als Moore ihn in den großen Salon seines imposanten Stadthauses im noblen Belgravia führte. Moore, der sich den Abend nicht verderben lassen wollte, bevor er richtig begonnen hatte, antwortete leichthin: »Na, dann haben die Zeitungen wenigstens etwas Interessantes zu schreiben.« Tonks war verärgert über die verharmlosende Haltung seines Freundes, und das zeigte er ihm auch. Später schrieb Moore über den Maler: »Seine Ernsthaftigkeit ist deprimierend, aber ich glaube, ich lasse mich lieber von Tonks deprimieren als von jedem anderen erheitern.«

Kurz nach dieser Begebenheit beschloss Tonks, als Freiwilliger in einem Internierungslager in Dorchester an der englischen Südwestküste zu dienen. Das Lager war nur zehn Tage nach Kriegsbeginn eingerichtet worden, nachdem die britische Regierung angeordnet hatte, die in Großbritannien lebenden Zivilisten aus den Feindstaaten bis Kriegsende zu inhaftieren. Die meisten Insassen waren deutsche Einwanderer.

Laut Volkszählung von 1911 bildeten die Deutschen in der britischen Hauptstadt die zweitgrößte Einwanderergruppe nach den Russen. Es gab dutzendweise deutsche Kirchen, ein deutsches Krankenhaus und zwei deutschsprachige Zeitungen. Deutsche Kaufleute, Friseure, Bäcker und andere Gewerbetreibende waren ein wichtiger Bestandteil des Londoner Wirtschaftslebens. Bis zu zehn Prozent des Servicepersonals in den Londoner Restaurants waren Deutsche, und ein deutsches Kindermädchen galt in vielen wohlhabenden Haushalten als Statussymbol.

Als der Krieg ausbrach, verloren viele dieser Arbeitnehmer ihre Anstellungen. Kein Deutscher, egal wie bedeutend, war geschützt vor der Feindseligkeit, mit der man ihnen überall im Land begegnete. Prinz Ludwig Alexander von Battenberg, Erster Seelord der Königlichen Marine, wurde zum Rücktritt gedrängt, nachdem die Presse Stimmung gegen ihn gemacht und seine Entlassung gefordert hatte. Der englische Journalist Horatio Bottomley nannte es »ein Verbrechen gegen unser Königreich, einem im Ausland geborenen Admiral die Geheimnisse unserer nationalen Verteidigung anzuvertrauen.«

Nach seinem Rücktritt legte Battenberg alle seine Titel ab und anglisierte seinen Familiennamen zu Mountbatten. Viele Deutschstämmige folgten seinem Beispiel. Selbst das britische Königshaus tauschte seinen Namen Sachsen-Coburg und Gotha 1917 gegen das unverfängliche Windsor.

Nicht alle konnten sich so leicht anpassen. Viele deutsche Migranten wurden nicht damit fertig, dass sie in dem Land, in dem sie sich zu Hause fühlten, plötzlich als »Ausländer aus Feindländern« galten. Als Joseph Pottsmeyer seine Stellung verlor, versuchte er vergeblich, eine neue Arbeit zu finden. Verzweifelt schrieb er einen Brief, in dem er seine Bewunderung für England ausdrückte, und erhängte sich. Ein anderer Deutschstämmiger namens John Pfeiffer schoss sich ins Auge. Da der Schuss nicht tödlich war, setzte er sich die Waffe an die Schläfe und drückte erneut ab.

Die deutschenfeindliche Stimmung erfasste alle Bereiche des täglichen Lebens. Die beliebte deutsche Wurst wurde von einem der führenden britischen Lebensmittelhändler von *German sausage* in *luncheon sausage* umbenannt. Weitaus schlimmer als das Umbenennen von Lebensmitteln war der Beschluss der britischen Regierung, Frauen, Kinder und Alte deutscher Staatsangehörigkeit systematisch auszuweisen. Männer im wehrfähigen Alter wurden in Lagern interniert, weil man verhindern wollte, dass sie nach ihrer Ausweisung für die Deutschen kämpften. Diese Lager entstanden überall in Großbritannien. Im größten, Knockaloe auf der Insel Man, waren zwischenzeitlich über dreiundzwanzigtausend Männer interniert. Das Lager in Dorchester war jedoch eines der ersten.

Zehn Tage nach dem Kriegseintritt Großbritanniens wurden die ersten Gefangenen, eine Gruppe von acht deutschen Zivilisten, in das neu eröffnete Lager gebracht. Schaulustige versammelten sich in Scharen vor dem Eingang, um dem Ereignis beizuwohnen. Kurze Zeit später trafen die ersten Kriegsgefangenen von der Westfront ein. Viele waren verwundet und benötigten ärztliche Behandlung. Der Leiter des Lazaretts, das über einen eigenen Operationssaal verfügte, war ein gewisser Dr. W.B. Cosens. Tonks bot ihm in einem Brief seine Dienste an.

Tonks' Entschluss, als Freiwilliger in einem Gefangenenlager zu arbeiten, war naheliegender, als es vielleicht scheint, denn er war nicht nur ein gefeierter Künstler, sondern auch ausgebildeter Arzt. 1886 bekam er eine Stelle als Chirurg am London Hospital. Im gleichen Jahr wurde John Merrick dort als Dauerbewohner aufgenommen. Merrick, der aufgrund einer rätselhaften Krankheit (wahrscheinlich Neurofibromatose) am ganzen Körper schwere Missbildungen aufwies, wurde aufgrund seines riesigen, deformierten Schädels »der Elefantenmensch« genannt. Er trat in einer Freakshow auf dem Jahrmarkt auf, bis der Chirurg Frederick Treves auf ihn aufmerksam wurde und ihm anbot, ihn im London Hospital zu behandeln. Durch die Ausgrenzung und die Demütigungen, die Merrick Zeit seines Lebens ertragen musste, wusste Tonks nur allzu gut, wie sehr die Betroffenen unter dem Stigma ihrer Entstellung litten.

Während seiner Zeit am London Hospital belegte Tonks Abendkurse an der Westminster School of Art. Nach einiger Zeit kündigte er seine Arztstelle, um sich ganz der Kunst zu widmen – sehr zum Missfallen seines Vaters. George Moore schrieb über die Entscheidung seines Freundes: »Die Sehnsucht nach der Kunst muss groß bei Tonks gewesen sein, denn sie trieb ihn dazu, den Beruf, den er gewählt hatte und in dem er erfolgreich war, gegen einen anderen einzutauschen, in dem er möglichweise scheitern würde.«

Von Scheitern konnte zum Glück keine Rede sein. An seinem letzten Arbeitstag im London Hospital wurde Tonks auf dem Gang von einem Medizinstudenten angesprochen, der schließlich zwei seiner Aquarelle kaufte. »Ich hatte damals noch kein Bankkonto, also ging ich zu Fuß den weiten

Weg ins Londoner East End, um den Scheck bei seiner Bank einzulösen, und kam mit fünfundzwanzig Gold-Sovereigns in der Tasche zurück« – plus einer ordentlichen Portion Vertrauen in seine berufliche Zukunft.

Vor der Abreise nach Dorchester schickte Tonks, der kein Freund vieler Worte war, Cosens ein Telegramm mit dem Text »komme morgen«. Cosens beauftragte ihn damit, ein Verzeichnis der verschiedenen Wundtypen in den Krankensälen zu erstellen. Statt die Wunden zu beschreiben, fertigte Tonks in stundenlanger Arbeit von jeder eine detaillierte Zeichnung an. Nach nur wenigen Wochen verließ er das Lager so plötzlich, wie er gekommen war – nachdem er Cosens mit der knappen Mitteilung »Ich reise morgen ab« vor vollendete Tatsachen gestellt hatte. Tonks' nächste Station war Hill Hall, ein Krankenhaus für Offiziere in Essex. Cosens hörte monatelang nichts von dem Künstler.

Als sich die schlechten Nachrichten von der Front überstürzten, beschloss Tonks, seine künstlerische Karriere zurückzustellen und zum Roten Kreuz zu gehen. Im Januar 1915 wurde er in ein Feldlazarett im Département Haute-Marne geschickt. Dort lernte er die Bildhauerin Kathleen Scott kennen, die Witwe des Polarforschers Robert Falcon Scott, der 1912 bei seiner Südpolexpedition ums Leben gekommen war. Sie leitete den kleinen Verwundetentransportdienst des Lazaretts und arbeitete später mit Harold Gillies zusammen. Die Gipsabdrücke, die sie von den zerstörten Gesichtern seiner Patienten herstellte, waren ein wichtiger Beitrag zum Rekonstruktionsprozess.

Tonks war tief erschüttert über die Bilder, die er im Feldlazarett sah. »Die Verletzungen sind grauenhaft«, schrieb er, »und ich persönlich werde in Zukunft gegen jeden Krieg sein. Niemand hat das Recht, von Menschen zu verlangen, so viel Leid zu erdulden.« Schnell erkannte er, dass sein medizinisches Können nicht ausreichte, um die Opfer des Blutvergießens angemessen zu behandeln. »Als Arzt bin ich völlig nutzlos«, bekannte er.

Aber Tonks verfügte über ein ausgeprägtes Pflichtbewusstsein, und er wollte seinem Land dienen. »Eine Weisheit, die unser Verstand nicht erfassen kann, hat mich bei der Hand genommen«, erklärte er, »und ich muss tun, was sie mir befiehlt.« 1916 schloss er sich dem Royal Army Medical Corps an und wurde nach Aldershot ins Cambridge Military Hospital geschickt – nicht als Arzt, sondern als Mitarbeiter in der Verwaltung. In einem Brief an einen Freund schrieb Tonks: »Vielleicht habe ich dort etwas, vielleicht auch nichts zu tun.«

Wie sich herausstellte, *gab* es Arbeit für Tonks. Eines Nachmittags im Frühling 1916 folgte Harold Gillies der Empfehlung seines Freundes Bernard Darwin und stellte sich dem renommierten Künstler vor. Tonks, der in einer winzigen Schreibstube banale Verwaltungsaufgaben erledigte, wirkte auf Gillies wie »ein zum Befehlsempfänger degradierter Duke of Wellington«. Er animierte Tonks, dem langweiligen Büroalltag zu entfliehen und Zeichnungen seiner Patienten vor, während und nach den Operationen anzufertigen. Dies war der erste von vielen Schritten, die Gillies unternahm, um seine Arbeit festzuhalten. Später diente die sorgfältige Dokumentation dazu, Operationstechniken zu standardisieren, was dazu beitrug, dass sich die plastische Chirurgie als eigenständiges Fachgebiet innerhalb der Medizin durchsetzte.

Als ausgebildeter Arzt war Tonks die ideale Besetzung für diese Aufgabe, zumal Gillies der Meinung war, dass ein Maler im Operationssaal unauffälliger agieren würde als ein Fotograf. Dazu kam, dass die Farbfotografie sich damals noch nicht durchgesetzt hatte. Für Tonks war es hingegen ein Leichtes, verletztes oder infiziertes Gewebe in flammenden Rot-, grellen Violett- und schimmligen Grüntönen wiederzugeben, sodass seine Porträts oft realistischer waren als Schwarzweißfotos.

Als die Krankenhausleitung seiner Beschäftigung als hauseigner Künstler zugestimmt hatte, machte sich Tonks unverzüglich an die Arbeit. Er verbrachte viele Stunden mit Gillies im Operationssaal, machte sich Notizen und fertigte Skizzen von komplizierten Eingriffen an. »Ich mache gerade einige Pastellzeichnungen von verwundeten Soldaten mit zerschmetterten Gesichtern«, schrieb er an seinen Freund, den Kunstkritiker und ehemaligen Kurator der Tate Gallery D.S. MacColl. »Ein ausgezeichneter Chirurg namens Gillies [...] führt die nötigen sogenannten plastischen Operationen an ihnen durch.« Tonks betrachtete die Verletzungen, die im Cambridge Military Hospital behandelt wurden, aus der Perspektive des Künstlers. Im selben Brief beschrieb er einen Patienten mit einem riesigen Loch in der Wange, durch das Tonks die Bewegungen seiner Zunge sehen konnte. Unter Anspielung auf die ungeschönten Porträts, die Diego Velázquez im 17. Jahrhundert vom reizlosen spanischen König malte, schrieb er: »Er erinnert mich sehr an Philip IV., denn durch den Stau in den Lymphgefäßen ist sein Gesicht stark angeschwollen.«

Durch seine Arbeit empfand Tonks eine gewisse Nähe zu seinen Motiven. »Der Arztberuf gibt dem Beobachter die einzigartige Gelegenheit, die Menschen gründlich zu studieren«, bemerkte er. »Jeder [...] wäre gut beraten, einmal am Bett eines Kranken zu wachen, weil der kranke Mensch zu dem zurückkehrt, was er ohne das schmucke Drumherum war, das er sich unterwegs zugelegt hat.« Da seine Porträts nicht für die Öffentlichkeit bestimmt waren (obwohl sie nach dem Krieg doch ausgestellt wurden), verspürte Tonks eine ganz neue künstlerische Freiheit. »Wenn ich ein Bild ausstelle, kommt es mir immer so vor, als verliere es seine Jungfräulichkeit«, schrieb er. »In meinem Atelier scheint es eine fast anrührende Unschuld zu haben, manchmal sogar eine gewisse Schönheit [die schwindet, wenn andere es betrachten].« In Aldershot konnte er zeichnen, ohne sich den Kopf über die Meinung von Kritikern, Galeristen und potenziellen Mäzenen zu zerbrechen. Und auch die Patienten machten sich vermutlich wenig Gedanken darüber, wie ihre Porträts später, wenn ihre Behandlung abgeschlossen und der Krieg vorbei war, von der Öffentlichkeit aufgenommen wurden.

Tonks interpretierte vieles, was er sah, auf eine Weise, die bei Menschen ohne sein Kunstverständnis möglicherweise auf Verwirrung stieß. Einen Soldaten, der durch die Kugel eines Scharfschützen die Nase verloren hatte, stellte er als »lebendige, beschädigte griechische Büste« dar. Dass Tonks hin und wieder etwas Schönes in seinen entstellten Modellen erblickte, änderte jedoch nichts daran, dass die meisten von Gillies' Patienten einen schauderhaften Anblick boten. Tonks nannte die Abteilung »das Gruselkabinett«.

Dabei folgten einige der schlimmsten Kriegsverletzungen erst, als die Nordsee zum Schauplatz des Seekrieges zwischen der Royal Navy und der Kaiserlichen Marine wurde. Die Explosions- und Brandgefahr, die an Bord von Kriegsschiffen allgegenwärtig war, steigerte sich durch die in unvorstellbaren Mengen verschossene Schiffsartillerie um ein Vielfaches. Die Aufgabe, die vielen Verbrennungsopfer wiederherzustellen, fiel Harold Gillies zu, der sich mit seinen neuen Behandlungsmethoden anschickte, die noch junge Disziplin der plastischen Chirurgie zu revolutionieren.

Hundert Kilometer vor der dänischen Westküste schlugen dunkle, kalte Nordseewellen an den riesenhaften Rumpf des britischen Dreadnought-Schlachtschiffs *Vanguard*. Walter Greenaway wartete in seiner Backstube darauf, dass die Brote, die er aus hundertsechzig Kilogramm Teig geformt hatte, aufgingen, damit er sie in den Ofen schieben konnte. Plötzlich ertönten in der Ferne gedämpfte Explosionsgeräusche. Der Bäcker wischte sich die mehligen Hände an der Schürze ab und ging hinauf aufs Achterdeck, um sich zu vergewissern, woher das Getöse kam. Er erstarrte beim Anblick des entsetzlichen Schauspiels, das sich ihm bot. »Der gesamte sichtbare Horizont [...] war ein einziges Flammenmeer.« Sekunden später war ein in der Nähe schwimmender Kreuzer vollständig in Flammen gehüllt, und Greenaway erwachte aus seiner Erstarrung.

Es war der 31. Mai 1916, und die Seeschlacht vor dem Skagerrak hatte gerade begonnen. Mit 279 beteiligten Schiffen und über hunderttausend Männern wurde die Skagerrakschlacht zur größten Seeschlacht der Geschichte, die die Royal Navy in ihren Grundfesten erschütterte.

Die Spannungen zwischen der deutschen und der britischen Kriegsmarine waren beständig größer geworden, seit die Deutschen 1898 mit dem Ausbau ihrer Hochseeflotte begonnen hatten und dadurch ein Flottenwettrüsten zwischen den beiden Ländern lostraten. Um ihre Überlegenheit in diesem Wettstreit zu wahren, entwickelten die Briten einen neuen Typ von Kriegsschiff – den Dreadnought. Benannt nach der 1906 fertiggestellten HMS *Dreadnought* verfügten die schwer bewaffneten Großkampfschiffe über zwei revolutionäre Neuerungen: Sie wurden nicht von Dampfmaschinen, sondern von Turbinen angetrieben, und ihre Hauptgeschütze waren alle von einheitlichem Kaliber. Damit waren sämtliche Vorgängerbauten über Nacht veraltet. Die Dreadnoughts wurden schnell zum Symbol der britischen Übermacht und heizten das Wettrüsten weiter an.

Kurz nach Kriegsbeginn erklärten die Briten die Nordsee zum Kriegsgebiet und verhängten eine Seeblockade gegen das Deutsche Reich. Ziel der Blockade war, den Deutschen die Handelsrouten abzuschneiden und die Nachschubzufuhr an die importabhängigen Mittelmächte zu stoppen. 1916 führte das Handelsembargo im Deutschen Reich zu einer bedrohlichen Rohstoff- und Lebensmittelknappheit, und große Teile der deutschen Zivilbevölkerung litten an Hunger und Unterernährung. Die Deutschen wollten die Seeblockade unbedingt durchbrechen, und die Briten begrüßten einen Showdown, da sie sich aufgrund ihrer überlegenen Flotte und Feuerkraft auf dem offenen Wasser als sichere Sieger wähnten. Doch die folgenden sechsunddreißig grauenerregenden Stunden sollten die hochmütigen Briten eines Besseren belehren.

Kurz vor sechzehn Uhr griff der Kommandant des 1. Schlachtkreuzergeschwaders, Vize-Admiral Sir David Beatty, die von Admiral Franz Hipper befehligten deutschen Schlachtkreuzer an. Dreizehn Minuten später wurden die Geschütztürme der HMS *Indefatigable* von mehreren Granaten durchschlagen – ein schockierendes Ereignis, denn bis zu diesem Augenblick galt der Schlachtkreuzer als mehr oder weniger unbezwingbar. Signalgast C. Falmer, der den Angriff als einer von nur drei Besatzungsmitgliedern überlebte, sah noch, dass »die Geschütze in die Luft geschleudert wurden wie Streichhölzer«, bevor er von Bord gerissen wurde. Kurz darauf explodierte das Schiff und sank mit 1017 Männern an Bord. Die Zerstörung eines ihrer Schiffe gleich zu Beginn der Schlacht war ein entmutigender Schlag für die Briten. »In unserer Linie gab es eine gewaltige Doppelexplosion [...] Es war ein schrecklicher Anblick, sogar aus der Entfernung, in der wir [die HMS *Lapwing*] uns befanden; ich sah riesige Schornsteine, Türme usw. durch die Luft fliegen, und die Säule aus Feuer und Rauch war sicher mindestens fünfhundert Meter hoch«, erinnerte sich Sublieutenant Edward Cordeaux.

Es sollte noch schlimmer kommen.

Nur fünfundzwanzig Minuten später wurde die HMS *Queen Mary* – der Stolz der britischen Flotte – von mehreren Salven der *Derfflinger* und der *Seydlitz* getroffen, worauf sie explodierte und sank. »Sie wurde von einem zweihundertfünfzig Meter hohen Pilz aus glühendem Rauch ausgelöscht«, erinnerte sich Lieutenant Stephen King-Hall lange nach dem furchtbaren Ereignis. »Der flammende Grabstein schien unten leicht zu flackern, und ich erhaschte einen kurzen, klaren Blick auf den Schiffskörper [...], der aus dem Wasser ragte.« Die *Queen Mary* sank innerhalb von Minuten, mit 1266 Männern, die teils in luftdichten Kammern eingeschlossen waren. Arthur Gaskin, Schiffsjunge auf der HMS *Malaya*, hatte an diesem Nachmittag das Gefühl, dass sich das Blatt gegen seine Flotte wendete: »In diesem Augenblick begriff ich, dass Tod in der Luft lag.«

Beatty, der die Katastrophe aus der Ferne beobachtete, wandte sich an seine Leute und bemerkte kühl: »Irgendetwas scheint mit unseren verfluchten Schiffen heute nicht zu stimmen.« Als die deutsche Hochseeflotte zur Unterstützung von Hippers Schlachtkreuzern eintraf, entschied sich Beatty zum Rückzug und ließ seine Schiffe abdrehen. Die Deutschen nahmen die Verfolgung auf, und Beatty lockte sie nach Nordwesten, wo die gesamte britische Grand Fleet wartete. Beattys Schlachtkreuzer schlossen sich dem Rest der Flotte an, und die Schlacht wütete bis tief in die Nacht.

Als Admiral Reinhard Scheer erkannte, dass die Briten in der Überzahl waren, ließ er seine Schiffe wenden. Im Schutz der Dunkelheit entkam die deutsche Hochseeflotte und brachte die Briten so um ein Entscheidungsgefecht am nächsten Morgen. Die Deutschen hatten zu diesem Zeitpunkt hohe Verluste erlitten: einen Schlachtkreuzer, vier Leichte Kreuzer, fünf Zerstörer und über dreitausend Männer. Aber die Verluste auf britischer Seite waren deutlich schwerer: drei Schlachtkreuzer, drei Leichte Kreuzer, acht Zerstörer und über sechstausend Männer.

Die Skagerrakschlacht prägte sich unauslöschlich in das Gedächtnis jedes beteiligten Offiziers und Matrosen ein. George Wainford von der HMS *Onslaught* sah etwas, das er nie wieder vergaß: Hunderte Fische, die tot in der kabbeligen Nordsee trieben. »Ich glaube, sie waren durch die Erschütterung gestorben«, erinnerte er sich später. Auch am späteren König George VI., der sich zu Schlachtbeginn als Beobachter auf der HMS *Collingwood* aufhielt, ging das erbitterte Gefecht nicht spurlos vorüber: »Ich [...] empfinde jetzt ganz anders, seit ich gesehen habe, wie ein deutsches Schiff voll mit Deutschen von uns beschossen wurde«, schrieb er in einem Brief nach Hause, in dem er die Schlacht als »großes Erlebnis« bezeichnete, das er nicht so schnell vergessen werde.

Trotz der schweren Verluste wertete man die Schlacht in Großbritannien als bedeutenden Sieg. Die deutsche Flotte wagte keine weiteren Auseinandersetzungen mit der Royal Navy und lief für den Rest des Krieges nur noch selten aus. Stattdessen verlegte sich die Kaiserliche Marine auf den U-Bootkrieg. Ein amerikanischer Journalist schrieb, die deutsche Flotte habe ihren Kerkermeister angegriffen, sitze aber weiter hinter Gittern.

Als Walter Greenaway auf der *Vanguard* zurück in die Backstube kam, stellte er fest, dass sich seine Brote, während draußen die Schlacht tobte, prächtig entwickelt hatten. Solche tröstlichen Momente gab es nur für wenige Teilnehmer an der Skagerrakschlacht. Als die Soldaten zum Appell antraten, zeigte sich das Ausmaß der Katastrophe. Die Namen der Gefallenen hingen in der Luft wie eine Totenklage. »Ich las die Namen der Vorschiff-Besatzung vor«, erinnerte sich Sublieutenant Clifford Calson von der *Malaya*. »Das war eine traurige Angelegenheit, und ich war froh, als es vorbei war.«

Die Spuren des Gemetzels waren überall. »In jedem Winkel fand sich menschliches Fleisch – in Sprechrohren, Luftschächten, hinter Schottwänden«, erinnerte sich Able Seaman Victor Hayward. Seine Kameraden und er schrubbten das Schiff mit Karbolseife, um den Fäulnisgestank zu beseitigen, während andere die grauenvolle Aufgabe hatten, die Toten zu identifizieren, von denen zum Teil nur noch »unerkennbare menschliche Fetzen« übrig waren.

Die Überlebenden mussten die verstümmelten, verkohlten Überreste ihrer toten Kameraden für die Seebestattung in Leichensäcke einnähen. Obwohl die Säcke mit Gewichten beschwert wurden, tanzten viele Leichen mehrere Minuten lang stur auf dem Wasser, bevor sie sich langsam aufrichteten und in den Wellen versanken. »Es war eine gespenstische Szene, als wollten [die Toten] noch einen letzten Blick auf ihre alten Schiffe werfen, bevor sie untergingen«, erinnerte sich Signalgast John Handley.

Für die Verwundeten war das Ende der Schlacht der Beginn einer schweren Zeit. Sanitäter schwärmten aus, um Überlebende zu bergen. Schiffsärzte versorgten rund um die Uhr Schwerverletzte, bis sie entkräftet zusammenbrachen. »Am Ende waren die Ärzte so erschöpft, dass sie sich, als alle verbunden waren, neben die Patienten legten, weil sie sich einfach nicht mehr auf den Beinen halten konnten«, erinnerte sich ein Besatzungsmitglied der *Malaya*. Die größte Schwierigkeit für das medizinische Personal auf beschädigten Schiffen bestand darin, geeignete Behandlungsbedingungen zu schaffen. »Wir hatten nur Laternen mit Kerzen, die bei schwierigen Operationen kaum Licht spendeten«, erinnerte sich der Schiffsarzt Charles Leake. Auch Handschuhe hätten gefehlt, fügte er hinzu, sodass die Hände der Ärzte von der Karbolsäure, die zum Desinfizieren verwendet wurde, »schrecklich wund« gewesen seien.

Am schwierigsten waren die Patienten mit Verbrennungen zu behandeln. »Sie waren so schlimm verbrannt, dass wir kaum etwas tun konnten, um ihre Schmerzen zu lindern [...] Morphiumspritzen schienen bei ihnen, wenn überhaupt, nur sehr gering zu wirken«, bemerkte ein Arzt. Sogar vermeintlich leichte Verbrennungen führten mitunter schnell zum Tode. Duncan Lorimer, Schiffsarzt auf der *Malaya*, berichtete:

> Ein Mann kommt in den Verbandsraum oder wird hereingetragen. [...] Gesicht und Hände weisen oberflächliche Verbrennungen auf und sind nicht entstellt. Man würde von Verbrennungen ersten Grades sprechen. Sehr schnell, man kann fast dabei zusehen, schwillt das ganze Gesicht an. Die loseren Hautbereiche schwellen enorm an, die Augen verschwinden unter den stark geschwollen Lidern, die Lippen sind eine gallertartige Masse mit einer knopfgroßen Mundöffnung in der Mitte.

Lorimer stellte zutreffend fest, dass die eigenartigen Schwellungen durch Verbrennungen mit überhitztem Kordit hervorgerufen wurden – einem Explosionsstoff, der im Ersten Weltkrieg als Treibmittel für Schiffsgranaten verwendet wurde. Die daraus resultierenden Verletzungen bezeichnete man als »Verblitzungen«. Während der Skagerrakschlacht kam es auf mehreren Schiffen zu solchen Verblitzungen, weil sich das in den Munitionsmagazinen eingelagerte Kordit entzündete und eine Explosion auslöste. Die Explosion war so kurz, dass nur unbedeckte Körperstellen verbrannt wurden – in der Regel Gesicht, Hände und Fußgelenke. »Diese Verbrennungen sind völlig anders als alles, was ich im Zivilleben gesehen habe«, bemerkte Lorimer. Die Opfer klagten häufig über extremen Durst, dann bekamen sie aufgrund des Rauchs und der giftigen Dämpfe, die sie eingeatmet hatten, akute Atemnot. »Sie sterben, und das rasend schnell«, schrieb Lorimer. Die Geschwindigkeit, mit der dies geschah, war selbst für einen kriegserfahrenen Schiffsarzt wie Lorimer ein Schock.

Erschwerend kam hinzu, dass es auf den Schiffen zu wenig medizinisches Personal gab. Im Chaos, das auf die Schlacht folgte, waren die Schiffsärzte bald überfordert und schafften es kaum, die zahlreichen Verbrennungsopfer schnell und effektiv zu behandeln. Frederick Arnold, Funker auf der *Malaya*, erinnerte sich an den »trostlosen, schaurigen Anblick« der Schwerverbrannten, deren Gesichter »fast vollständig unter Mullbinden und Bandagen verschwunden waren, mit kleinen Schlitzen für die Augen, damit sie sehen konnten.« Manche Schiffsärzte richteten in ihrer Eile noch größeren Schaden an. Alexander MacLean von der HMS *Lion* schilderte, dass seine Kollegen und er anfangs zum Desinfizieren Pikrinsäure einsetzten, die schwere allergische Hautentzündungen hervorrufen kann. MacLean kam schnell dahinter, dass die Säure außerdem die Verbände austrocknete, sodass sie sich beim Verbandswechsel nur mit Mühe vom rohen Fleisch lösen ließen. Später verwendete er Eukalyptus- und Olivenöl, um die Verbände geschmeidig zu halten und problemlos abnehmen zu können.

Leider hinterließen in Pikrinsäure getränkte Verbände bei vielen Betroffenen tiefe Narben. Die Behebung solcher von wohlmeinendem, aber überlastetem Personal verursachten Schäden musste warten, bis es daranging, die Gesichter der Verwundeten wiederherzustellen. Doch der gewissenhafte Chirurg, der im Cambridge Military Hospital für diese gewaltige Aufgabe zuständig war, sollte schon bald genauso überfordert sein wie seine Kollegen an der Front.

Anfang Juni 1916 strömten scharenweise verwundete Marinesoldaten aus der Skagerrakschlacht nach Aldershot. Ihre Gesichter waren verbrannt und so schwer entstellt, wie Harold Gillies es noch nie gesehen hatte. Sie waren »fürchterlich abstoßend« und »im Grunde zu nichts mehr fähig«. Bedrückt sah er den Männern bei der Ankunft zu. »Man kann sich nur schwer vorstellen, wie ein Mensch mit so entsetzlichen Verbrennungen überleben kann«, schrieb er, »bis man einem dieser Überlebenden begegnet und den unerschütterlichen Optimismus wahrnimmt, der sie durch fast alles hindurchträgt.«

Gillies kümmerte sich sofort darum, die unerwartet vielen Neuankömmlinge unterzubringen. Nach und nach entwickelte er verschiedene Techniken und Methoden zur Behandlung schwerer Verbrennungen. Keine war völlig neu. »Kaum eine Operation, kaum eine Lappenplastik, die wir heutzutage durchführen, wurde nicht bereits vor hundert Jahren vorgeschlagen«, stellte er fest.

Die ersten Maßnahmen zur Behandlung von Verbrennungen wurden im Papyrus Ebers beschrieben, einer heilkundlichen Schrift aus dem alten Ägypten, die im 16. Jahrhundert v. Chr. verfasst wurde. Darin wird dem Leser unter anderem empfohlen, eine Mischung aus Kuhdung und schwarzem Schlamm auf die verbrannte Haut aufzutragen. Anfang des 17. Jahrhunderts klassifizierte der deutsche Wundarzt Wilhelm Fabry als erster Verbrennungen in drei Schweregrade. Gleichzeitig entbrannte ein hitziger Streit darüber, ob man Brandwunden feucht halten oder ob man sie austrocknen lassen und verschließen soll. Kurz darauf wurden die ersten Versuche dokumentiert, verbrannte Hautareale auszuschneiden. Gegen die Entfernung von abgestorbenem Gewebe sprach neben dem Blutverlust vor allem die mangelnde Hygiene. Da steriles Operieren damals noch nicht möglich war, kam es ausgesprochen häufig zu Wundinfektionen.

Das änderte sich im 19. Jahrhundert. Der amerikanische Chirurg Thomas Dent Mütter, ein früher Pionier auf dem Gebiet der plastischen Chirurgie, wagte den Versuch, das Gesicht einer achtundzwanzigjährigen Frau zu rekonstruieren, die sich als Fünfjährige schwere Verbrennungen im Gesichtsbereich, am Hals und am Brustkorb zugezogen hatte. Aufgrund der Verletzungen konnte die Frau »weder den Kopf nach links drehen oder in den Nacken legen, noch den Mund länger als ein paar Sekunden lang schließen«. Abgesehen von diesen Funktionseinschränkungen war sie durch die Verbrennungen schwer entstellt. Ihr Kinn und ihr rechtes Auge waren verzogen, was ihrem Gesicht etwas Schiefes verlieh.

Mütter schlug eine radikale Lösung vor, die nicht nur riskant, sondern in einer Zeit, als es noch keine Anästhetika gab, auch furchtbar schmerzhaft war. »Meine Patientin willigte sofort ein«, schrieb Mütter. Mit mehreren Rotations- und Verschiebelappen gelang es ihm, der jungen Frau ein neues Gesicht zu geben. »Die Patientin war so verändert, dass Leute, die sie vor der Operation kannten, Mühe hatten, sie wiederzuerkennen.« Mütter veröffentlichte zahlreiche Artikel und Bücher über seine rekonstruktive Arbeit an Verbrennungsopfern, die oft noch Jahre oder sogar Jahrzehnte nach ihrem ersten Besuch bei ihm in Behandlung waren.

Obwohl Gillies die Publikationen seiner Vorgänger mit Sicherheit kannte, war ihr Nutzen für ihn begrenzt. Die Rekonstruktionsarbeit in Aldershot, schrieb Gillies, »war insofern innovativ, als dass wir noch einmal ganz von vorne anfangen mussten.« Ein Großteil der bisherigen Methoden war für ihn nicht praxistauglich, da sie »nur an einem Fall dokumentiert wurden oder sogar auf rein theoretischen Annahmen beruhten.« So war es Mütter beispielsweise oft gelungen, das Aussehen des Patienten zu verändern, aber nicht, die verlorenen Funktionen wiederherzustellen. »In manchen Fällen müssen wir uns damit abfinden, solange der Funktionsverlust ein Übel ist, gegen das es kein Mittel gibt«, schrieb Mütter dazu.

Für Gillies war Funktion hingegen genauso wichtig wie Form, und er wusste, dass beides untrennbar miteinander verbunden war. »Ein vorzeigbares Äußeres«, mahnte er, »kaschiert unter Umständen nur die unzulängliche Arbeit des Chirurgen.« Er arbeitete stets von innen nach außen. Zuerst rekonstruierte er die Schleimhäute, dann folgten die stützenden Strukturen wie Knochen oder Knorpel und zum Schluss die Haut. Diese Vorgehensweise brachte Ergebnisse hervor, die sowohl ästhetisch befriedigend waren als auch die Funktion wiederherstellten. »Wenn ich eine Rekonstruktion plane, gilt meine erste Überlegung der *Funktion*«, schrieb er, »und es ist fürwahr ein Glück, dass man die besten kosmetischen Resultate im Allgemeinen dort erzielt, wo die Funktion wiederhergestellt wurde.«

Eines Tages lud Gillies Sir William Arbuthnot Lane ins Cambridge Military Hospital ein. Er wollte dem älteren Chirurgen, der ihm dabei geholfen hatte, die Spezialabteilung in Aldershot zu gründen, unbedingt einen seiner Vorzeigepatienten präsentieren, dessen deformierte Lippe er korrigiert hatte. Am Tag des Besuchs wurde Gillies – sonst ein Ausbund an Gelassenheit – plötzlich nervös.

Lane war in der Ärzteschaft berüchtigt für seine hohen Ansprüche, vor allem in puncto steriles Arbeiten im OP. Um das Infektionsrisiko bei Eingriffen möglichst gering zu halten, hatte er eine besondere No-Touch-Technik entwickelt. Dabei benutzte er Operationsbesteck mit extra langen Griffen, um sicherzustellen, dass nicht einmal ein Handschuh mit der Wunde in Berührung kam. »Mit seinen langen Instrumenten konnte er ein Hühnerknochentransplantat zurechtformen und es einsetzen, ohne Patient oder Transplantat auch nur einmal mit den Händen zu berühren«, staunte Gillies. Lanes Fingerfertigkeit hatte sogar jemanden zu einer Karikatur angeregt, die den Chirurgen dabei zeigte, wie er durch ein Loch in der Kuppel seines OPs mit absurd langem Besteck einen Eingriff vornahm.

Lane ließ sich von Gillies und Schwester Black durch die Krankensäle führen. Tonks folgte ihnen mit Zeichenblock und Bleistift. Als sie zu besagtem Patienten kamen, wies Gillies Black an, den Verband zu entfernen. Lane beugte sich vor und drückte mit einem Instrument auf die frisch genähte Lippe. »Zu meinem Entsetzen quoll ein großer Eitertropfen hervor«, erinnerte sich Gillies lobenswert ehrlich. Es war nicht seine Art, sich aus der Verantwortung für die eigenen Fehler zu stehlen.

Und Fehler wurden in der Anfangszeit reichlich gemacht. Rekonstruierte Nasen schrumpelten, weil nicht genug Schleimhaut vorhanden war. Hauttransplantate wollten nicht einheilen. Lappen entzündeten sich. »Dann musste ich den Jungs beichten, dass ich es verpfuscht hatte und dass wir noch einmal von vorne anfangen mussten«, sagte Gillies. »Das war nicht einfach.«

Der Besuch war vielleicht nicht so verlaufen, wie Gillies sich erhofft hatte. Lane war dennoch beeindruckt von der Arbeit, die in Aldershot geleistet wurde. Bevor er aufbrach, versprach er Gillies, ihm in Vorausschau auf die nächste große Offensive zweihundert weitere Betten zur Verfügung zu stellen. Die hohe Zahl an Verwundeten, die Gillies infolge der Skagerrakschlacht behandelt hatte, wurde schon bald um ein Vielfaches von einer Schlacht übertroffen, die zum Symbol für das sinnlose Massensterben im Ersten Weltkrieg werden sollte.

6

DIE STATION OHNE SPIEGEL

Die Sonne brannte über der Somme, als sich die britischen Truppen am Morgen des 1. Juli 1916 für den Großangriff auf die deutschen Stellungen wappneten. Es würde ein heißer Tag werden, vor allem für die Soldaten, die mit schwerem Schanzzeug beladen über Niemandsland, das weder Schutz noch Schatten bot, auf die feindlichen Gräben zumarschieren sollten.

Soldat R.W.D. Seymour, von seinen Freunden »Big Bob« genannt, spähte über den Rand des Schützengrabens. Trotz aller Ängste waren er und die meisten seiner Kameraden guter Stimmung. Sie waren sich sicher, dass der Feind nach siebentägigem schwerem Artilleriebeschuss so geschwächt war, dass er nur wenig Widerstand leisten würde, wenn der »Big Push« begann. »Alle Offiziere einschließlich des Colonels sagten uns, es seien [...] nur noch sehr wenige kampffähige Deutsche übrig«, erinnerte sich Lance Corporal Sidney Appleyard vom 9. Bataillon. Sie waren optimistisch, dass die Offensive schnell vorüber wäre und ihr Einsatz einen wichtigen Schritt zur Beendigung dieses gottverdammten Kriegs markieren würde. Sie ahnten nicht, dass mehr als die Hälfte der abgefeuerten Geschützgranaten nicht explodiert war, sodass auf deutscher Seite genügend Unterstände und Stacheldrahtverhaue intakt geblieben waren.

Plötzlich wurde die Landschaft südlich des Dorfes La Boiselle von einer heftigen Explosion erschüttert. Steine und Erde wurden in gigantischen Mengen in die Luft geschleudert. Als der Staub sich gelegt hatte, kam ein neunzig Meter breiter und über zwanzig Meter tiefer Krater zum Vorschein. Schätzungen zufolge war der Knall das bis dahin lauteste von Menschen erzeugte Geräusch. Manche behaupteten sogar, die Explosion sei noch im dreihundert Kilometer entfernten London zu hören gewesen. Der Lochnagar-Krater ist benannt nach den sich dahinter befindlichen Lochnagar-Schützengräben. Von dort hatten britische Pioniere heimlich mehrere Tunnel unter die deutschen Frontstellungen gegraben und darin neunzehn Minen mit gewaltiger Sprengladung platziert. An diesem Morgen zündeten die Briten die Minen, um mit der Sprengung ihre Offensive einzuleiten.

Zwei Minuten nach der Explosion ertönte ein schriller Chor aus Offizierspfeifen, und der Angriff begann. Hunderttausende Männer, darunter Soldat Seymour, strömten aus den Schützengräben wie Ameisen aus dem Nest. Als Seymour und seine Kameraden sich in dichten Schützenreihen auf die feindlichen Stellungen zubewegten, eröffneten die Deutschen das Feuer. Die Männer fielen so schnell, dass es den Anschein hatte, sie hätten den Befehl zum Hinlegen erhalten. Ein deutscher MG-Schütze erinnerte sich später, wie einfach es für ihn und seine Kameraden war, aus ihrer geschützten Position auf die über offenes Gelände vorrückenden britischen Soldaten zu schießen. »Als wir das Feuer eröffneten, konnten wir ununterbrochen nachladen. Sie fielen zu Hunderten. Wir mussten nicht mal zielen, wir schossen einfach mitten rein.« Durch den Staub, den die einschlagenden Granaten aufwirbelten, herrschte schlechte Sicht. Ein Augenzeuge beschrieb das Schlachtfeld als »die reinste Hölle«. Noch wusste niemand, dass der schwärzeste Tag in der britischen Militärgeschichte angebrochen war.

Seymour war noch nicht weit gekommen, als der schwere Beschuss ihn zwang, Schutz in einem Granattrichter zu suchen. Aus der Deckung sah er einen deutschen Offizier, der seinen Männern hektisch Zeichen gab. Big Bob witterte eine Gelegenheit. Er verließ den sicheren Unterschlupf, zielte mit dem Repetiergewehr auf den Offizier und schoss. Der Deutsche fiel, und Seymour sank mit einem Triumphschrei auf die Knie. In diesem Augenblick explodierte in der Nähe eine Granate. Splitter schlugen ihm ins Gesicht und rissen ihm die halbe Nase weg. Die Wucht der Explosion wirbelte ihn herum, und ein deutscher MG-Schütze schoss ihm fünfmal in den Rücken. Er blieb schwer verletzt liegen, während um ihn herum der Kampf weitertobte.

Bald war das Schlachtfeld mit Toten und Sterbenden übersät. »Überall lagen Männer [...], nicht nur ein oder zwei, sondern ganze Haufen, wohin man auch sah, alle tot«, erinnerte sich ein Soldat. Donald Murray von der King's Own Yorkshire Light Infantry war erschüttert vom Anblick der »Männer, die mit heraushängenden Gedärmen schreiend im Stacheldraht hingen.« Er beschrieb die Schlacht als ein Inferno aus Feuer, Rauch und Gestank. George Rudge, damals erst siebzehn, konnte kaum glauben, was sich vor seinen Augen abspielte. »Es kam mir vor, als wären alle anderen tot oder verwundet, denn außer mir sah ich niemanden aus meinem Regiment«, erinnerte er sich später.

Von den über hunderttausend britischen Soldaten, die am ersten Tag der Schlacht an der Somme kämpften, fielen 19 240. Fast doppelt so viele wurden verwundet, die meisten schwer. Nie zuvor hatte eine Armee an einem einzigen Kampftag so hohe Verluste erlitten. Die Verluste der Deutschen fielen mit rund sechstausend um ein Vielfaches geringer aus. Die Geländegewinne der Briten ließen sich eher in Metern als in Kilometern messen. Beide Seiten saßen, ausgerüstet mit enormer Feuerkraft, auf kleiner Fläche fest, und die tödlichste Schlacht des Ersten Weltkrieges dauerte noch hundertvierzig Tage. Als die ersten Berichte von dem grausamen Blutvergießen in Großbritannien eintrafen, füllten die Namen der am ersten Tag Gefallenen in den Tageszeitungen ganze Seiten.

Wenige Stunden nach Beginn der Somme-Offensive wimmelte es in den frontnahen Lazaretten von Verwundeten, die dringend medizinische Hilfe brauchten. Darunter war auch Soldat »Big Bob« Seymour. Zusätzlich verschärft wurde die Situation durch schlechte Planung: Es standen an diesem ersten Tag nicht genug Züge bereit, um die Verwundeten in die großen Lazarette an der französischen Kanalküste zu transportieren. Folglich drängten sich Zehntausende Schwerverletzte in den Eingängen, auf den Fluren, in den Aufenthalts- und Speiseräumen. Am Abend lagen so viele Verletzte draußen unter freiem Himmel, dass, laut einer Krankenschwester, kein einziger Grashalm mehr zu sehen war. Der Sanitätssoldat Jack Brown erinnerte sich lebhaft an das blutige Chaos im Lazarett:

> Es wurden so viele Verwundete eingeliefert, dass wir jedes Zeitgefühl verloren [...] Meine Aufgabe war, die Fälle, die operiert werden mussten, auf Tragen vor den Operationssaal zu stellen [...] Ich musste entscheiden, wer operiert werden sollte und für wen jede Hilfe zu spät kam. [...] Das war schrecklich, ich werde das nie vergessen, niemand sollte so etwas tun müssen [...] Aber der Chirurg konnte das nicht übernehmen, er war die ganze Zeit am Operieren. Ich wusste, dass er sich beeilen musste, sonst wären sie alle gestorben.

Soldaten mit hellroten Streifen auf den Uniformen wurden zur Notfallbehandlung in die spartanisch ausgestatteten OPs gebracht, damit sie nicht verbluteten. Sie wurden an Bergen von amputierten Armen und Beinen vorbeigetragen. »Ab und zu wies mich der Chirurg an, [die abgetrennten Gliedmaßen] wegzuräumen. Dann musste ich irgendwo einen Platz finden, um sie zu verbrennen« erinnerte sich Brown. »Es tat mir leid für die Jungs, die vor dem Operationssaal warteten und all das mit ansehen mussten.«

Philip Gibbs, der damals für mehrere Zeitungen als Kriegsreporter tätig war, schrieb: »Lazarettbaracken und -zelte schossen über Nacht wie Pilze aus dem Boden.« Jedes erdenkliche Transportmittel wurde eingesetzt, um die Verwundeten so schnell wie möglich in die großen Lazarette an der Küste und von dort nach England zu bringen. »Man wollte sie schleunigst loswerden, um die Säle für die nächste Flut von kaputten Männern zu leeren«, schrieb Gibbs.

Kurz darauf trafen in großer Zahl verwundete Soldaten im Cambridge Military Hospital ein. Manchen hatte man Gillies' handbeschriftete Etiketten an die Uniform geheftet, andere trugen die offiziellen Schilder des Kriegsministeriums. Gillies ließ sich von dem riesigen Zustrom an neuen Patienten nicht entmutigen. Als »eine groteske Prozession« aus Verwundeten aus dem Lazarettzug stieg und sich auf das Krankenhaus zubewegte, dachte er: »Lasst uns die Ärmel hochkrempeln, denn jetzt beginnt die eigentliche Arbeit.«

Wochenlang gab es keine ruhige Minute. »Wir hatten es mit Wunden zu tun, die weitaus schlimmer waren als alles, was wir bis dahin gesehen hatten«, schrieb Gillies in einem Brief an seinen Freund Dr. Lyndon Peer. »Meine Tage und Nächte waren vollständig mit immer neuen Verletzungen ausgefüllt.« Seine Mitarbeiter litten zusehends unter den Belastungen. »In meiner gesamten Zeit als Krankenschwester«, schrieb Catherine Black, »waren die Monate in Aldershot, glaube ich, die schlimmsten.« Die Stimmung in den Krankensälen hochzuhalten, war ein ständiger Kampf, der Ärzten und Schwestern unendlich viel Geduld und Mitgefühl abverlangte. Viele Patienten litten nicht nur körperlich, sondern auch psychisch unter ihren Verletzungen. »Das Schwierigste war, Männern neuen Lebensmut zu geben, die wochenlang mit vollständig bandagierten Gesichtern ausharren mussten, weder sprechen noch schmecken, ja ohne Opiate gegen die quälenden Schmerzen nicht einmal schlafen konnten [...] und dabei die ganze Zeit wussten, dass sie fürchterlich entstellt waren.«

Soldat »Big Bob« Seymour wurde schließlich geborgen und in ein Lazarett gebracht. Als er sich von den Schussverletzungen in seinem Rücken erholt hatte, wurde er nach Aldershot verlegt, wo man sich um die kaputte Nase kümmern sollte. Gillies hatte bislang nur wenig Gelegenheit gehabt, eine Nase zu rekonstruieren, da die meisten seiner Patienten in Aldershot Verletzungen im Unterkiefer-, Mund- und Wangenbereich erlitten hatten. Das verheerende Gemetzel an der Somme zwang ihn dazu, sein Repertoire zu erweitern. Seymour sollte der erste von vielen »Nose Jobs« sein, die Gillies während des Krieges durchführte.

Die Rhinoplastik oder Nasenkorrektur zählt zu den ältesten nachgewiesenen operativen Eingriffen der Geschichte. Der indische Chirurg Sushruta, der vor über zweitausend Jahren lebte – seine genauen Lebensdaten sind nicht bekannt –, gilt als Erfinder einer Methode zur äußeren Wiederherstellung der Nase, die in veränderter Form bis heute im Einsatz ist. Er schnitt einen Hautlappen aus Stirn oder Wange und übertrug die losen Seiten auf den Nasenrücken. Zwei dünne Schilfrohre wurden in die Nase eingeführt, um dem Patienten das Atmen zu erleichtern, bis die Schwellung abgeklungen war. Wenn das

Transplantat am neuen Platz angewachsen war, wurde die Verbindung zur Spenderstelle getrennt und der Lappen über dem defekten Bereich mit einer Naht fixiert. Auf diese Weise entstand ein passabler Ersatz für die verlorene Nase.

Eine ähnliche Methode wurde in der Renaissance in Europa angewendet. 1432 erhielt der Chirurg Gustavo Branca die amtliche Erlaubnis, im sizilianischen Catania eine Praxis zu eröffnen, wo er ebenfalls mit Hautlappen aus der Stirn oder den Wangen Nasen rekonstruierte. Einige Jahre später entwickelte sein Sohn Antonio die Methode weiter, indem er eine unauffälligere Spenderstelle wählte: den Arm.

Dabei nahm Branca junior einen Hautlappen von der Innenseite des Oberarms, rollte ihn zu einem Nasenwulst zusammen und setzte ihn auf die defekte Nasenhöhle. Da der Lappen nach wie vor an einer Seite mit der Entnahmestelle verbunden bleiben musste, wurde der Arm des Patienten mit Verbänden vierzig Tage lang vor dem Kopf fixiert. Dann durchtrennte Branca den Gewebestiel, sodass der Patient den Arm wieder frei bewegen konnte, und machte sich daran, die restliche Haut zu formen und der neuen Nase Kontur zu verleihen.

Diese Technik, bei der anders als bei seinem Vater keine Narben auf Stirn oder Wange zurückblieben, wurde im 16. Jahrhundert von dem italienischen Chirurgen Gaspare Tagliacozzi weiterentwickelt. In einem Brief an einen Kollegen rühmte er sich stolz, seine neu geschaffenen Nasen seien »dem Vorbild der Natur so ähnlich und in jeder Hinsicht so vollkommen«, dass sie den Patienten besser gefielen als ihre ursprünglichen Nasen. Tagliacozzis Künste waren gefragt, denn seit Duellanten das Rapier zu ihrer neuen Lieblingswaffe erkoren hatten, nahm die Zahl der Nasenverstümmelungen stetig zu. Andere beanspruchten Tagliacozzis Dienste, weil die Syphilis, die damals in Europa grassierte, ihre Nase deformiert hatte.

Viele Syphiliskranke bekamen eine »Sattelnase«. Diese

entsteht, wenn der Nasenrücken durch die Zersetzung des Knorpelgewebes einsinkt. Folglich wurde eine deformierte Nase unabhängig von der Ursache als Zeichen eines unsittlichen Lebenswandels gesehen. Dieses Stigma blieb jahrhundertelang bestehen. 1705 schrieb der englische Satiriker Ned Ward, die »Franzosenkrankheit« (das heißt die Syphilis) würde die Kranken »an der Nase durch den Ring führen und der Schande und dem Spott der Öffentlichkeit aussetzen.« Die Furcht vor einer deformierten Nase war in der Tat so groß, dass die Nasenverstümmelung als Strafmittel eingesetzt wurde, vor allem für sexuelle Verfehlungen wie Prostitution oder Ehebruch.

Angesichts dieser Stigmatisierung lässt sich leicht nachvollziehen, dass sich viele Leute trotz des hohen Infektionsrisikos und der Gefahr einer weiteren Verstümmelung hilfesuchend an Tagliacozzi wandten. Für ihn bestand die Aufgabe des Chirurgen darin, »die von der Natur gegebenen, durch Missgeschick weggenommenen Teile des Gesichts zu reparieren und wiederherzustellen, nicht um das Auge zu erfreuen, sondern um das Gemüt der Leidenden aufzuhellen und ihnen neuen Lebensmut zu geben.« 1597 veröffentlichte Tagliacozzi das zweibändige Werk *De curtorum chirurgia per insitionem (Chirurgie bei Verstümmelungen mittels Aufpfropfung)* – die erste Schrift, die sich ausschließlich mit der rekonstruktiven Chirurgie befasste. Ein großer Teil ist der Rhinoplastik gewidmet.

Es gibt reichlich Geschichten über Nasen, die vollständig abgetrennt und wieder angenäht wurden. Im 18. Jahrhundert berichtete der französische Chirurg René-Jacques Croissant de Garengeot von einem Soldaten, dem bei einer Prügelei die halbe Nase abgebissen worden war. »Wein wurde warm gemacht, um die Wunde und das mit Blut überschwemmte Gesicht abzuwaschen.« Dann wurde das abgebissene Nasenstück in den Wein gelegt, »um es zu erwärmen«, und anschließend mittels Heftpflaster und einer Bandage »an seinem natürlichen Ort angesetzt.« Eine ähnliche Geschichte ereignete sich angeblich Anfang des 19. Jahrhunderts, als »ein Spanier namens Andreas Gutiero mit einem Soldaten kämpfte, der ihm die Nase abhieb, sodass sie in den Sand fiel.« Ein Chirurg, der zufällig Zeuge des Vorfalls war, urinierte auf die Nase, um sie vom Sand zu reinigen, und befestigte sie mit einem Verband im Gesicht des Verletzten. In beiden Fällen soll die Nase vollständig wieder angewachsen sein – allerdings bestehen begründete Zweifel am Wahrheitsgehalt dieser Berichte.

Diese Entwicklungen in der Chirurgie stießen nicht überall auf Zustimmung. Der Kulturwissenschaftler Sander Gilman schreibt, die Rekonstruktion einer verstümmelten Nase habe nicht nur dem Eigentümer ermöglicht, die Zeichen, die die Unmoral in seinem Gesicht hinterlassen hatte, verschwinden zu lassen, sondern auch dem Chirurgen die Macht gegeben, den Menschen nach seinem eigenen Bild zu schaffen. In einer Zeit, in der Krankheiten als Strafe Gottes und körperliche Defekte als Spiegel einer sündigen Seele galten, verteufelten vor allem die Kirchen die Idee, Entstellungen durch einen rekonstruktiven Eingriff zu verbergen, als sündig und gefährlich. Dies war einer der vielen Gründe, warum die Rhinoplastik nach Tagliacozzis Tod 1599 in Vergessenheit geriet, bis der britische Chirurg Joseph Carpue 1816 Sushrutas Technik in seinem Buch *An Account of Two Successful Operations for Restoring a Lost Nose* zu neuem Leben erweckte und der Rhinoplastik zu einer Renaissance verhalf.

Obgleich die Rhinoplastik ein jahrhundertealtes Verfahren war, taugten die vorhandenen Techniken wenig, um die schweren Nasenverletzungen zu behandeln, die Soldaten im Ersten Weltkrieg erlitten. Das galt vor allem für die Fälle, bei denen der Nasenrücken oder das Knorpelgewebe zerstört waren, denn bei den reinen Hautlappen-Methoden erfolgte lediglich die Rekonstruktion des Weichgewebes. Gillies und sein Team stellten jedoch schnell fest, dass auch unsachgemäß durchgeführte Lappenplastiken erhebliche Probleme verursachen konnten.

Einer von Gillies' Patienten hatte sich zuvor in Birmingham einer rekonstruktiven Operation unterzogen. Der Rotationslappen, mit dem man die Nase wiederhergestellt hatte, wurde nicht ausreichend von Knorpelgewebe gestützt, sodass der Nasenrücken eingefallen war. Darüber hinaus hatte der behandelnde Chirurg das Transplantat aus der Stirn des Patienten entnommen und dabei versehentlich ein Stück Kopfhaut mit verpflanzt. Als der Mann in Gillies' Abteilung kam, wuchs ein »ansehnliches Haarbüschel« aus der neuen Nase. Es dauerte fast fünf Jahre und einundzwanzig Operationen, bis die Nase neu aufgebaut und der Fehler behoben war.

Kurz nach Soldat Seymours Ankunft im Cambridge Military Hospital gab ihm Gillies ein Album, in dem verschiedene Nasentypen abgebildet waren. Nach einiger Überlegung entschied sich Seymour für eine markante römische Nase. In zwei Operationen gelang es Gillies, Seymours Nase wiederherzustellen.

Zuerst entnahm er dem Patienten ein Stück Knorpel. Um die Blutversorgung zu gewährleisten, wickelte er diesen in einen blutgefäßreichen Gewebelappen, der von der Stirn nach unten geklappt wurde. Anschließend wurde die Stelle mit einem Hautlappen abgedeckt, den Gillies »Mitra« nannte, weil er mit seiner spitz zulaufenden Form an eine Bischofsmütze erinnerte. Zwei Monate später konnte Gillies den Lappen nach unten verschieben, da sich genug frischer Knorpel gebildet hatte, um der neuen Nasenspitze ausreichend Stützfunktion zu geben.

Es war ein erster, unvollkommener Versuch, der Seymour eher eine Boxernase verlieh als das Profil eines römischen Senators. Seymour war jedoch so zufrieden mit dem Ergebnis, dass er nach seiner Genesung Gillies' Angebot annahm, sein Privatsekretär zu werden. Er behielt die Stellung fünfunddreißig Jahre lang.

Die Reparatur von Nasenverletzungen wurde für Gillies zum Alltag. Ein Fall aber stach heraus. Er verlief so erfolgreich, dass Gillies ihn später als bedeutenden Fortschritt in der rekonstruktiven Nasenchirurgie bezeichnete.

William Spreckly, ältester Sohn eines Klöpplers, hielt sich bei Ausbruch des Krieges in Deutschland auf, um das Handwerk seines Vaters zu erlernen. Auf der Rückreise nach Großbritannien wurde er an der deutschen Grenze festgehalten. Da er fließend Deutsch sprach, hielt ihn die Grenzpolizei für einen flüchtigen Landsmann, der sich vor dem Kämpfen drücken wollte, und nahm ihn fest. Am Ende gelang es Spreckley doch, nach England zurückzukehren. Er meldete sich als Freiwilliger und wurde nach Belgien geschickt. Dort stieg er bis zum Lieutenant auf, bevor er durch eine schwere Gesichtsverletzung dienstuntauglich wurde.

Als Spreckley im Januar 1917 im Cambridge Military Hospital ankam, befand sich dort, wo früher seine Nase gewesen war, ein tiefer Krater. Gillies empfing den neuen Patienten mit der gleichen ruhigen Zuversicht wie alle seine Schützlinge. »Nur Mut, mein Junge«, sagte er, obwohl er nur wenige Jahre älter war als Spreckley. »Das wird schon, und ehe wir mit Ihnen fertig sind, haben Sie ein so hübsches Gesicht wie die meisten von uns.«

Gillies machte sich unverzüglich an die Arbeit. Schnelles Handeln war angesichts der Tiefe der Verletzung oberstes Gebot. Zuerst deckte er das rohe Fleisch im Wundbereich mit Hauttransplantaten ab, um die Atemwege zu schützen. Dann entnahm er Spreckley Rippenknorpel und schnitt ihn in Form einer Pfeilspitze, um ihn später als Stütze für die Nasenflügel zu verwenden. Dann implantierte er das Knorpelstück unterhalb des Haaransatzes in Spreckleys Stirn, wo es sechs Monate verblieb. Als Nächstes stellte er einen Hautlappen für die Innenauskleidung der Nase her und platzierte ihn unter dem Knorpel. Nachdem eine ausreichende Blutversorgung hergestellt war, schwenkte er Knorpel und Haut nach unten und konstruierte daraus den neuen Nasenrücken. Diesen deckte er anschließend mit einem Hautlappen aus der Stirn des Patienten ab.

Anfangs war Spreckleys neue Nase riesig – dreimal so groß wie geplant. Statt eines klaffenden Lochs prangte im Gesicht des Lieutenants jetzt eine knollenförmige Masse aus Haut und Gewebe. Gillies verglich sie mit dem Rüssel eines Ameisenbärs: »Alle meine Kollegen brachen bei dem Anblick in schallendes Gelächter aus«, schrieb er später darüber. Enttäuscht über das Ergebnis, verlor Gillies das Vertrauen in die aufwändige Technik und schwor sich, sie nie wieder anzuwenden. Doch kurze Zeit später ging die Schwellung zurück, und er konnte das überschüssige Gewebe rund um die Operationsstelle entfernen. Das Resultat war vielversprechend, denn der Anflug einer Nase kam zum Vorschein. Gillies schrieb: »Vorschnelles Urteilen führt oft dazu, dass man eine Methode über Bord wirft, die sich mit ein wenig mehr Geduld vielleicht als goldrichtig erwiesen hätte.«

Als Spreckleys Wunden heilten und seine Nase nach und nach die endgültige Gestalt annahm, wurde er einer von Gillies' Starpatienten. »Sieh dir Spreckley heute an«, scherzte er später. »Seine Nase und er sind 1939 zurück zur Armee gegangen und dienten zusammen bis 1950.« Es war ein glücklicher Ausgang, sowohl für den Patienten als auch für den Chirurgen.

Aufgrund seiner begrenzten Mittel lastete ein enormer Druck auf Gillies, für jeden der vielen entstellten Männer, die Tag für Tag zu ihm ins Krankenhaus kamen, die beste Behandlungsmethode zu finden. Das Vertrauen, das seine Patienten in ihn setzten, half ihm dabei, dass er in dieser schwierigen Zeit nicht den Mut verlor. »Ohne dieses Vertrauen wäre ich verloren gewesen«, schrieb er rückblickend.

Um sich komplizierte chirurgische Eingriffe vor Augen zu führen, war Gillies ganz auf seine Fantasie angewiesen. Oft sah man ihn schnell etwas auf einen Briefumschlag zeichnen, wenn er eine Idee hatte. Die Massen von Patienten, die ins Cambridge Military Hospital kamen, boten ihm allerdings auch die Gelegenheit, mit neuen Operationstechniken zu experimentieren. Später schrieb er über die Zeit in Aldershot: »Die ganze Zeit jonglierten wir mit neuen Methoden und neuen Ergebnissen [...] Meine Leute und ich hatten ständig das Gefühl, auf dem Prüfstand zu stehen.«

Die Grabesstille, die auf Gillies' Abteilung herrschte, verstärkte dieses Gefühl noch. Schwester Black nannte die Abteilung »die stumme Station, auf der nur jeder Zehnte mit seinem zerschmetterten Kiefer ein paar Worte murmeln konnte.« Schlimmer als die Stille waren nur die gelegentlichen Schmerzensschreie. Manchmal fragte sich Gillies, ob einige seiner Patienten durch die psychischen Belastungen während der Schlacht an der Somme innerlich gestorben waren.

Gleich zu Beginn seiner Tätigkeit im Cambridge Military Hospital hatte Gillies alle Spiegel von seiner Station entfernen lassen. Das Spiegelverbot bewahrte nicht nur Neuankömmlinge vor dem Schock beim ersten Blick auf ihre Verletzungen, sondern verhinderte auch, dass diejenigen, die sich mitten im langwierigen Rekonstruktionsprozess befanden, ihr Gesicht sahen, bevor die Arbeit abgeschlossen war. Captain J. G. H. Holtzapffel erinnerte sich gut an den Moment, als er kurz nach seiner ersten Operation seine Nase sah: »Als ich zum ersten Mal die Gelegenheit bekam, mich im Spiegel zu betrachten, war ich ziemlich entsetzt, denn meine wunderschöne neue Nase ähnelte einem Gurkenstummel, den man mir ins Gesicht geklatscht hatte.« Gillies war sich bewusst, dass der Blick in den Spiegel die Bereitschaft des Patienten, mit der Rekonstruktion fortzufahren, negativ beeinflussen konnte. »Bei einem missglückten plastischen Vorhaben«, erklärte er, »wäre ein Patient ohne große Charakterstärke moralisch zusammengebrochen.« Nur die Blinden seien während der langen Rekonstruktionsphase stets guter Dinge gewesen, fügte er hinzu.

Es war nicht immer leicht, die Patienten vom Blick in den Spiegel abzuhalten. Dies galt auch für einen Soldaten, der kurz nach Beginn der Schlacht an der Somme nach Aldershot gebracht wurde. Um seine Identität zu schützen nannte ihn Schwester Black in ihren Memoiren »Corporal X«. Wie bei so vielen klebte bei seiner Ankunft noch der Schlamm aus den Schützengräben an seiner Uniform. Granatsplitter hatten ihm das halbe Gesicht zerfetzt.

In den ersten paar Tagen war Corporal X nur halb bei Bewusstsein, denn seine Wunden eiterten und wurden septisch. Niemand, nicht einmal Gillies, habe daran geglaubt, dass der junge Mann durchkommen würde, schrieb Schwester Black. Doch unter anderem dank ihrer liebevollen Fürsorge, die beinhaltete, dass sie ihn Tag und Nacht fütterte, kam er wieder zu Kräften. Trotz seiner schweren Gesichtsverletzungen konnte Corporal X noch sprechen. Bald unterhielt er die ganze Station mit Geschichten über seine Verlobte Molly.

Er war in Molly verliebt, seit die beiden sich als Jugendliche in der Tanzstunde begegnet waren. Mit achtzehn hatte er ein Jurastudium begonnen. Nach dem Abschluss eröffnete er in seiner Heimatstadt eine Anwaltskanzlei. In den folgenden Jahren baute er sich mit viel Fleiß einen Mandantenstamm auf und bat Molly schließlich um ihre Hand. Obwohl die Kanzlei bestens lief, fürchtete er, dass sie ihn zurückweisen würde, denn ihre Eltern, reiche Gutsbesitzer, waren entschieden gegen die Verbindung. Es zeigte sich jedoch, dass Molly genauso verliebt in ihn war wie er in sie, und sie nahm seinen Antrag trotz der Einwände ihrer Eltern begeistert an.

Als der Krieg ausbrach, meldete er sich sofort als Freiwilliger – zum Missfallen von Mollys Eltern, die der Meinung waren, er solle bis zum Erhalt seines Offizierspatents warten. Molly stand auf seiner Seite und schrieb ihm jede Woche Briefe, in denen sie ihm von ihren Träumen und von ihren Plänen für die gemeinsame Zukunft nach seiner Rückkehr berichtete. Ihre Worte gaben ihm in den dunkelsten Stunden an der Front Mut – und auch während der langwierigen Genesung von seinen schweren Gesichtsverletzungen.

»Ich will nicht, dass sie kommt, bevor ich ein paar von den scheußlichen Verbänden los bin«, vertraute er Black an, als sie seine Wunden versorgte. »Sie würde sich zu Tode erschrecken, wenn sie mich so sieht, bandagiert wie eine Mumie.« Corporal X, der sich seit seiner Verwundung nicht mehr im Spiegel gesehen hatte, klammerte sich an die Hoffnung, dass er mit leichten Entstellungen davongekommen war.

Am Tag, als die Verbände abgenommen wurden, war seine Mutter zu Besuch. »Sie wurde kreidebleich«, erinnerte sich Black. »Im ersten Moment befürchtete ich, sie würde in Ohnmacht fallen, aber sie ließ sich nicht das Geringste anmerken.« Während Black vorsichtig die Verbände abwickelte, plauderte Xs Mutter tapfer weiter, obwohl der Mann ihr gegenüber nur mit großer Mühe als ihr einst gutaussehender Sohn zu erkennen war. Später am Abend bat der junge Mann Schwester Black, Trennwände um sein Bett aufzustellen. Als sie seiner Bitte Folge leistete, fiel ihr Blick auf einen Rasierspiegel in seinem Spind. Bestürzt erkannte sie, dass Corporal X sein Gesicht gesehen hatte. »Jede Krankenschwester lernt, dass es Momente gibt, in denen man den Patienten lieber alleine lässt, weil Mitgefühl alles nur schlimmer machen würde.«

Corporal X versank in tiefer Hoffnungslosigkeit. Es schien, als wäre die Zukunft, die er sich ausgemalt hatte, mit dem Blick in den Spiegel gestorben. Er hatte die Abscheu, mit der die Gesellschaft auf ein entstelltes Gesicht reagierte, verinnerlicht und gegen sich selbst gerichtet, und glaubte fest daran, mit seinem veränderten Aussehen keine Liebe mehr zu verdienen. Das Spiegelverbot in Aldershot bestärkte ihn vermutlich noch darin, zu hässlich für die Blicke anderer zu sein. »Wahrscheinlich hatte er diesen Kampf in der Nacht mit sich ausgefochten«, schrieb Schwester Black. Am nächsten Morgen bat er sie, einen an Molly adressierten Brief für ihn aufzugeben. Als Black zurück auf die Station kam, sagte sie zu dem jungen Mann: »Sie sind jetzt so weit wiederhergestellt, dass Molly Sie jederzeit besuchen kann. Wollen Sie sie nicht bitten herzukommen?«

Corporal X antwortete traurig: »Sie wird nicht kommen.« Dann erzählte er Black, dass er Molly belogen habe. Er habe ihr geschrieben, er hätte in Paris eine Frau kennengelernt und erkannt, dass die Verlobung ein Fehler gewesen sei. »Es wäre nicht fair, von einem Mädchen wie Molly zu verlangen, sich an ein jämmerliches Wrack wie mich zu binden«, erklärte er Black. »Ich lasse nicht zu, dass sie sich aus Mitleid opfert. So wird sie es nie erfahren.«

Black war bestürzt über diese Beichte. »Gillies hatte alles Menschenmögliche getan, aber er konnte nun mal keine Wunder vollbringen«, schrieb sie. Die Schönheitsnormen, die Gillies' Arbeit notwendig machten, führten gleichzeitig dazu, dass Patienten, deren Behandlungen nicht erfolgreich genug verliefen, um diese Normen zu erfüllen, in den Augen der Gesellschaft – und oft auch in der eigenen Wahrnehmung – als »gescheitert« galten. Gillies musste sein Handwerk damals noch erlernen und zum größten Teil völlig neu erfinden –

und hatte es gleichzeitig mit den kompliziertesten Fällen zu tun, die man sich vorstellen kann. Ein hoher Anteil an unbefriedigenden Resultaten ließ sich da nicht vermeiden, so tragisch dies für die Leidtragenden auch war.

»Am schmerzlichsten für diese Männer war die Einsamkeit, die sie verspürten«, schrieb Arbuthnot Lane. Im Fall von Corporal X lag er damit richtig. Als der junge Mann entlassen wurde, kehrte er zurück nach Hause und führte fortan ein isoliertes Leben.

Zerstörte Gesichter führten im Krieg zu vielen gebrochenen Herzen. Kurz nach Beginn der Schlacht an der Somme kam Soldat Walter Ashworth vom 18. West Yorkshire Regiment ins Cambridge Military Hospital. Er gehörte zu der Handvoll Soldaten seiner Einheit, die den ersten Kampftag überlebt hatten. Die meisten waren im schweren feindlichen Artilleriefeuer gefallen, bevor sie den vordersten Graben erreicht hatten. Ashworth, der eine Kugel in die Wange bekam, die einen Großteil seines Kiefers zerschmetterte und ihm das halbe Gesicht zerriss, taumelte in einen mit Wasser gefüllten Granattrichter. Dort lag er, bis drei Tage später jemand sah, dass er noch am Leben war, und ihn in Sicherheit brachte.

Er wurde schnell zurück nach Großbritannien gebracht und am 5. Juli 1916 im Cambridge Military Hospital aufgenommen. Kurz nach seiner Ankunft wurde er von Henry Tonks gezeichnet, während die Schwestern die furchtbare Wunde in seinem Gesicht spülten. Auf dem Pastell beugt sich Ashworth über eine Nierenschale, die man unter sein Kinn gestellt hatte, um Wasser, Blut und Eiter aus der Wunde aufzufangen. Seine durchdringenden blauen Augen blicken in die Ferne, und eine Haarsträhne fällt ihm in die Stirn. Es ist das Porträt eines

Mannes, der zu ahnen beginnt, in was für einer schrecklichen Situation er sich befindet.

Ashworths Fall stellte eine besondere Herausforderung dar, denn er hatte sehr viel Knochensubstanz und Gewebe verloren. »Leider verursachten die Geschosse [auf dem Schlachtfeld] nicht nur Fleischwunden und Brüche, sondern rissen ganze Stücke aus dem Gesicht, sodass zahlreiche Steine im Puzzle fehlten«, schrieb Gillies. Er wusste bereits, dass man keine guten Ergebnisse erzielte, wenn man die angrenzende Haut zusammenzog, ohne zuvor die darunterliegenden Strukturen aufzubauen. Erschwerend kam hinzu, dass der gebrochene Kieferknochen repositioniert und ruhiggestellt werden musste, bevor an eine Operation überhaupt zu denken war. In Fällen, bei denen kein Knochen- oder Gewebsverlust vorlag, ließ sich das mithilfe einer Kieferbruchschiene erreichen, die die Knochenteile während des Heilungsprozesses zusammenhielt. Dabei verwendete man entweder eine Kappenschiene, die auf die Zähne gesetzt wurde, oder, falls der Patient durch eine Verletzung oder Karies die Zähne verloren hatte, eine externe Schiene, die man von außen am Gesicht befestigte.

Wenn »ganze Stücke« fehlten, musste der Kiefer dauerhaft ruhiggestellt werden, um eine erfolgreiche Reposition zu erzielen. Das bedeutete, dass der Patient die Schiene so lange tragen musste, bis das Knochen- oder Knorpeltransplantat, das Gillies zur Verstärkung der Stützstrukturen hergestellt hatte, vollständig eingeheilt war. Das dauerte zwischen drei und zwölf Monate. Während dieser Zeit konnte der Patient aufgrund des fixierten Kiefers keine feste Nahrung zu sich nehmen. Die Lösung war Flüssignahrung. Aber auch das war nicht immer unproblematisch, denn bei Patienten mit einer zusätzlichen Schädigung des Gaumens konnte Flüssigkeit in die Nase gelangen. Zu allem Übel bestand durch die Stillstellung des Kiefers über einen langen Zeitraum die Gefahr einer Kieferklemme, die dazu führt, dass der Patient den Mund nicht mehr richtig öffnen kann. Einfach und unkompliziert gab es nicht. Und ohne die Unterstützung eines kompetenten Zahnarztes war eine Kieferrekonstruktion schlichtweg nicht durchführbar.

Ashworth musste sich drei schmerzhaften Operationen unterziehen, bis sein zerstörtes Gesicht wiederhergestellt war. Von einem dieser Eingriffe gibt es eine der wenigen noch erhaltenen chirurgischen Skizzen. Darauf ist zu sehen, wie Gillies die Wunde verschließt, indem er Hautlappen und Gewebe von Wange und Kiefer zusammennäht. Später schrieb Gillies, er habe Ashworths Lippen ein wenig verkürzen müssen, um das klaffende Loch in seiner Wange zu schließen. Dadurch habe der Patient »auf der einen Seite einen verschmitzten, gar nicht unsympathischen Ausdruck bekommen.«

Ashworths Verlobte sah das leider anders. Als sie von der Entstellung erfuhr, trennte sie sich kurzerhand von ihm. Louise Grime, eine Freundin der Verlobten, war tief bewegt, als sie von dieser herzzerreißenden Geschichte erfuhr, und begann, Ashworth zu schreiben. Die beiden schrieben einander mehrere Briefe, bis Grime sich ein Herz fasste und den jungen Soldaten fragte, ob sie ihn in Aldershot besuchen dürfe. Er willigte freudig ein. Kurz darauf verliebten sie sich.

Als Ashworth aus der Armee entlassen wurde, kehrte er in seine Heimatstadt Bradford zurück, wo er vor dem Krieg als Schneider gearbeitet hatte. Anders als William Young – der Soldat, der das Viktoriakreuz erhalten und später auf Gillies' Operationstisch gestorben war – wurde Ashworth nicht wie ein Held empfangen. Keine Marschkappelle, kein Umzug erwartete ihn am Bahnhof, und seine Ex-Verlobte war nicht die Einzige, die auf sein verändertes Äußeres mit Ablehnung reagierte. Als er wieder in der Schneiderei anfing, ließ sein Chef ihn im Hinterzimmer niedrige Arbeiten verrichten, damit die Kunden bei seinem Anblick keinen Schreck bekamen. Er war über diese Erniedrigung so verletzt, dass er kündigte. Wunden wurden nicht nur auf dem Schlachtfeld zugefügt.

Seine Beziehung zu Grime litt nicht unter solchen persönlichen Rückschlägen. Schließlich hielt er um ihre Hand an, und die beiden heirateten. Nach dem Krieg wanderte das Paar nach Australien aus, um am anderen Ende der Welt neu anzufangen. Viele Jahre später kam es zu einem zufälligen Wiedersehen mit Gillies, der damals in Australien eine Gastprofessur hatte. Der Chirurg dachte laut darüber nach, ob er am Gesicht seines ehemaligen Patienten noch einmal Hand anlegen solle. Laut seiner Enkelin lehnte Ashworth dankend ab. Vielleicht hatte er Frieden mit dem Gesicht geschlossen, das Gillies ihm in einer Zeit gegeben hatte, als er glaubte, alle Hoffnungen auf ein normales Leben verloren zu haben.

7

BLECHNASEN UND HERZEN AUS STAHL

Während Harold Gillies im Cambridge Military Hospital schuftete, entwickelte der britische Künstler Francis Derwent Wood andernorts ganz eigene Ideen, um entstellten Soldaten zu helfen. Wood, 1871 als Sohn eines amerikanischen Vaters und einer britischen Mutter geboren, hatte schon als Kind bildhauerisches Talent gezeigt. Nach dem Kunststudium in Karlsruhe und London arbeitete er zunächst als Assistent des berühmten Bildhauers Sir Thomas Brock und wurde schließlich selbst zu einem gefeierten Künstler, dessen Arbeiten von 1895 bis zu seinem Tod 1926 alljährlich in der Royal Academy ausgestellt wurden.

Wie Tonks war der vierundvierzigjährige Wood bei Kriegsausbruch zu alt, um an die Front zu ziehen. Er meldete sich beim Royal Army Medical Corps zum Sanitätsdienst und wurde ins 3rd London Medical Hospital in Wandsworth geschickt, wo er Kieferschienen baute. Der unverhohlene Ekel, den viele Krankenhausbesucher beim Anblick eines gesichtsverletzten Soldaten zeigten, löste bei Wood tiefe Betroffenheit aus. Er beschloss, seine künstlerischen Fähigkeiten einzusetzen, und begann damit, Masken für Patienten zu entwerfen, die unter umfangreichen Gewebeverlusten litten und bereits mehrere

Operationen hinter sich hatten. »Meine Arbeit beginnt da, wo der Chirurg nichts mehr ausrichten kann«, schrieb er.

Gesichtsprothesen haben eine lange Tradition. 1566 verlor der bedeutende dänische Astronom Tycho Brahe im Duell einen Teil seiner Nase und trug fortan eine Prothese. Da diese sich leicht löste, hatte er stets ein Döschen mit einer klebenden Paste dabei. Der Sage nach war die künstliche Nase aus Silber. Als ein Forscherteam 2010 sein Grab öffnete und die Knochen im Bereich der Nasenhöhle auf Metallspuren untersuchte, zeigte sich, dass die Nase aus Kupfer bestanden hatte.

Auch Krankheiten steigerten die Nachfrage nach künstlichen Nasen. Viele Leute, in deren Gesicht die Syphilis gewütet hatte, legten sich eine Nasenprothese zu, um die hässlichen Spuren der Krankheit zu verbergen. In den 1860ern fanden der amerikanische Chemiker John Wesley Hyatt und sein Bruder Isaiah heraus, dass sich aus Nitrozellulose und Kampfer eine gummiartige, formbare Masse herstellen ließ. Zelluloid, der erste thermoplastische Kunststoff, wurde schnell zum bevorzugten Material für Nasenprothesen. Leider war Zelluloid hochentzündlich. Da Ende des 19. Jahrhunderts das Rauchen weitverbreitet war, wimmelte es von Berichten über angesengte oder sogar abgefackelte Zelluloidnasen.

Bereits in früheren Jahrhunderten hatten Kriege Chirurgen und Künstler zu allerlei Erfindungen animiert. Ein Buch des französischen Militärchirurgen Ambroise Paré aus dem 16. Jahrhundert enthält Zeichnungen von Ohren, Nasen und farbig bemalten Augen aus Silber und Gold, die von verwundeten Soldaten getragen wurden. 1832 wurde der zweiundzwanzigjährige französische Kanonier Alphonse Louis bei der Belagerung von Antwerpen von einem drei Kilogramm schweren Granatsplitter getroffen, der nahezu den gesamten unteren Teil seines Gesichts zerstörte. Man brachte den Verletzten in ein Feldlazarett, wo ein Chirurg die Wunde durch einfaches Zusammenziehen des verbliebenen Gewebes verschloss. Louis'

Prognose war düster. Seine Zunge schwoll auf das Vierfache ihrer normalen Größe an, sodass er weder richtig essen noch trinken konnte. Während seiner Genesung lebte er von dünner Brühe und mit Wein vermischter Limonade, die man ihm mit einem langen Löffel direkt in den Rachen flößte.

Als sich sein Zustand stabilisiert hatte, übernahm ein Sanitätsmajor namens Dr. Forjet die Behandlung. Zuerst stellte Forjet einen Gipsabdruck von Louis' zerstörtem Gesicht her, dann beauftragte er einen Handwerksmeister, eine Maske aus Silber anzufertigen. Die fast drei Pfund schwere Maske bestand aus mehreren Teilen inklusive eines beweglichen Unterkiefers, der es Louis ermöglichte, richtig zu essen, und auch seine Sprache verbesserte. Außerdem befand sich an der Innenseite ein Reservoir zum Auffangen des Speichels. Auf das Äußere der Maske verwendete man ebenso viel Mühe wie auf die Funktionalität: Sie wurde mit Farbe bemalt, die Louis' Hautton entsprach, und mit einem Schnurrbart aus Echthaar versehen. Louis wurde in medizinischen Fachkreisen und darüber hinaus als der »Kanonier mit der Silbermaske« bekannt.

Trotz dieser Erfolgsfälle wurden Gesichtsprothesen erst im Ersten Weltkrieg in großer Stückzahl hergestellt. Richtig in Schwung kam die Maskenproduktion erst unter Wood, der im März 1916 – etwa zur gleichen Zeit, als Gillies in Aldershot anfing – im 3rd London General Hospital eine Abteilung für Gesichtsentstellungen einrichtete. Schnell wurde die Abteilung als »Blechnasenwerkstatt« bekannt, eine echte Fehlbezeichnung, wie sich bald herausstellte.

Woods erster Arbeitsschritt bestand darin, mit Gipsbinden einen Abdruck vom Gesicht des Patienten zu nehmen. Wenn der Abdruck getrocknet war, füllte er die Lücken, die durch Gewebe- und Knochenverlust entstanden waren, mit Lehm aus. Als Vorlage dienten ihm dabei Patientenfotos, die vor dem Krieg aufgenommen worden waren. Mithilfe des Gipsabdrucks stellte er aus einem kautschukähnlichen Material die eigentliche Maske her, die er anschließend in ein Kupferbad legte. So entstand eine hauchdünne, maßgeschneiderte Metallhaut, die sich perfekt an die Gesichtsform anpasste. Auf der Kupfermaske wurde alles notwendige Zubehör – zum Beispiel Brillen oder Glasaugen – befestigt, dann wurde sie mit einer Silberschicht überzogen. Als Nächstes bemalte Wood die Maske mit dem passenden Hautton. Zum Schluss wurden Augenbrauen und Wimpern aus gefärbter Metallfolie auf die Prothese gelötet.

Woods Masken, die deutlich leichter waren als die bis dahin verwendeten Prothesen, sollten den Trägern ihr früheres Aussehen zurückgeben. Es war nicht sein Anspruch, das äußere Erscheinungsbild zu verbessern. »Ich strebe danach, sie so nachzubilden, wie sie in ihrem früheren Leben gewesen sind, ob schön oder hässlich. Sie sollen natürlich aussehen, das ist das einzige Kriterium.« (Darin unterschied er sich von Gillies, der seinen Patienten – so wie Soldat »Big Bob« Seymour – gerne ein völlig neues Aussehen verlieh und einen Soldaten oft mit der Frage begrüßte, was für ein Gesicht er denn haben wolle.)

Anders als bei künstlichen Gliedmaßen ließ sich die Maskenproduktion nicht standardisieren. Dies war bedingt durch die Vielfältigkeit der Verletzungen und das hohe handwerkliche Können, das nötig war, um das individuelle Äußere eines Menschen nachzubilden. Wie die plastische Chirurgie war die Gesichtsprothetik Maßarbeit. Der Herstellungsprozess war mühsam und zeitaufwändig: Im Schnitt dauerte es einen Monat, bis eine Gesichtsprothese fertig war. Außerdem musste eine Maske regelmäßig angepasst werden, da sich die Gesichtskonturen im Heilungs- beziehungsweise Vernarbungsprozess veränderten. Waren die Veränderungen am darunterliegenden Gewebe zu groß, musste Wood noch einmal von vorne anfangen.

Dennoch wurden Woods Arbeiten schon nach kurzer Zeit als »wahre Wunderwerke« gepriesen. Ein Journalist der *Times* schrieb, der Künstler habe mit seinen Masken »dem Krieg seinen schlimmsten Schrecken genommen.« In einem Artikel für die *Lancet* beschrieb Wood ausführlich die vielen sorgfältigen Arbeitsschritte, die nötig waren, um das Gesicht eines Menschen so zu rekonstruieren, dass es dem früheren Erscheinungsbild möglichst ähnlich sah. Seiner Ansicht nach war der positive psychologische Effekt der Masken ähnlich groß wie eine erfolgreich verlaufene chirurgische Gesichtsrekonstruktion. »Der Patient verliert die Mutlosigkeit, gewinnt die alte Selbstachtung, das einstige Selbstvertrauen zurück und empfindet sogar wieder Stolz auf sein Äußeres«, schrieb er. Viele Künstler nahmen sich an Woods Arbeit ein Beispiel. Die bekannteste war die amerikanische Bildhauerin Anna Coleman Ladd.

Ladd, 1878 als Anna Watts in Philadelphia geboren, stammte aus wohlhabender Familie und wuchs in Paris auf, wo sie Privatunterricht in Fremdsprachen, Kunst und Musik erhielt. Mit Anfang zwanzig ging sie nach Rom, um Bildhauerei zu studieren. 1905 heiratete sie den Arzt Maynard Ladd und zog mit ihm nach Boston. Dort schuf sie Zierbrunnen und Porträtbüsten für die Bostoner High Society und wurde zu einer prominenten Künstlerin. Bei Ausbruch des Ersten Weltkriegs ging ihr Mann im Auftrag der Kinderhilfe des Amerikanischen Roten Kreuzes nach Frankreich. Dort gründete er mehrere Krankenhäuser und Fürsorgeeinrichtungen für kriegsgeschädigte Frauen und Kinder.

Ladd war nicht der Typ, der sich untätig im Hintergrund hielt. Angespornt von Woods Arbeit, warb sie beim Roten Kreuz um Unterstützung beim Aufbau eines Maskenstudios in Frankreich. Während dieser Zeit führte sie einen Briefwechsel mit Woods, der ihr ausführlich seine Techniken beschrieb. 1917 reiste Ladd nach Paris, wo sie zunächst im Val-de-Grâce bei

Hippolyte Morestin hospitierte – dem übellaunigen Chirurgen, der Harold Gillies einst den Zutritt zu seinem Operationssaal verwehrt hatte. Im November desselben Jahres wurde ihre Hartnäckigkeit belohnt, und sie eröffnete unter der Schirmherrschaft des Roten Kreuzes ein Studio für Porträtmasken.

Von dem großen, hellen Studio im Pariser Quartier Latin blickte man hinunter in einen efeubewachsenen Innenhof mit antik anmutenden Skulpturen. Um für ihre Kunden eine freundliche, einladende Atmosphäre zu schaffen, schmückte Ladd das Studio mit frischen Blumen. Wenn die Besucher die fünf Stockwerke hinaufgestiegen waren, wurden sie von einer Wand mit Gipsabdrücken von anderen Entstellten empfangen. Während der Öffnungszeiten wartete meist rund ein halbes Dutzend Soldaten rauchend und Domino spielend darauf, dass sie durch Ladds Zauberkunst verwandelt wurden. Jeden Dienstagnachmittag lud Ladd zum Tee, damit Männer mit Gesichtsprothesen denen, die noch auf ihre Maske warteten, zeigen konnten, dass die Rückkehr zu einem »normalen« Äußeren möglich war. An Weihnachten tauschten die Entstellten sogar unter dem Christbaum Geschenke. »Sie wurden nie behandelt, als stimmte etwas nicht mit ihnen«, erinnerte sich Ladd später. »Es wurde viel gelacht, und wir halfen ihnen dabei, zu vergessen. Das war ihr größter Wunsch, und sie waren dankbar dafür.«

Wie Wood trat Ladd in Aktion, wenn die Chirurgie versagt hatte – und das geschah oft in den Wirren des Krieges, da viele Verwundete zuerst zu Ärzten geschickt wurden, die mit der Wiederherstellung von Gesichtern kaum Erfahrung hatten. Ellen la Motte, die amerikanische Krankenschwester und Journalistin, die sich freiwillig zum Sanitätsdienst meldete, bevor die Vereinigten Staaten in den Krieg eintraten, traf einmal auf einen französischen Soldaten, dem aufgrund seiner schweren Verletzungen beide Arme und Beine amputiert worden waren. Seine rekonstruierte Nase war »ein wabbeliges Ungetüm, das man auf dilettantische Weise aus Haut von seiner Brust geformt hatte.« Die Mühe, den entstellten Mund zu richten, hatten die Chirurgen sich gespart. »Alle Vorderzähne fehlten«, schrieb la Motte weiter, »und in seiner Tasche steckte ein Zettel mit der Adresse eines Geschäfts, in dem man Glasaugen kaufen konnte.« Nach seiner Entlassung verfiel der Soldat in tiefe Depressionen. Die Ärzte hatten ihn als Triumph der Chirurgie bezeichnet, doch er »weinte sich die blinden Augen aus, schlug verzweifelt mit den vier Stümpfen und flehte unter furchtbaren Schmerzen: ›Bitte, Papa, töte mich!‹«

Manche Soldaten gaben die Hoffnung auf, wenn der Chirurg das Skalpell weggelegt hatte, andere wandten sich hilfesuchend an Ladd. »Ein Mann, der zu uns kam, war seit seiner Verwundung zweieinhalb Jahre vorher nicht mehr zu Hause gewesen«, schrieb Ladd über einen ihrer Kunden. »Seine Mutter sollte nicht sehen, wie furchtbar er aussah. Von seinem Gesicht war nur ein Auge unversehrt geblieben, und nach fünfzig Operationen [...] wandte er sich an uns.« Mithilfe ihrer anatomischen Kenntnisse und ihres künstlerischen Gespürs entwarf Ladd eine Maske, die eine realistische Kopie seines früheren Gesichts darstellte. Wie Wood orientierte sie sich dabei an Fotos aus der Vorkriegszeit. »Damit die Masken so vollkommen wie nur möglich wurden, studierten wir tagelang die Gesichter der Soldaten, im Ruhezustand und in der Bewegung, und sahen uns ganz genau die Fotografien an, die sie mitgebracht hatten«, erläuterte sie. »Dann baute ich anhand der Fotos [...] die fehlenden oder zerstörten Züge nach, mit ihrem gewohnten, natürlichen Ausdruck.«

Die Nachfrage war so groß, dass Ladd vier Mitarbeiter:innen einstellte: Diana Blair von der Harvard Medical School sowie die Bildhauer:innen Jane Poupelet, Louise Brent und Robert Vlerick. Zusammen stellten sie in den elf Monaten, die Ladd in Paris weilte, siebenundneunzig Masken her. Jede kostete achtzehn Dollar, ein niedriger Preis angesichts der zeitaufwändigen Herstellung. Als eine Journalistin das Studio besuchte, entdeckte sie auf einem Tischchen mehrere von Ladds meisterhaft gefertigten Prothesen. Verblüfft über ihren Realismus stellte sie fest: »Man hatte den Eindruck, es handelte sich um menschliche Nasen und Kinne für ein Kannibalenmahl.«

Ladds Masken waren meist schwerer als die von Wood, dafür galten sie in puncto Naturtreue als überlegen. Angeblich konnte ein Träger eine ganze Chirurgenschar zum Rätseln bringen, ob seine Augen nun echt oder nur gemalt waren. Außerdem modellierte sie ihre Masken in der Regel mit leicht geöffneten Lippen, sodass der Träger problemlos eine Zigarette rauchen konnte. Viele ihrer Patienten, erinnerte sich Ladd Jahre später, »saßen stumpf in den Krankenhäusern, bis sie sich, geschützt durch ihre Masken, wieder unbeschwert nach draußen wagen und in ihr altes Leben zurückkehrten konnten. Ihre Freunde erkannten sie wieder, sie konnten rauchen und ihre Schnurrbärte zwirbeln, und ihre Kinder konnten sagen: ›Da kommt Papa!‹«

Mit der Zahl der Verwundeten stieg auch die Beliebtheit der »Tin Nose Shops«, aber so, wie es an Chirurgen fehlte, mangelte es auch an Künstlern, um den Bedarf an Masken zu decken. Als Henry Brooks, ein für Frankreich kämpfender Engländer, durch eine Gewehrkugel einen Teil seiner Nase verlor, teilte man ihm mit, die Verletzung sei nicht schwer genug, um sofort zu operieren. Daraufhin baute sich Brooks, der von Beruf Brillenmacher war, eine Nasenprothese aus Aluminium, das er vorher mit Säure behandelt hatte, um die kleinen Unebenheiten der menschlichen Haut nachzuahmen. Anschließend bemalte er die neue Nase in einem Hautton. Das Ergebnis war so gelungen, dass Brooks damit begann, Prothesen für andere Kriegsverwundete herzustellen.

Für Harold Gillies waren die Masken eine bittere Erinnerung an die Grenzen der plastischen Chirurgie. Wood schrieb: »Die Fälle, die zu mir kommen, sind solche, deren Verletzungen […] so schwerwiegend sind, dass sie sich nicht einmal mit den fortschrittlichsten Techniken der plastischen Chirurgie reparieren lassen.« Oft blieb Gillies keine andere Wahl, als seinen Patienten eine Maske zu empfehlen. Einer, Grenadier Moss, hatte beide Augen sowie einen Großteil der Nase und des Oberkiefers verloren. Nachdem Gillies alles getan hatte, was die wiederherstellende Chirurgie vermochte, ließ er für den Soldaten eine Maske anfertigen, die mit einer dunklen Brille am Kopf befestigt wurde.

In der Regel nutzte Gillies die Masken jedoch als Übergangslösung für Patienten, denen weitere Operationen bevorstanden. Ein südafrikanischer Patient trug die Maske nur, wenn er an seinen Urlaubstagen Freunde und Familie in London besuchte. Bei heißem Wetter musste er die Maske zwischendurch absetzen, weil er darunter zu sehr schwitzte. Wenn er abends ins Krankenhaus zurückkam, zeigte er mit den Fingern an, wie viele Leute sich beim Anblick seines Gesichts erschreckt hatten. Manchmal fielen im Bus »Frauen vor Entsetzen in Ohnmacht oder brachen, wenn sie ihn ansahen, vor Kummer in Tränen aus.«

Gillies hatte erhebliche Zweifel, ob die Masken als langfristige Lösung für seine Patienten taugten. Obwohl sie erstklassig gemacht und sogar schön waren, wirkte ihr starrer Ausdruck auf so manchen Betrachter verstörend. Das heißt, die Masken waren nicht in der Lage, Emotionen auszudrücken wie ein menschliches Gesicht. Als einer von Woods Patienten Urlaub bekam, um seine Familie in London zu besuchen, liefen seine Kinder vor Angst davon. Gillies konnte das gut nachvollziehen. »Man kann den Widerwillen einer Liebsten verstehen, die einen wohlgeformten, aber gefühllosen Mund aus emaillierter Phosphorbronze küssen soll«, bemerkte er spitz. Dazu kam, dass die Maske nicht mit dem Träger alterte und in bestimmten Zeitabständen erneuert werden musste.

Darüber hinaus waren die Masken unbequem zu tragen

und schwierig am Kopf zu befestigen. Empfindlich waren sie auch. Mit der Zeit blätterte die Farbe ab und das Metall lief an. Von den Masken, die Anna Coleman Ladd während des Ersten Weltkriegs anfertigte, ist nicht eine erhalten geblieben. Obwohl die Masken dem entstellten Soldaten seine Würde zurückgeben und ihm die Rückkehr ins Zivilleben erleichtern sollten, erinnerten sie doch immer an ihren eigentlichen Zweck: etwas zu verbergen. Dies geschah hauptsächlich zum Wohl des Betrachters. 1925 trug der Schauspieler Lon Chaney in der Verfilmung von *Das Phantom der Oper* eine Maske, die denen von Wood und Ladd sehr ähnlich war, um das entstellte Gesicht seiner Figur zu verbergen. Die Masken hatten in der Tat etwas Unheimliches, und viele Soldaten lehnten sie deshalb ab. »Diese verflixten Blechvisagen sind nicht gut für uns«, klagten sie. »Können Sie uns nicht etwas geben, das man waschen und rasieren kann und das auf der Straße nicht herunterfällt?«

Letztlich unterzogen sich die meisten entstellten Soldaten lieber schmerzhaften, unausgereiften Operationen, um ihr altes Äußeres zurückzubekommen. »Aus umfangreichen Erfahrungen wissen wir, dass der Patient [...] unsägliche Strapazen auf sich nimmt, um wieder normal zu werden«, schrieb ein Feldchirurg. Gillies teilte diese Einschätzung. Er stellte fest, dass die Behandlung sich unmittelbar positiv auf das seelische Wohlbefinden der Männer auswirkte. »Sobald wir mit der Reparatur begannen, verbesserte sich gewöhnlich auch ihre Stimmung, was daran zu erkennen war, dass viele Schnurrbärte mithilfe von Spucke und ein bisschen Zwirbeln wieder nach oben zeigten.« Obendrein wurde das Behandlungsspektrum stetig größer, denn jede neue Kriegsphase produzierte neue Entstellungen, die Gillies dazu zwangen, seine Kenntnisse kontinuierlich zu vertiefen.

Die Schlacht an der Somme brachte eine endlose Flut von Verwundeten nach Aldershot. Zum Ende des Sommers platzte das Cambridge Military Hospital aus allen Nähten. Gillies benötigte dringend mehr Platz. »Meine Tage und Nächte waren mit den Problemen der Verwundeten ausgefüllt«, erinnerte er sich rückblickend. Trotz der zweihundert zusätzlichen Betten, die Sir William Arbuthnot Lane ihm bewilligt hatte, reichten die Kapazitäten nicht aus, um alle gesichtsverletzten Soldaten von der Westfront unterzubringen.

Erschwerend kam hinzu, dass Patienten, die sich einer Gesichtsrekonstruktion unterzogen, meistens mehrere Operationen benötigten, zwischen denen lange Heilungsphasen lagen. Dadurch war die Fluktuation deutlich niedriger als in anderen Abteilungen – auch wenn Gillies gelegentlich dem Druck der Patienten nachgab und vorzeitig zum Skalpell griff. »Ich habe viel zu früh und viel zu oft operiert«, bekannte er. »Es braucht Zeit, ein Gesicht wiederaufzubauen, doch die verstümmelten jungen Krieger, denen beim Warten auf den nächsten Eingriff langweilig wurde, drängten mich zum Operieren, lange bevor es im Hinblick auf ihre Hämoglobinwerte und die Narbenheilung ratsam war.« Dies führte unweigerlich zu Fehlern, und manche Patienten erlitten Rückschläge. »Es wäre besser gewesen, sie mit Schnurrbärten auszustatten und ihnen eine Weile Ruhe zu gönnen«, schrieb Gillies selbstkritisch. Sein Leitspruch »Was du heute nicht musst besorgen, das verschiebe auf morgen« bewies in Aldershot ein ums andere Mal seine Richtigkeit.

Als das Platzproblem nicht mehr in den Griff zu kriegen war, wandte sich Gillies mit dem Vorschlag an Lane, ein großes Rekonvaleszentenheim zu eröffnen, in dem sich die Patienten von den Operationen erholen konnten. Auf diese Weise – so Gillies' Idee – könne man die Patienten früher entlassen und Platz für neue schaffen. Lane willigte ein und wandte sich an Lady Rodney, eine Landadelige, die sich bereiterklärte, den Rekonvaleszenten ihr Landgut in Great Alresford in der Grafschaft Hampshire zur Verfügung zu stellen. Die neue Einrichtung gab Gillies und seinen Mitarbeitern ein bisschen Luft, aber das Problem, ausreichend Platz für die Unmengen von Neuankömmlingen zu schaffen, war damit nicht aus der Welt. Das Cambridge Military Hospital war schlichtweg nicht ausgerichtet auf die Opfermassen der industriellen Kriegsführung.

Gillies bedrängte die »hohen Tiere« im Kriegsministerium, eine Lösung zu finden, aber ohne Erfolg. Enttäuscht über die Tatenlosigkeit der Regierung wandte er sich ans Britische Rote Kreuz. Mit dessen Hilfe wurde schließlich eine Kommission gegründet, und Gillies' Bitten wurden erhört. Das Kriegsministerium erteilte ihm die Genehmigung, mit seiner Abteilung in neue, größere Räumlichkeiten umzuziehen.

Auf der Suche nach einem geeigneten Ort wandte sich die Kommission an Charles Kenderdine, einen Grundstücksmakler mit guten Verbindungen. Kenderdine empfahl der Kommission Frognal House, ein Herrenhaus aus dem frühen 18. Jahrhundert, das seit dem Tod des Eigentümers im Dezember 1914 zum Verkauf stand. Das Haus, zu dem siebenhundert Hektar Land gehörten, befand sich in Sidcup, etwa zwanzig Kilometer südöstlich von London. Es lag an der Bahnstrecke nach Dover, wo die Schiffe mit den Verwundeten aus Frankreich ankamen. Frognal House war der ideale Standort für ein neues Krankenhaus.

Kenderdine wurde zum Honorarsekretär und Schatzmeister der Kommission ernannt und damit beauftragt, Gelder für die Pacht des Grundstücks zu sammeln. Die Spenden von Organisationen und Privatleuten flossen üppig. Auch Queen Mary zählte zu den illustren Wohltätern und lieh dem Krankenhaus schließlich ihren Namen, um die Leute zu weiteren Spenden zu animieren. Kurz darauf wurde der Pachtvertrag für Frognal House und das dazugehörige Land unterzeichnet.

Die Bauarbeiten für das Queen's Hospital begannen im Februar 1917.

Wie schon bei der Spezialabteilung in Aldershot trug Lane entscheidend zur Gründung des neuen Krankenhauses bei. In einem Brief an Gillies schrieb er: »Ich will Sidcup zum weltgrößten und bedeutendsten Krankenhaus für Kieferrekonstruktionen und plastische Chirurgie machen und Sie zur führenden Kapazität auf diesem Gebiet.«

Nicht alle folgten Gillies an den neuen Standort. Schwester Catherine Black, die ihm im Cambridge Military Hospital unermüdlich zur Seite gestanden hatte, wurde vor der Eröffnung nach Frankreich geschickt. Dort pflegte sie Offiziere, die am sogenannten Kriegszittern litten, das sie als »eine der traurigsten Krankheiten der modernen Kriegsführung« bezeichnete. Diese psychische Erkrankung, die man heute wohl als posttraumatische Belastungsstörung bezeichnen würde, war im Ersten Weltkrieg so verbreitet, dass sie fast zum Synonym für ihn wurde. Zu Beginn der Kampfhandlungen wurden zwischen drei und vier Prozent der Soldaten aller Dienstgrade wegen eines »nervlichen und seelischen Schocks« von der Front evakuiert. Damals wusste man noch sehr wenig über die psychischen Auswirkungen des Krieges. Anfangs gingen die Ärzte davon aus, das Leiden werde durch die Druckwellen explodierender Granaten ausgelöst, weshalb man auch von Granatschock beziehungsweise *shell shock* sprach. Solche grundlegenden Fehleinschätzungen offenbaren die unzulängliche medizinische Behandlung, die den Erkrankten zuteilwurde. Schwester Black fühlte sich den traumatisierten Soldaten in Frankreich gegenüber oft genauso hilflos wie gegenüber den entstellten Männern in Aldershot.

Aber wenigstens in der Behandlung physischer Verletzungen wurden Fortschritte erzielt. Unter Harold Gillies' Leitung zog das Queen's Hospital bald erstklassige Chirurgen und Zahnärzte aus der ganzen Welt an. Sie kamen, um sich mit den neusten Entwicklungen in der wiederherstellenden Chirurgie vertraut zu machen, und davon gab es viele. Gillies ebnete den Weg für eine neue Generation von plastischen Chirurgen, die sich nicht nur um Funktion, sondern auch um ästhetische Aspekte kümmerten. Seine Operationstechniken trugen dazu bei, die entstellten Gesichter von Tausenden Kriegsverletzten zu rekonstruieren.

Gillies' Biograph Reginald Pound schrieb, das Cambridge Military Hospital sei die Geburtsvorbereitung der modernen plastischen Chirurgie gewesen und das Queen's Hospital in Sidcup der Kreißsaal. Dort wurden zahlreiche Grundlagen der zeitgenössischen plastischen Chirurgie geschaffen, die später weltweit praktiziert wurden.

Gillies traf am 18. August 1917 – fünf Monate nach Baubeginn – in Sidcup ein und fing sofort an zu operieren. »Wir stellten buchstäblich die Koffer ab und griffen zu den Nadelhaltern«, schrieb er. »Kann man ein Krankenhaus besser eröffnen?«

8

DIE WUNDERTÄTER

Gillies gab dem verunsicherten Mann neben der Tür ein Zeichen, näher zu kommen. »Die beiden Punkte hier sind die Augen«, erklärte er Harold Begbie, einem Journalisten, der im Auftrag seiner Zeitung nach Sidcup gekommen war. Schon seit Kriegsbeginn berichtete Begbie über die Herausforderungen, mit denen die Medizin aufgrund der riesigen Zahl an Verwundeten konfrontiert war, und hatte in den vergangenen Jahren die besten und schlechtesten Eigenschaften der Menschen gesehen.

»Krieg ist grausam, unmenschlich und unsagbar ekelhaft«, schrieb er in der *Liverpool Daily Post*. Bei einem früheren Besuch in einem Frontlazarett war er einem jungen Mann begegnet, der trotz mehrerer Kopfschüsse überlebt hatte. Vier Kugeln hatten die Ärzte entfernen können, doch zwei steckten noch in seinem Schädel, als lebenslange Erinnerung daran, wie knapp er dem Tod entronnen war. Ein anderes Mal hatte Begbie ein Gespräch zwischen einem berühmten Bakteriologen und einem nicht minder angesehenen Chirurgen belauscht, die im Foyer eines britischen Hotels bei einem Drink saßen. Der Bakteriologe zeigte auf die uniformierten Soldaten, die durch die Halle schwirrten, und stellte mit der schonungslosen Nüchternheit des Kriegsmediziners fest: »Wir beide, deren Aufgabe es ist, Leben zu retten, sitzen hier umgeben von Männern, deren Aufgabe es ist, Leben zu zerstören.«

Jetzt sah Begbie im Operationssaal des neuen Queen's Hospital diese Zerstörung mit eigenen Augen. Zögerlich näherte er sich dem OP-Tisch. Der Patient darauf war bis zur Taille nackt und mit orangefarbenem Jod beschmiert. Gillies zeigte mit dem Skalpell auf die Brust des Mannes. Darauf war mit dünnen Linien ein Gesicht gezeichnet. »Hier kommt später die Nase hin«, erklärte er Begbie, »und hier sehen Sie den Mund, den wir ihm geben.« Mit einer Mischung aus Faszination und Entsetzen starrte Begbie auf den narkotisierten Patienten. In seinem Artikel für die *Yorkshire Evening Post* schrieb er über seine Eindrücke: »Ich erkenne, dass es sich bei dem Patienten um einen Mann handelt, und ich erkenne, dass dieser Mann früher einmal ein Gesicht hatte: Aber ich denke nicht an [...] die widerwärtige Heimtücke des Krieges, sondern nur daran, wie lange ich es aushalte, diese grässliche Gestalt, die immer noch ein Mensch ist, anzusehen.«

Gillies nahm keine Notiz von der Gefühlslage des Besuchers. Für ihn war ein verstümmeltes Gesicht längst Normalität. Aber Begbie war solche Anblicke nicht gewöhnt. Besonders nahe ging dem Journalisten der erschütternde Kontrast zwischen »dem gezeichneten Gesicht auf der Brust des Mannes, das wie eine Maske wirkte, und dem völlig verwüsteten Gesicht darüber, das noch vor wenigen Tagen die unverbrauchte Schönheit der Jugend geziert hatte.« Er fragte sich, wer der Mann auf dem OP-Tisch vor dem Krieg gewesen war und was wohl nach den vielen schmerzhaften Operationen aus ihm werden würde.

Begbie wurde aus seinen Gedanken gerissen, als Gillies den Patienten an der Schulter fasste und in die richtige Position schob. Spannung machte sich im Raum breit, als er das Skalpell ansetzte und den ersten Schnitt ausführte. Ein Assistent flüsterte Begbie zu: »Sehen Sie die kleinen Schwellungen an der Schulter? Das sind die Knorpel, die wir ihm aus den

Rippen genommen und dort eingesetzt haben, um daraus später das Gerüst für die Nase zu machen.« Mit weichen Knien inspizierte Begbie die beiden prominenten Knubbel, die Gillies drei Tage zuvor dort eingepflanzt hatte.

Mit geschickten Schnitten löste Gillies vorsichtig die Haut von der Brust des Patienten. Der Assistent fuhr fort: »Das Gesicht auf der Brust wird vollständig abgehoben und auf das entstellte Gesicht gelegt. Die Nase wird mit dem Knorpel aus den Rippen aufgebaut und mit echter Haut ausgekleidet. Das Gewebe, das auf natürlichem Wege mit Blut versorgt wird, wächst an der neuen Stelle an wie ein Transplantat, und zum Abschluss werden die Narben entfernt.«

Mitten in der Operation wurde es Begbie zu viel. Man brachte ihn nach draußen zu einem offenen Fenster und gab ihm eine Zigarette. Was er gerade mit angesehen hatte, war grauenvoll. Dennoch verstand Begbie die immense Bedeutung. »Mr. Derwent Wood, der einfallsreichste unter unseren englischen Bildhauern [...] fertigte für entstellte Soldaten so großartige Masken an, dass sie von der anderen Seite des Zimmers aus völlig natürlich wirkten. Jetzt ist die Chirurgie ihr eigener Bildhauer«, schrieb er in seinem Artikel.

Während er auf dem Gang um Fassung rang, gab ihm jemand ein Album mit Fotos von Patienten vor und nach der Operation. Begbie war fasziniert von den Verwandlungen, die die Chirurgie bewerkstelligte. »Das ist eine Revolution«, staunte er. »Ein neues Gesicht wird aufgelegt, wächst an und wird ein echtes Gesicht – keine Maske, die das Grauen nur verbirgt.« Beim Betrachten der Fotos von unzähligen Soldaten, deren Lebensqualität sich dank der plastischen Chirurgie entscheidend verbessert hatte, konnte Begbie sich des Eindrucks nicht erwehren, dass Harold Gillies und sein Team wahre Wunder vollbrachten.

Wunder wurden nicht nur auf alliierter Seite vollbracht. Auch die Deutschen machten große Fortschritte bei der Behandlung von Gesichtsverletzungen. Zwischen Juli 1916 und Januar 1922 leitete der Chirurg Jacques Joseph an der Berliner Charité eine Abteilung, die Gillies' Abteilung in Aldershot nicht unähnlich war.

Joseph kannte sich aus mit Entstellungen. Auf seiner linken Wange prangte eine große Narbe, die aus seiner Burschenschaftszeit in den 1890ern stammte – obwohl ihn das vielleicht gar nicht störte, denn solche Schmisse galten damals in Deutschland als Zeichen von Mut und Männlichkeit. Viele Studenten schlossen sich schlagenden Verbindungen an und forderten einander zum Duell. Hals und Augen der Duellanten waren geschützt, aber die Gesichter waren den scharfen Klingen ausgesetzt. Die davongetragenen Schmisse wurden nur nachlässig medizinisch versorgt. Ein Zeitzeuge bemerkte: »Die Wunde wird absichtlich schlecht genäht, damit die Narbe hoffentlich ein Leben lang erhalten bleibt.«

Junge deutsche Männer trachteten bis weit ins 20. Jahrhundert hinein nach der »Ehrennarbe«, wie der Fall eines Lotteriegewinners in den 1920ern beweist, der einen Chirurgen darum bat, ihm einen künstlichen Schmiss beizubringen. Er wollte sich als jemand ausgeben, der würdig war, zum Duell herausgefordert zu werden. Als der Chirurg ablehnte, ging er zu einem Friseur, der sich freudig bereiterklärte, ihm gegen Bezahlung einen Schmiss auf der Wange zu verpassen. Leider durchtrennte er dabei auch die Tränendrüse des Mannes.

Schon möglich, dass die Aussicht auf eine Ehrennarbe den deutschen Soldaten die Angst davor nahm, gezeichnet aus dem Krieg heimzukehren. Die meisten Gesichtsverletzungen waren jedoch weitaus schwerer als eine einfache Schnittwunde, und so dauerte es nicht lange, bis Josephs neue Abteilung in der Charité voll mit Patienten war, die dringend Hilfe benötigten.

Anders als Gillies hatte Joseph schon vor dem Krieg Erfahrungen auf dem Gebiet der plastischen Chirurgie gesammelt. 1890 hatte er einen zehnjährigen Jungen operiert, der nicht mehr in die Schule gehen wollte, weil er von seinen Klassenkameraden wegen seiner großen, abstehenden Ohren gehänselt wurde. Die Operation verlief erfolgreich. Trotzdem wurde Joseph anschließend entlassen. Sein Chef befürchtete, solche chirurgischen Experimente würden die Klinik in Verruf bringen. Operationen, argumentierte er, dürften nicht allein aus Gründen der Eitelkeit durchgeführt werden. Der Rausschmiss veranlasste Joseph jedoch nicht dazu, die kosmetische Chirurgie an den Nagel zu hängen.

Er eröffnete eine Praxis, in der er alle möglichen Schönheitseingriffe, aber vor allem Nasenkorrekturen vornahm, was ihm den Spitznamen »Nasenjoseph« einbrachte. Mit seinen Nasenverkleinerungen verhalf er unzähligen deutschen Juden zur »optischen Assimilation«, vor allem nach der Machtergreifung durch die Nationalsozialisten 1933. (Auch Joseph, der selbst Jude war, hatte eine Korrektur an sich vorgenommen: Während seiner Studienzeit änderte er seinen Vornamen Jakob Lewin in Jacques.) In einer Zeit, in der die meisten Chirurgen solche Eingriffe als »unseriös« verteufelten, beharrte Joseph darauf, dass der therapeutische Wert der plastischen Chirurgie ebenso wichtig sei wie ihr Vermögen, Funktion wiederherzustellen. Diese Einstellung leistete ihm gute Dienste, als er damit begann, die Gesichter von kriegsverletzten Soldaten zu rekonstruieren.

Josephs Arbeit deckte sich in weiten Teilen mit der von Gillies. Beide Männer waren sowohl an Form als auch an Funktion interessiert. Große Anerkennung erhielt Joseph für die Gesichtsrekonstruktion, die er an dem türkischen Leutnant Mustafar Ipa vornahm. Ipa wurde 1918 bei einem Angriff der Alliierten auf die Dardanellen von einem Granatsplitter getroffen, der ihm beide Wangen, die Lippen, die Nase, den Gaumen und das rechte Auge zerfetzte. Aufgrund der Schwere seiner Verletzungen wurde er vom Roten Kreuz nach Berlin gebracht und in die Charité eingeliefert. Dort stellte Joseph in mehreren aufwändigen Operationen das mittlere Drittel von Ipas Gesicht wieder her.

In vielen Fällen vollbrachte Joseph wahre Wunder. Doch wie Hippolyte Morestin war er ein erklärter Feind der Zusammenarbeit. Wenn Chirurgen von auswärts in die Charité kamen, um ihm bei der Arbeit im OP zuzusehen, durften sie keine Fragen stellen und wurden meistens kaltschnäuzig ignoriert. Darin unterschied er sich eindeutig von Gillies, der alles daransetzte, in Sidcup ein Team aus Chirurgen, Zahnärzten, Allgemeinmedizinern, Radiologen, Künstlern, Bildhauern, Maskenmachern und Fotografen um sich zu scharen, die alle von Beginn an am Rekonstruktionsprozess beteiligt waren.

Gillies wusste, dass sich neue Techniken in der plastischen Chirurgie nur in Gemeinschaftsarbeit entwickeln ließen. Seine Visionen für das Queen's Hospital deckten sich mit den Vorstellungen von Sir William Arbuthnot Lane, der darauf drängte, Sidcup zum führenden Standort für Kieferrekonstruktionen und plastische Chirurgie zu machen. »Je größer das Krankenhaus, desto mehr Förderer und desto stärker Ihre Position«, schrieb er Gillies.

Gillies hatte das Krankenhaus mit der gleichen Sorgfalt geplant, die er auch im Operationssaal walten ließ. Im alten Herrenhaus befanden sich die Verwaltung, die Unterkünfte für das Pflegepersonal und rekonvaleszierende Offiziere sowie das Atelier von Professor Tonks, der seine Arbeitszeit zwischen der Slade School of Fine Art und Sidcup aufteilte. Hinter dem Haus standen, strahlenförmig angeordnet um eine offene, ovale Rampe, mehrere Holzbaracken mit je sechsundzwanzig Betten, die als Krankensäle dienten. Jeder Saal verfügte an der Außenseite über eine Veranda. Im Inneren des Ovals befanden sich zwei große Operationssäle, ein Zahn-OP, Röntgen-, Untersuchungs- und Krankengymnastikräume sowie mehrere Fotostudios. Als Harold Begbie das Krankenhaus besuchte, gab es dort Betten für dreihundertzwanzig Patienten. Mit der Zeit wurde die Bettenzahl auf sechshundert aufgestockt.

Gillies wohnte mit seiner Familie in Twysdens, einem großen viktorianischen Haus in Foots Cray etwas außerhalb von Sidcup. Dort waren Katherine und die Kinder ungestört, und Gillies konnte sich von der aufreibenden Arbeit im Krankenhaus erholen.

Von Anfang an legte Gillies großen Wert darauf, dass Chirurgen, die sich auf Kiefer- und Gesichtsverletzungen spezialisieren wollten, an einem Ort lernen und arbeiten konnten. »Bis zur Einrichtung des neuen Hauses [...] konnte in diesem Bereich der Chirurgie nur ungeordnet gelernt werden«, schrieb er. In Sidcup änderte sich das.

Das Krankenhaus sollte als zentraler Behandlungsort für Verwundete aus Großbritannien sowie den Dominions Kanada, Australien und Neuseeland dienen und war dementsprechend in vier Abteilungen gegliedert. Jede Abteilung handelte selbstständig und hatte ihre eigenen Chirurgen, Zahnärzte, Röntgenassistenten, Künstler, Fotografen und Modellbauer. Gillies leitete die britische Abteilung und wurde bei seiner Arbeit von dem Zahnarzt William Kelsey Fry unterstützt, einem Sanitätsoffizier, den man ans Queen's Hospital geschickt hatte, nachdem er an der Front verwundet worden war. Zu Beginn des Krieges hatte Kelsey Fry einen Soldaten mit einer Gesichtsverletzung zu einem Sanitätsunterstand gebracht, um wenig später zu erfahren, dass der Mann erstickt war, weil die Sanitäter ihn in Rückenlage transportiert hatten. Dieser Vorfall hatte sich ihm nachdrücklich eingeprägt. Kelsey Fry war für das Hartgewebe zuständig, während Gillies sich um das Weichgewebe kümmerte. Die britische Abteilung war die größte der vier und behandelte vierzig Prozent aller Patienten in Sidcup. Als Chefarzt war Gillies außerdem für die Überwachung des gesamten Krankenhausbetriebs zuständig.

Die australische Abteilung, die zwanzig Prozent der Patienten in Sidcup betreute, wurde von Lieutenant Colonel Henry Simpson Newland geleitet, einem drahtigen Spätviktorianer von asketischer Strenge. Der australische Künstler Daryl Lindsay, der in Sidcup in derselben Funktion für Newland tätig war wie Tonks für Gillies, sagte über ihn: »Er war ein Zuchtmeister, der uns alle auf Trab hielt. Er schonte sich nie und erwartete von jedem, mit ihm Schritt zu halten.« Der 1871 geborene Newland war der älteste und hochrangigste der vier Abteilungsleiter. Dennoch überließ er Gillies, der über weitaus mehr Erfahrungen in der Kiefer- und Gesichtschirurgie verfügte, bereitwillig den Chefarztposten. (Anders als in den Feldlazaretten wurde in den Militärkrankenhäusern mehr Wert auf fachliche Kompetenz als auf den Dienstgrad gelegt, wenn es um die Besetzung von Führungspositionen ging.)

Der Dritte im Bunde war Major Carl Waldron, der die kanadische Abteilung leitete. Waldron war Hals-Nasen-Ohren-Arzt und Pathologe. Damit war er prädestiniert für die Behandlung von Kiefer- und Gesichtsverletzungen. Zu Beginn des Krieges meldete sich Waldron beim Canadian Army Medical Corps, musste jedoch enttäuscht feststellen, dass fast vierhundert Bewerber vor ihm auf der Liste standen. Da er unbedingt seinen Kriegsbeitrag leisten wollte, kaufte er sich kurzerhand eine Schiffsfahrkarte nach London. Im Gepäck hatte er ein Empfehlungsschreiben des berühmten Arztes und Gründers des Johns Hopkins Hospitals Sir William Osler, der mit seinen völlig neuen Lehrmethoden das Medizinstudium revolutionierte. Kurze Zeit später wurde Waldron zum Lieutenant der britischen Armee ernannt. Ab 1916 war er auf die Behandlung von kanadischen Soldaten mit Gesichtsverletzungen spezialisiert, zunächst im Westcliffe Canadian Eye and Ear Hospital in Kent, anschließend im Ontario Military Hospital in Orpington, etwa zehn Meilen von Sidcup entfernt. Als Waldrons Assistent fungierte Fulton Risdon, der wie Kelsey Fry Zahnmediziner und Chirurg war.

Als Letzter kam mit etwas Verspätung Major Henry Percy Pickerill an Bord. Der ehemalige Dekan der zahnmedizinischen Fakultät der University of Otago bekam die Leitung der neuseeländischen Abteilung, obwohl Gillies als Neuseeländer diese Aufgabe selbst hätte übernehmen können. Anders als die anderen Abteilungsleiter verfügte Pickerill als reiner Zahnmediziner über keine akademische chirurgische Ausbildung. Nach seiner Ankunft in England im März 1917 wurde er ins No. 2 New Zealand General Hospital in Walton-on-Thames in Surrey geschickt, wo er eine allgemeine Abteilung leitete. »Wir hatten es dort mit Fällen aus allen erdenklichen Bereichen zu tun, sodass ich meine chirurgischen und medizinischen Kenntnisse notgedrungen aufpolieren musste«, schrieb er über diese Zeit. Schließlich spezialisierte er sich auf Kiefer- und Gesichtsverletzungen. Er wandelte sich vom Universitätsdekan zum plastischen Chirurgen und leistete wertvolle Pionierarbeit auf dem Gebiet der Knochentransplantation.

Pickerill hatte sich zunächst gesträubt, mit seinen Patienten nach Sidcup umzuziehen, da er der Meinung war, ihnen in Walton-on-Thames am besten dienen zu können. Als Queen Mary jedoch das No. 2 New Zealand General Hospital besuchte, äußerte sie ihre Verwunderung über Pickerills Entscheidung. Die Königin, die sich aktiv dafür eingesetzt hatte, dass ein Teil der Hofstallungen des Buckingham Palace in ein Lazarett umgewandelt wurde, und regelmäßig die dort untergebrachten verwundeten und sterbenden Soldaten besuchte, hörte sich geduldig Pickerills Einwände an. Am Ende des Gesprächs brachte sie ihren Willen jedoch klar zum Ausdruck. »Ich wünsche, dass Sie mir zuliebe nach Sidcup gehen, Major.« Wie nicht anders zu erwarten, wechselte Pickerill kurz darauf mit seinen neunundzwanzig Patienten an den neuen Standort.

Außerdem waren etliche Chirurgen aus den Vereinigten Staaten in Sidcup stationiert, die man ohne eigenen Zuständigkeitsbereich auf die verschiedenen Stationen verteilt hatte. Dies geschah in Voraussicht auf die drohende Flut von amerikanischen Soldaten, die eine Gesichtsrekonstruktion benötigten, da die USA wenige Monate zuvor, im April 1917, in den Krieg eingetreten waren. Auslöser für diesen Schritt war unter anderem ein vom britischen Geheimdienst abgefangenes und entschlüsseltes Telegramm, das der deutsche Staatssekretär des Auswärtigen Amtes Arthur Zimmermann an den deutschen Gesandten in Mexiko geschickt hatte. Darin schlug Zimmermann der mexikanischen Regierung ein militärisches Bündnis vor, sollten die USA ihre Neutralität aufgeben. Als Anreiz sicherten die Deutschen den Mexikanern ihre Unterstützung bei der Rückeroberung der im amerikanisch-mexikanischen Bürgerkrieg verlorenen Gebiete Texas, New Mexiko und Arizona zu. Kurz darauf hielt Präsident Woodrow Wilson vor dem Kongress eine Rede, in der er sich für eine amerikanische Kriegsbeteiligung aussprach. Zwei Monate später landeten die ersten amerikanischen Truppen – die sogenannten »Doughboys« – in Europa.

Solche Entwicklungen verliehen dem Queen's Hospital internationales Flair, doch es gab auch prominente Absagen. Kurz vor der Eröffnung hatte Gillies den armenisch-amerikanischen Zahnarzt Varaztad Kazanjian gebeten, sich seinem Team anzuschließen. Es hatte sich herumgesprochen, dass Kazanjian an den Gesichtern von verwundeten Soldaten an der Westfront Unvorstellbares leistete. Aber Kazanjian schlug Gillies' Angebot aus. »Harvard hatte mich nach Frankreich geschickt, und ich hatte meine Pflichten«, schrieb er später. Letztendlich war er der Meinung, seine Arbeit am gewinnbringendsten an der Front einsetzen zu können, »mit den Füßen im Matsch«. Die beiden Männer führten einen regen Briefwechsel, und viele von Kazanjians Patienten wurden nach ihrer Heimkehr von Gillies behandelt. »Bis zum Ende des Krieges besuchte ich Sir Harold mehrmals im Queen's Hospital in Sidcup, wo man viele meiner Patienten hingeschickt hatte, um sich weiteren wiederherstellenden Operationen zu unterziehen«, erinnerte sich der Zahnarzt. Ob Gillies auch Auguste Charles Valadier anbot, sich seinem Team anzuschließen, ist nicht bekannt, doch er hielt während des gesamten Krieges Kontakt mit dem exzentrischen Franzosen und übernahm im Lauf der Zeit auch einige seiner Patienten.

Gillies baute darauf, dass die Gründung einer Spezialklinik die Zusammenarbeit zwischen den dort arbeitenden Fachleuten fördern würde. Stolz schrieb er über seine Mitarbeiter: »Es war in der Tat ein eindrucksvolles Aufgebot [...] Bei vielen hitzigen Sitzungen erklang eine Sinfonie aus den unterschiedlichsten Akzenten: nordirisch gefärbtes Kanadisch, näselndes Neuseeländisch, australisches Cockney, das breite Amerikanisch des Mittleren Westens, philadelphisches Gebell, New Yorker Oxford-Englisch.« Dieses ungewöhnliche Team erprobte zahlreiche neue Techniken, die, wenn sie sich bewährten, optimiert wurden und die plastische Chirurgie weiter voranbrachten. Sogar Pickerill, der sich anfangs gegen den Umzug nach Sidcup ausgesprochen hatte, erkannte die Vorzüge des gemeinsamen Standorts: »Das Krankenhaus war ein ausgezeichnetes Beispiel dafür, wie sich die Kräfte des Britischen Empires und der USA harmonisch verbinden ließen.«

Verglichen mit der Arbeit, die anderswo geleistet wurde, kam es tatsächlich einem Wunder gleich, was Gillies und seine Leute in so kurzer Zeit bewerkstelligten. Sogar die renommierteste medizinische Fachzeitschrift der Welt, die *Lancet*, wurde auf die völlig neuen Ansätze in der rekonstruktiven Chirurgie aufmerksam, die im Queen's Hospital praktiziert wurden. »Dort wird ein wissenschaftliches Arbeiten kultiviert, das, angetrieben von gemeinsamem Interesse und kritischem Austausch, Ergebnisse hervorbringt, die sich durch die sporadischen Bemühungen des Einzelnen kaum erzielen ließen«, schrieb die Zeitschrift 1917.

Natürlich führte so viel geballte Kompetenz unter den Chirurgen zu Rivalitäten. Das galt besonders für Gillies, der als Sportler keine Gelegenheit ausließ, einen vermeintlichen Konkurrenten zu übertrumpfen. Wie jeder Künstler hatte auch jeder Chirurg seinen ganz eigenen Stil. Schon bald ließ sich leicht erkennen, ob eine neue Nase von Gillies, Newland, Waldron oder Pickerill stammte. »Da unsere Werke jederzeit auf den Stationen zu besichtigen waren, beurteilten nicht nur die Patienten unsere Leistungen, sondern auch wir verglichen unsere Arbeiten mit denen der Kollegen, wenn auch nur mit einem missgünstigen Blick aus dem Augenwinkel«, bekannte Gillies. Dadurch stieg in allen Bereichen das Niveau. Sogar Sir William Arbuthnot Lane erkannte den Nutzen solcher Hahnenkämpfe: »Der Wettbewerb brachte erstklassige plastische Chirurgen dazu, miteinander darum zu konkurrieren, wer auf diesem besonderen Gebiet der Chirurgie die größten Fortschritte erzielte.« Die Ergebnisse waren nicht selten beeindruckend.

Aber der Wettbewerb hatte auch seine Schattenseiten. Mit der Zeit führten, um mit Gillies' Worten zu sprechen, »die freundschaftliche Rivalität und der gesunde Konkurrenzkampf« zu Spannungen. Kaum ein Chirurg ließ sich seine Operationstechniken patentieren, denn das widersprach dem ethischen Grundsatz der Ärztezunft, das Wohl des Patienten stets über die eigenen Interessen zu stellen. Da sich eine neu entwickelte Methode daher schwerlich in bare Münze verwandeln ließ, wollten die Chirurgen zumindest den Ruhm als Erfinder einheimsen. Dies führte regelmäßig zu Auseinandersetzungen darüber, wer welches Verfahren zuerst angewendet hatte. Vor allem Pickerill geriet in solchen Fragen oft mit Gillies aneinander. Lange nach Kriegsende beugte er einem solchen Streit vor, indem er Gillies einen von ihm verfassten Artikel schickte. In seinen Unterlagen fand sich folgende Notiz: »Artikel ausgeschnitten und an Gillies geschickt. [...] Damit erst gar keine Zweifel aufkommen, wer zuerst mit einem Spalthauttransplantat durch Anpressung eine Wangengrube wiederhergestellt hat.«

So wachen geltungssüchtige Chirurgen in Kriegs- und in Friedenszeiten über ihr Eigentum.

Am 3. Oktober 1917 wurde Able Seaman William Vicarage in den OP des Queen's Hospital gerollt. Vicarage hatte in der Skagerrakschlacht durch eine Korditexplosion auf der *Malaya* schwere Verbrennungen erlitten. Diese hatten in seinem Gesicht großflächige Narben hinterlassen. Lider und Unterlippe waren nach außen umgestülpt, sodass er weder Augen noch Mund schließen konnte. Auch eine Hand war schwer verbrannt. Die Finger waren durch das zusammengezogene, verhärtete Narbengewebe gekrümmt, wodurch die Hand einer Klaue ähnelte.

Gillies war nur selten einem Mann mit so schweren Brandverletzungen begegnet. »Man kann sich nur schwer vorstellen, wie ein Mensch mit so fürchterlichen Verbrennungen überleben kann«, schrieb er. Die Verletzungen des zwanzigjährigen Soldaten waren nicht nur entsetzlich, sondern auch unwahrscheinlich schmerzhaft. Seine Lage war so trostlos, dass, wie Gillies später schrieb, »eine gehörige Portion Zivilcourage nötig war, um operativ eine vollständige Heilung anzustreben.« Aber Gillies wusste, dass die meisten Leute in Vicarages Situation mit »einem unerschütterlichen Optimismus« gesegnet waren, der sie fast alles überstehen ließ. Wie sich zeigte, brauchte der Marinesoldat in der Tat einen unbeugsamen Lebenswillen, um die vielen Operationen zu ertragen, die notwendig waren, um seine Verletzungen zu reparieren.

Kurz nach Vicarages Ankunft in Sidcup entschied sich Gillies, die verletzten Gesichtsbereiche mit Haut aus der Brust des Soldaten abzudecken – ein aufwändiger und schmerzhafter Eingriff ähnlich jenem, dem der Journalist Harold Begbie beigewohnt hatte. Gillies hatte die Technik schon bei mehreren Patienten angewendet und wusste, dass die Risiken mit der Größe der geschädigten Hautbereiche zunahmen. Es gab jedoch kaum Alternativen, um die schweren Verbrennungen in Vicarages Gesicht zu behandeln, denn Hauttransplantate waren weniger zuverlässig.

Anders als bei einem Hautlappen, der über einen Stiel mit der Entnahmestelle verbunden bleibt, um die Blutversorgung zu gewährleisten, wird ein Transplantat vor der Verpflanzung vollständig vom Körper gelöst. Da es keinen Gefäßanschluss hat, muss es, um zu überleben, mit Sauerstoff und Nährstoffen aus dem Wundbett versorgt werden. Damit es langfristig überleben kann, müssen sich also möglichst schnell neue Blutgefäße bilden. Folglich war die Misserfolgsquote bei Hauttransplantationen höher.

Die erste Erwähnung eines Transplantats findet sich bereits im altägyptischen Papyrus Ebers. Die eigentliche Entwicklung der Transplantationsmedizin begann jedoch erst in der zweiten Hälfte des 19. Jahrhunderts. Der Schweizer Chirurg Jacques-Louis Reverdin erfand eine Technik, bei der er von einer unversehrten Körperstelle sogenannte Hautinseln entnahm und diese über die granulierende Wunde verteilte. Bei der Entnahme klemmte er die Haut zwischen Daumen und Zeigefinger und schabte mit dem Skalpell winzige Epidermisstückchen ab, ohne dass dabei Blut floss. Diese Methode, die den Namen Reverdin-Technik trägt, war ein großer Fortschritt. Die Transplantate heilten jedoch nur langsam ein und führten oft zu kosmetisch unbefriedigenden Ergebnissen, weil die verpflanzte Haut schrumpfte und es dadurch zu Kontrakturen kam.

Einige Jahre später entwickelte der französische Chirurg Louis Léopold Ollier eine andere Methode, bei der er die Wunde mit mehreren dünnen Hautstreifen nebeneinander abdeckte. Diese Technik wurde später vom deutschen Chirurgen Carl Thiersch verbessert und bekannt gemacht. Im Allgemeinen zeichnete sich die Methode gegenüber der Reverdin-Technik durch eine schnellere Heilung, geringere Narbenbildung und weniger Kontrakturen aus. Probleme gab es jedoch auch hier. Die Transplantate wurden freihändig mit einem großen Skalpell ausgeschnitten. Das machte es schwierig, Hautstreifen von gleicher Dicke zu gewinnen. Dazu kam, dass man noch gar nicht wusste, wie dünn oder dick das Transplantat überhaupt sein musste, um erfolgreich verpflanzt zu werden. Aus diesen Gründen bevorzugte Gillies bei der Abdeckung großflächiger Defekte die Lappenplastik.

Gillies schnitt zunächst einen v-förmigen Lappen aus Vicarages Brust und platzierte ihn auf dem verbrannten Gewebe im unteren Gesichtsbereich. Als Nächstes löste er zwei dünnere Hautstreifen aus Vicarages Schulter und machte sich daran, die losen Enden im Gesicht des Marinesoldaten zu fixieren. Dabei stellte er fest, dass sich die Außenränder beider Lappen unter Spannung nach innen rollten wie Papierstreifen. Gillies kam eine Idee. »Wenn ich die Ränder der Lappen zusammennähe«, dachte er, »kann ich vielleicht eine Röhre aus lebendem Gewebe herstellen, die die Blutversorgung von Transplantaten verbessert, sie vor Infektionen abschirmt und deutlich weniger anfällig für Kontraktion und Degeneration ist als bei den älteren Methoden.«

Während er die Operation fortsetzte, reifte die Idee, und seine Hände bewegten sich wie von selbst. »Ein neuer Faden wurde eingefädelt, und ich begann unter erstauntem Schweigen, die Lappen zu Röhren zusammenzunähen«, schrieb er rückblickend. Nicht nur Vicarage stand vor einer Transformation, sondern die gesamte plastische Chirurgie. »Die Röhren von Seaman Vicarage schrieben Geschichte«, stellte Gillies später fest. »Sie öffneten die Tür für Entwicklungen, die größer und bedeutender waren als alles, was wir bis dahin gesehen hatten.«

Gillies nannte seine Erfindung »Rundstiellappen.« Es handelte sich um einen Hautlappen, der zu einem schützenden, infektionsresistenten Zylinder zusammengenäht und mit dem freien Ende an der Verletzungsstelle angebracht wurde. Anders als bei den herkömmlichen Hautlappen, deren Wundseite offen lag, ließ sich mit der neuen Technik das Infektionsrisiko drastisch senken, da das anfällige Gewebe von einer schützenden Hautschicht umschlossen wurde. Wenn sich an der Empfängerstelle eine befriedigende Gefäßversorgung eingestellt hatte, konnte die Verbindung zur Spenderstelle gekappt werden.

»Ich konnte sie in wenigen Schritten von einer Stelle des Patienten zu einer anderen bringen«, schwärmte Gillies. Mit den Rundstiellappen ließ sich nahezu alles bewerkstelligen. »Ich konnte ihnen die Form eines ›U‹ geben, wobei beide Enden mit der Basis verbunden blieben. Dadurch konnten sich die Blutgefäße im Inneren anpassen, bis sie gebraucht wurden«, erklärte er. Binnen Kurzem lagen auf Gillies' Stationen Dutzende Soldaten, denen rüsselähnliche Gebilde aus Stirn, Wangen, Nase, Lippen oder Ohren wuchsen – und sie alle kündeten von einer Zukunft, in der sich immer mehr Bereiche des Körpers rekonstruieren ließen.

Es dauerte nicht lange, bis Gillies' Kollegen die neue Technik übernahmen. »Die Chirurgenmeute stürzte sich begeistert auf die Methode«, schrieb er. Bald ähnelten die Krankensäle in Sidcup einem »Dschungel aus baumelnden Rundstielen.« Zehn Jahre nach dem Krieg begegnete Gillies einem Patienten, dem immer noch ein Rüssel an der Nase hing. Gillies hatte ihn zum Warten auf die nächste Operation nach Hause schicken müssen, als die nächste deutsche Offensive zu viele neue Patienten ins Krankenhaus schwemmte. Im Durcheinander hatte man den Mann anschließend vergessen. Als Gillies sich erkundigte, wie es ihm in der langen Zeit ergangen sei, antwortete der Mann (vermutlich im Scherz), er habe seinen Lebensunterhalt als Elefantenmensch bei einem Wanderzirkus verdient. Trotz der gaffenden Blicke, die sie in der Öffentlichkeit auf sich zogen, wurden die sonderbaren Anhängsel zum Symbol der bahnbrechenden Arbeit, die in Sidcup geleistet wurde. »Wenn man alle meine Rundstiellappen und alle die, die meine Assistenten gemacht haben, aneinanderlegen würde, zögen sie sich, gerechnet mit zweieinhalb Lappen pro Woche, wie eine Wurstkette vom Buckingham Palace über die Mall durch den Admirality Arch bis zum Trafalgar Square und die halbe Nelsonsäule hinauf«, scherzte Gillies. »Mein Ziel ist es, dass wir, bevor mein letzter Lappen gemacht ist, die Spitze der berühmten Säule erreichen und noch mindestens einen Lappen übrig haben, um ihn zum Gaumen des Admirals zu führen.«

Einer der ersten Fälle, bei dem ein Rundstiellappen eingesetzt wurde, war ein Patient, der mit Gillies nicht nur den Nachnamen, sondern auch den Dienstgrad des Majors teilte. Dies führte unvermeidlich zu Verwechslungen, und Gillies erhielt oft Post, die für seinen Namensvetter bestimmt war. Eines Tages wurde Harold Gillies irrtümlich die Wäschereirechnung von Major T. Gillies zugestellt. Gillies packte seinen Patienten scherzhaft am Kragen und knurrte: »Ich habe nichts dagegen, Ihre Liebesbriefe zu lesen, aber für Ihre Schmutzwäsche zahle ich nicht.«

Durch die sagenhaften Erfolge wurde der Rundstiellappen so beliebt, dass er mitunter selbst dann eingesetzt wurde, wenn eine lokale oder andere Form der Lappenplastik wahrscheinlich wirkungsvoller gewesen wäre. »Wie bei allen Neuerungen mussten die Grenzen noch erkundet werden, und in dieser Phase haben wir es manchmal übertrieben«, räumte Gillies später ein.

Gillies und sein Team erzielten in einem bislang vernachlässigten Bereich der Chirurgie enorme Fortschritte. Aber die Freude über erfolgreiche Neuerungen wurde immer wieder durch Erinnerungen an den Krieg getrübt. Eines Abends ging Gillies zu Fuß nach Twysdens, wo Kathleen und die Kinder – der fünfjährige John und die dreijährige Margaret – auf ihn warteten. Er genoss die Ruhe, die ihm diese kleinen Spaziergänge nach einem aufreibenden Arbeitstag boten. Die Auswirkungen des Krieges machten ihm in letzter Zeit schwer zu schaffen, und er war so in Gedanken versunken, dass er die deutschen Luftschiffe, die sich unheilvoll am halbdunklen Himmel abzeichneten, kaum registrierte. Sie flogen Richtung London, beladen mit Brandbomben und Granaten.

Dieser Einsatz war Teil einer langen Serie von Luftangriffen, die das Deutsche Reich im Ersten Weltkrieg gegen Großbritannien führte. Es begann am 31. Mai 1915, als sich im stählernen Bauch eines futuristischen Zeppelins, der über dem schlafenden London kreiste, eine Klappe öffnete. Der Vorfall hatte eine gespenstische Ähnlichkeit mit einer Szene, die H. G. Wells einige Jahre zuvor in seinem Roman *Der Luftkrieg* beschrieben hatte. Als die Stadt in jener Nacht von Bombeneinschlägen erschüttert wurde, sprangen ahnungslose Bürger aus den Betten und liefen panisch auf die Straße. Im Londoner East End schlug eine Bombe im Haus von Samuel Leggatt ein. Vier seiner Kinder wurden dabei verletzt und seine dreijährige Tochter Elsie getötet. Seitdem hießen die Zeppeline im Volksmund »Babykiller«.

Für viele Londoner fand der Krieg plötzlich nicht mehr »da drüben« stand, sondern vor der eigenen Haustür. Doris Cobban war fünf, als sie mitten in der Nacht von den Bomben geweckt wurde. Ihr Vater kam hinauf ins Schlafzimmer, hob sie aus dem Bett, wickelte sie in eine Decke und sagte: »Hier passiert Geschichte, das musst du dir ansehen.« Allmählich begriffen britische Zivilisten, was ihre Väter, Söhne, Brüder und Ehemänner an der Front längst wussten: Der Krieg machte keine Unterschiede. Niemand war sicher. Jeder war ein Ziel.

Die riesigen Wasserstoffballons mit dem zigarrenförmigen Stahlgerüst, die doppelt so lang waren wie ein moderner Jumbojet, eigneten sich besonders für Überraschungsangriffe. Die Zeppeline, die deutlich höher fliegen konnten als die meisten Doppeldecker, stellten auf über dreitausend Metern die Motoren ab und näherten sich geräuschlos dem Angriffsziel. Versuchte man sie abzuschießen, flogen sie noch höher. Spezielle Suchscheinwerfer, die den Himmel auf Bedrohungen ableuchten sollten, taugten höchstens dazu, die Londoner Bevölkerung in Panik zu versetzen. »Man hätte ebenso gut versuchen können, eine schwarze Katze in der dunklen Albert Hall zu erspähen«, bemerkte ein britischer Marineflieger.

Manchen Fliegern gelang es dennoch, ein Luftschiff abzuschießen. Der erste war Reginald Warneford, der am 7. Juli 1915 über dem belgischen Gent einen Zeppelin entdeckte. Die Kugeln aus seinem Maschinengewehr durchsiebten die Seiten, aber das genügte nicht, um das schwebende Ungeheuer vom Himmel zu holen. Warneford nahm die Verfolgung auf, stellte, als er sich über dem Luftschiff befand, den Motor aus und warf sechs Brandbomben ab. Durch die Wucht der Wasserstoff-Explosion geriet seine Maschine ins Trudeln und er musste auf feindlichem Gebiet notlanden. In aller Eile reparierte er sein Flugzeug und startete in dem Augenblick, als die Deutschen begriffen, was los war. Angeblich soll er ihnen beim Abheben »Schönen Gruß an den Kaiser« zugerufen haben. Doch solche Erfolge blieben in den ersten Kriegsjahren die Ausnahme, da die britischen Flugzeuge zunächst nicht über geeignete Waffen verfügten, um die feindlichen Luftgiganten gezielt zum Absturz zu bringen.

Die Briten waren empört über die Angriffe. Aber die Londoner ließen sich nicht entmutigen, sondern demonstrierten Einigkeit. Nach einem Luftangriff mit vielen Toten zeigte King George V. aus einem Fenster des Buckingham Palace auf das zu Ehren von Queen Victoria errichtete Victoria Memorial und rief: »Der Kaiser, hol ihn der Teufel, will sogar das Standbild seiner eigenen Großmutter zerstören.«

Doch neben Wut machte sich auch Angst breit. Als sich die Angriffe verschärften, suchten die Menschen Zuflucht in den Londoner U-Bahnschächten. Die Regierung ordnete in der ganzen Stadt Verdunklung an. Sogar der See im St. James Park wurde trockengelegt, um zu verhindern, dass sich Mondlicht auf dem Wasser spiegelte und die Zeppeline zum Buckingham Palace dirigierte. Außerdem begann man damit, Flugzeuge zu entwickeln, die nicht nur höher fliegen konnten, sondern auch über zwei Sorten Munition verfügten: Sprenggeschosse, die die Hülle des Zeppelins aufrissen, sodass Sauerstoff in die mit Wasserstoff gefüllten Gastanks eindrang, und Brandmunition, die das entstandene Gasgemisch entzündete und den Zeppelin zum Explodieren brachte.

Als sich am 2. September 1916 sechzehn deutsche Luftschiffe am Londoner Nachthimmel versammelten, bekam das Royal Flying Corps die Gelegenheit, die neue Technologie zu testen. Es sollte einer der bis dahin schwersten Luftangriffe werden. Während es Bomben auf die Hauptstadt hagelte, stieg Lieutenant William Leefe Robinson ins Cockpit seiner Maschine und flog auf den Feind zu. Suchscheinwerfer leuchteten ihn an, als er auf dreitausend Meter Höhe stieg und einen Zeppelin unter Beschuss nahm. Kurz darauf geriet das Luftschiff in Brand. Tausende Londoner, die nach draußen geströmt waren, um sich die Verfolgungsjagd anzusehen, stimmten patriotische Lieder an, als der Zeppelin vom Himmel fiel. Er stürzte auf ein Feld neben dem Haus des Schülers Patrick Blundstone, der das Ereignis in einem Brief an seinen Vater schilderte: »Es war in zwei Teile zerbrochen und [...] stand in lodernden, knisternden Flammen.« Die Blundstones liefen aus dem Haus, um sich das Spektakel aus der Nähe anzuschauen. Sie trafen zusammen mit der Feuerwehr am Schauplatz ein. Mit kindlicher Begeisterung schrieb er über die Mannschaft: »Sie waren verbrannt [...] und dunkelbraun wie die Außenseite eines Rinderbratens. Einem war unterm Knie das Bein abgerissen worden, und man konnte das Gelenk sehen.«

Die Luftschiffe hatten sich verwundbar, sogar empfindlich gezeigt. Von den achtzig Zeppelinen, die die Deutschen im Ersten Weltkrieg einsetzten, wurden vierunddreißig abgeschossen und weitere dreiunddreißig durch Unfälle zerstört. Im weiteren Verlauf des Krieges setzten die Deutschen bei ihren systematischen Bombenangriffen auf britische Städte neben Zeppelinen auch schwere Langstreckenbomber ein. Bei Kriegsende hatten deutsche Flieger rund tausendvierhundert Zivilisten getötet und über dreitausend verletzt. (Die Zahl der deutschen Zivilisten, die während der Hungersnot infolge der Seeblockade der Alliierten starben, betrug zwischen fünfhundert- und achthunderttausend und lag damit um ein Vielfaches höher.)

Doch an diesem Abend Ende Oktober 1917, als am Himmel die Zeppeline summten, war Harold Gillies mit anderen Dingen beschäftigt. Er dachte über die beste Lösung für William Vicarages Augenlider nach, die sich durch die Gewebeschrumpfung infolge der Narbenbildung nach außen gestülpt hatten.

»Der arme Kerl musste mit offenen Augen schlafen und eine Maske tragen«, schrieb Gillies. Der Gedanke, dass sein Patient nicht in der Lage war, sich bei Bedarf von der Außenwelt abzuschotten, ließ ihm keine Ruhe. Vicarages Leben war seit der Skagerrak-Schlacht zu einem Albtraum im Wachzustand geworden. Bei allem Leid, das er gesehen hatte, fiel es Gillies schwer, sich ein schlimmeres Schicksal vorzustellen.

Es gab keine einfache Lösung, um etwas so Zartes und Empfindliches wie das Augenlid zu reparieren. Dabei haben Lid-Operationen eine lange Tradition. Bereits im 1. Jahrhundert v.Chr. beschrieb der römische Medizinschriftsteller Aulus Cornelius Celsus die Entfernung überschüssiger Haut am Oberlid. 1818 prägte der deutsche Chirurg Karl Ferdinand von Gräfe den Begriff »Blepharoplastik« – von griechisch *blepharon* (Lid) und *plastikos* (formen) –, eine operative Korrektur verschiedener Defekte des Augenlids. Bei so schweren Schädigungen, wie Vicarage sie aufwies, waren die Möglichkeiten jedoch begrenzt. Aber Gillies hatte schon eine Idee im Kopf.

Er hatte von einer Technik gehört, die sich Epithel-Einlage oder Epithel-Inlay nannte. Ihr Erfinder war der niederländische Chirurg Johannes F. Esser, der vor dem Krieg kurzzeitig bei Hippolyte Morestin studiert hatte. 1916 entnahm Esser dem Oberschenkel eines Patienten ein extrem dünnes Hauttransplantat und wickelte es mit der Wundseite nach außen um ein festes, stützendes Material, einen sogenannten Stent. Dann setzte er das Päckchen an der Stelle, wo das Transplantat benötigt wurde, in eine operativ geschaffene Tasche. Sobald sich die Wundflächen von Tasche und Transplantat miteinander verbunden hatten, entfernte Esser den Stent und öffnete das Transplantat, dessen Innenseite aus gesunder Haut bestand. Dadurch erreichte er, dass die Wunde vollständig mit Epithelgewebe ausgekleidet war – ein Gewebe, das alle inneren und äußeren Flächen von Organen und Drüsen bedeckt.

Vor Essers Erfindung kam es bei Wunden, die nicht mit Epithel ausgekleidet wurden, häufig zu Infektionen und infolge von Narbenbildung zu Gewebeschrumpfung. Essers Technik beseitigte diese Probleme. Dadurch dass das Transplantat fest in die Wunde gepresst wurde, konnte es sich nicht bewegen, und es kam während der Einheilung nicht zu Blutungen. Er veröffentlichte seine Ergebnisse zunächst auf Deutsch und später auf Englisch. Nachdem Gillies in einer medizinischen Fachzeitschrift darüber gelesen hatte, beschloss er, die Methode für seine Zwecke zu verwenden.

Einige Wochen nach Vicarages erster Operation rollte Gillies den Marinesoldaten ein zweites Mal in den OP, um Essers Technik zu reproduzieren, jedoch mit einer entscheidenden Änderung. Er wickelte die entnommene Haut mit der Wundseite nach außen um den Stent, doch statt das Päckchen *in* die Wunde zu setzen, fixierte er es mit einer Rosshaarnaht *außen*, direkt über Vicarages Auge.

Gillies' Kollegen zweifelten, ob die einfallsreiche Lösung tatsächlich funktionieren würde. Acht Tage später entfernte Gillies Stent und Fäden, damit sich die neue Haut entrollen konnte. Zu seiner großen Freude »erstrahlte vor uns das vollkommenste Lid, das uns bis dahin gelungen war.« Achtzehn Monate war es her, dass der Marinesoldat in der Skagerrakschlacht schwere Verbrennungen erlitten hatte, achtzehn Monate, in denen es ihm nicht möglich gewesen war, die Augen zu schließen. Jetzt aber konnte er zum ersten Mal wieder ruhig schlafen. »Die Sache sorgte in Sidcup für einiges Aufsehen«, bemerkte Gillies stolz.

Tatsächlich war das Epithel-Outlay – so nannte Gillies die Technik – eine bedeutende Errungenschaft in der plastischen Chirurgie. Seine Pionierleistungen während des Ersten Weltkriegs legten den Grundstein für ganz neue Behandlungsmöglichkeiten von brandverletzten Soldaten im Zweiten Weltkrieg.

9

DIE MÄNNER AUF DEN BLAUEN BÄNKEN

Doris Maud war elf, als ihr Vater sie zum ersten Mal mit ins Queen's Hospital nahm, das in der Nähe ihres Wohnortes lag. Jeden Sonntagmorgen stiegen die beiden in den roten Doppeldeckerbus nach Sidcup, die Taschen voll mit Zigarettenpäckchen, die sie an die genesenden Soldaten verteilen wollten.

Während der Bus mit 30 km/h – 1917 die zulässige Höchstgeschwindigkeit – die Frognal Avenue hinunterrumpelte, sah Doris aus dem beschlagenen Fenster. Auf dem Bürgersteig kamen ihnen grüppchenweise verwundete Soldaten beim Morgenspaziergang entgegen. Die weißen Verbände hoben sich leuchtend gegen die dunkelblauen Uniformen ab, die alle Patienten in Sidcup trugen. Viele Gesichter waren fast vollständig bandagiert, um den grausamen Tribut des Krieges vor der Öffentlichkeit zu verbergen.

Der Anblick eines entstellten Soldaten konfrontierte die Bevölkerung auf erschütternde Weise mit dem Massenblutvergießen an der Westfront. In den Zeitungen wurden manchmal Fotos von Kriegsversehrten abgedruckt, die einen Arm oder ein Bein verloren hatten – lächelnd und umringt von Krankenschwestern und Ärzten. Bilder von Männern mit zerstörten Gesichtern waren dagegen selten. Aber nicht alle schauten über die Tragik von Gesichtsverletzungen hinweg. Ein Journalist vom *Daily Sketch* begann seinen Artikel mit der Frage: »Welches Bild kommt Ihnen in den Sinn, wenn Sie das Wort ›verwundet‹ hören?« Er schrieb weiter:

> Wenn Sie ein gewöhnlicher Zivilist sind, vermutlich ein hinkender Mann in blauer Krankenhausuniform oder schlimmstenfalls eine gekrümmte Gestalt auf einer Trage. Aber es gibt noch andere Verwundete, die wir unwillkürlich aus unseren Gedanken verbannen. Es sind Männer, die mit festem Schritt, gesunden Händen und unversehrtem Körper aus der Schlacht kommen und dennoch die tragischsten aller Kriegsopfer sind. Männer, deren Geduld an den schlimmsten Tagen auf eine harte Probe gestellt wird, denn sie fühlen sich unter den eigenen Leuten wie Fremde und schrecken sogar davor zurück, den lang ersehnten Weg nach Hause anzutreten. Die Medizin spricht von »Gesichts- und Kieferverletzten«. Denken Sie kurz über die Bezeichnung nach und stellen Sie sich vor, was sie bedeuten könnte.

Die meisten Kriegsreporter bezeichneten Gesichtsverletzungen als den »härtesten Schlag, den der Krieg einem Menschen versetzen kann«, denn sie nahmen den Betroffenen ihre sichtbare Identität.

Dennoch berichteten viele Soldaten in ihren Briefen nach Hause abgeklärt, ja sogar heiter über ihre Verletzungen. Sergeant Reginald Evans – der darüber gestaunt hatte, dass Gillies gewöhnliche Soldaten mit der gleichen Sorgfalt behandelte wie Offiziere – schrieb, kurz nachdem er bei einer nächtlichen Aufklärungsmission an der Westfront verwundet worden war, an seine Mutter. Obwohl er wegen seiner Verletzungen nicht richtig essen konnte, teilte er ihr mit, sie brauche sich um ihn »keinerlei Sorgen zu machen«. Aber natürlich beschäftigte ihn sein Äußeres.

Beim Besuch eines Gottesdienstes in der Waverly Abbey konnte er sich das Lächeln nicht verkneifen, als der Pfarrer in seiner Predigt davon sprach, dass in Zeiten wie diesen jeder Mensch dazu verpflichtet sei, »sein gutes Aussehen zu pflegen und so schön zu sein wie möglich.« Da ihm bewusst war, dass seine Entstellungen bei der Familie einen Schock auslösen würden, schrieb er kurz vor seiner Heimkehr an seine Mutter: »Mache dich darauf gefasst, dass das Entlein ein bisschen hässlicher geworden ist.« Allerdings fragt man sich, ob er den unbeschwerten Ton des Briefs nur vorschob, um seine Mutter zu schonen. Zum Schluss scherzte er: »Warte nur, bis ich mit meinen falschen Zähnen und dem künstlichen Kiefer zur Tür hereinstolziere. Ich werde einige von euch tüchtig blamieren.«

Auch wenn die Öffentlichkeit kriegsbedingte Gesichtsverletzungen weitestgehend tabuisierte, durften die Soldaten das Krankenhausgelände nach Belieben verlassen. Gillies und seine Mitarbeiter ermutigten diejenigen, die kräftig genug für einen Spaziergang in der Umgebung waren, sogar dazu, an die frische Luft zu gehen. Sie schlenderten durch den Ort und kehrten in dem extra für sie eingerichteten Aufenthaltsraum in der High Street ein. Dabei handelte es sich um ein umfunktioniertes Ladengeschäft, wo die Patienten Erfrischungsgetränke zu sich nehmen konnten. (Alkohol war während der Genesungsphase streng untersagt.) Außerdem waren sie dort vor den gaffenden Blicken der Ortsbewohner geschützt.

Das medizinische Personal wusste nur zu gut, wie schmerzhaft unerwünschte Blicke für die Patienten sein konnten. Ward Muir, Corporal beim Royal Army Medical Corps, schrieb über die Schwierigkeiten im Umgang mit einem entstellten Soldaten: »Er weiß genau, wie er aussieht: Umso mehr spürst du, dass ihm klar ist, dass du es auch weißt, und du fürchtest dich, dass ein unbedachter Blick von dir ihn möglicherweise verletzen könnte.« Muir war sich bewusst, wie leicht sich das eigene Unbehagen auf den anderen übertrug. »Vor dir sitzt der Patient, an dem du die ganze Zeit vorbeischaust: Nicht aus Angst vor dir selbst, sondern aus Angst um ihn.« Die meisten Leute waren jedoch nicht so reflektiert wie Muir und taten sich entsprechend schwer damit, ihr Entsetzen zu überspielen oder zu verbergen. Dadurch, dass man in Zeitungen oder im realen Leben kaum Leute mit entstellten Gesichtern zu sehen bekam, war die Angst, ihnen zu begegnen, umso größer.

Horace Sewell, ein Brigadegeneral, der im Queen's Hospital innerhalb von viereinhalb Jahren zwanzig schmerzhafte Operationen über sich ergehen lassen musste, verbrachte die Zeit zwischen den Eingriffen in einem Genesungsheim in Burnham-on-Crouch. »Die lieben Ortsbewohner verlangten von der Heimleitung, uns einzusperren, weil sie bei unserem Anblick Gänsehaut kriegten«, erinnerte er sich später. Nicht einmal der Prince of Wales konnte seine Scheu gegenüber Gesichtsverletzten verbergen. Bei einem Besuch in Sidcup wollte man dem künftigen König Edward VIII. die Säle mit den schlimmsten Fällen vorenthalten, da man befürchtete, das Erlebnis könnte zu aufwühlend für jemanden sein, der noch nie mit schweren Entstellungen in Berührung gekommen war. Aber der Prinz ließ sich nicht abwimmeln. Sewell schrieb dazu: »Er setzte sich durch und ging hinein. Dem Vernehmen nach musste er auf dem Weg hinaus getragen werden.«

In Sidcup fand man eine so simple wie brutale Lösung, um die Bevölkerung vor den Patienten des Queen's Hospital zu »schützen«. Es wurden überall hellblau gestrichene Bänke aufgestellt, die ausschließlich für Krankenhausbewohner reserviert waren. Wenn Passanten aus der Ferne sahen, dass eine Bank besetzt war, wandten sie im Vorbeigehen den Blick ab. Auch die dunkelblauen Uniformen dienten als Warnzeichen. Unglücklicherweise gaben solche Maßnahmen den Entstellten umso mehr das Gefühl, nicht dazuzugehören, und viele Patienten fühlten sich in dieser Zeit mit Sicherheit wie Aussätzige.

Doris Maud und ihr Vater, die mit Geschenken und Zigaretten beladen im Bus saßen, gehörten zu den wenigen Bürgern, die den entstellten Soldaten aus einem patriotischen Pflichtgefühl heraus nicht aus dem Weg gingen. Die kleinsten Gesten seitens der Zivilbevölkerung hatten oft eine enorm positive Wirkung auf die Stimmung der leidgeprüften Männer, und niemand wusste das besser als der Chefchirurg des Queen's Hospital.

Harold Gillies stand mit einem Golfschläger auf dem Gang zwischen den Krankensälen zwei und drei. Er kam oft dorthin, um nach vielen Stunden im Operationssaal den Kopf frei zu bekommen. Manchmal wurde es ihm einfach zu viel, tagein, tagaus Gesichter wiederzuherstellen, ohne dabei auf ein Lehrbuch zurückgreifen zu können, auch wenn er sich das nie anmerken ließ.

Die Patienten waren es gewohnt, dass ihr Arzt mit einer klappernden Golftasche über der Schulter umherlief. Er übte nicht nur in ruhigen Momenten auf den Fluren seinen Schwung, sondern besuchte auch gerne Sidcups Golfplatz. Dort traf er sich mit Freunden, denen er mitunter Streiche spielte. Einmal tauschte er den Ball eines Spielers gegen eine täuschend echte Kopie, die er aus dem Gips angefertigt hatte, der in der Klinik für die Gesichtsabdrücke der Patienten verwendet wurde. Als der ahnungslose Spieler den Ball abschlug, wurde er zum großen Vergnügen der anderen in eine weiße Staubwolke gehüllt.

Das Golfen war für Gillies eine willkommene Gelegenheit zum Stressabbau, aber es konnte ihn nicht immer von der Arbeit ablenken. Als der Chirurg eines Tages für seine Verhältnisse ungewöhnlich spät zu einem Spiel erschien, fragte ihn ein Freund, ob alles in Ordnung sei. Daraufhin brach Gillies in Tränen aus. Einer seiner Patienten war am Morgen gestorben. »Wir absolvierten unser Match, und ich glaube, es war das einzige Mal, dass ich gewann«, erinnerte sich der Freund später.

Es kam nur sehr selten vor, dass Gillies seinen Gefühlen so freien Lauf ließ. Er eroberte die Herzen seiner Patienten mit seiner schelmischen Art und seiner Vorliebe für Streiche. Ein ehemaliger Patient erinnerte sich liebevoll: »Major Gillies war einer von ihnen. Er sprach ihre Sprache und drang in ihre Seelen vor.« Gillies tat viel dafür, die Stimmung der Patienten hochzuhalten, die monate-, teils sogar jahrelang im Queen's Hospital blieben. Das Gesicht eines Soldaten zu reparieren, war schwierig, aber die seelischen Wunden zu behandeln, die durch die Verletzung entstanden waren, war noch mühsamer. »Die Schäden, die eine körperliche Entstellung im Unterbewussten verursacht, sind nicht immer leicht zu heilen«, schrieb Gillies. Das hielt ihn jedoch nicht davon ab, es zu versuchen.

Der beste Indikator für die psychische Verfassung eines Patienten war der Verlauf der Rekonstruktionsarbeit. »Uns fiel auf, dass sich das Wesen eines armen Tropfs nach einer schlechten Reparatur oft nachteilig veränderte«, stellte Gillies fest. Verlief die Operation erfolgreich, nahm der Patient dagegen wieder »die alte Persönlichkeit und die alten Gewohnheiten« an und wurde zu einem »zufriedenen Rekonvaleszenten«. Gillies sah darin den Beweis, dass die äußere Erscheinung des Menschen sein psychisches Wohlbefinden beeinflusst. »Man stelle sich vor, was für ein angenehmer Zeitgenosse ich wäre, wenn aus meinem kahlen Kopf plötzlich dichte rote Locken wüchsen und mein fliehendes Kinn breit und kantig werden würde«, scherzte er.

Gillies legte großen Wert darauf, seine Patienten bei Laune zu halten. Tagsüber hielt er sich streng an die Krankenhausvorschriften und erwartete von ihnen dasselbe. Bei Sonnenuntergang ermunterte der verschmitzte Chirurg die Soldaten jedoch, über die Stränge zu schlagen – oft in Gestalt seines Alter ego, das er »Dr. Scroggie« nannte. So wurden zum Beispiel die tragbaren Gaskocher, mit denen die Patienten sich gelegentlich Mahlzeiten zubereiteten, jeden Abend nach zwanzig Uhr in der Küche eingeschlossen. Wenn sich später (meistens gegen elf) noch einmal der Hunger meldete, stahlen ein paar der mobileren Soldaten den Schlüssel und kochten ein Festmahl für die ganze Station. Oft wurde Gillies vom Duft brutzelnder Eier angelockt. »Zwei Eier und zwei Scheiben Toast, oder ich will von jedem Einzelnen hier Namen und Nummer haben«, rief er dann scherzhaft von der Küchentür. Die ertappten Köche schrien zurück: »Hier sind zwei Eier und reichlich Brot, machen Sie sich Ihr Abendessen gefälligst selbst!«

Zu essen gab es reichlich in Sidcup, und die Männer langten kräftig zu, um sich die öde Wartezeit zwischen den Operationen ein bisschen angenehmer zu machen. Captain J.G.H. Budd, der bei einer Granatenexplosion die Nase verloren hatte, erinnerte sich gerne an die Krankenhausmahlzeiten. »Wenn ich an die gewaltigen Frühstücksportionen denke, frage ich mich, wie wir all das bloß verputzt haben!«, schrieb er. »Es standen immer zwei riesige Platten auf der Anrichte, auf der einen stapelten sich Spiegeleier, die andere war turmhoch mit Speck beladen.«

Gillies fand, dass die Patienten ab und zu ein bisschen Abwechslung vom langweiligen Klinikalltag brauchten. Als »Dr. Scroggie« ermunterte er sie bisweilen, Alkohol in die Krankensäle zu schmuggeln, und drückte sogar ein Auge zu, wenn die Männer um Geld Karten spielten. Philip Thorpe, der vor seiner Ankunft in Sidcup von dem französischen Zahnarzt Auguste Charles Valadier behandelt worden war, brachte Gillies eines Abends Rommé bei. Nachdem die Männer ihn ausgenommen hatten, ließ Gillies sich ihre Namen geben und drohte scherzhaft damit, sie zu melden. »Wir konnten jedoch beweisen«, erinnerte sich Thorpe Jahre später, »dass er nicht ein Mal gewonnen und von uns keiner etwas verloren hatte, sodass von ›Glücksspiel‹ wohl kaum die Rede sein konnte.«

Gillies' Persönlichkeit war zweifellos ein entscheidender Faktor für den Erfolg des Queen's Hospital. Das Ansehen des Krankenhauses stieg, und Spendengelder flossen üppig aus allen Landesteilen. Dazu trug auch die positive Berichterstattung in der Presse bei. Ein Journalist schrieb unter der provokanten Überschrift »KAPUTTE MÄNNER WIE NEU«: »Die Wunderoperateure stellen buchstäblich Gesichter wieder her und verwandeln Hässlichkeit in gutes Aussehen.« Er mahnte die Leser, tief in die Tasche zu greifen: »Wollen Sie Ihren Beitrag verweigern [...] und zulassen, dass diese Helden, die alles für Sie gegeben haben, weiter in schrecklicher Einsamkeit leben?« Mit fünfzig Pfund konnte ein Spender einem »schwer entstellten Kriegshelden« ein Jahr lang den Krankenhausaufenthalt finanzieren.

Das Krankenhaus wurde stetig erweitert. Eine Kapelle kam hinzu, eine Kantine und sogar ein Kino. Dennoch reichten die Kapazitäten kaum aus, um die Massen von Verwundeten unterzubringen, die von der Front hereinströmten. Schließlich wurde ein großer Betonbau – von den Patienten »Dschungel« genannt – errichtet, der die Bettenzahl fast verdoppelte. Dazu kamen die Betten in den umliegenden Krankenhäusern, die Gillies mit Genesenden belegen ließ. »Eine plastische Abteilung ist nur dann gut, wenn sie über eine gleich hohe Anzahl von Rekonvaleszentenbetten verfügt«, argumentierte er. Die Reservekrankenhäuser erlaubten es Gillies und den anderen Chirurgen, Patienten je nach Bedarf auszulagern oder zurückzuholen. »Mit einem Griff zum Telefonhörer konnten wir einen Patienten zur Genesung schicken und einen anderen für die nächste Operation einbestellen«, schrieb Gillies später.

Im Herbst 1917 war ein Ende des Krieges noch immer nicht in Sicht. Gelände wurde in einem blutigen Tauziehen verloren, gewonnen und wieder verloren. Die mächtigsten Armeen der Welt gruben sich tiefer und tiefer im Boden ein. Beide Seiten erfanden immer effizientere Methoden, Menschen zu verstümmeln und zu töten. Artilleriegeschosse wurden ausgehöhlt und mit tausenden kleinen Stahl- oder Bleikugeln gefüllt. Die Geschosse, die so konstruiert waren, dass sie über den Schützengräben detonierten, richteten an den Körpern und in den Gesichtern der Soldaten, deren Schutzausrüstung noch immer mangelhaft war, verheerende Schäden an.

Ein Opfer dieses Geschosstyps war der zweiundzwanzigjährige Sidney Beldam, der in der Dritten Flandernschlacht schwer verwundet wurde. Die Dritte Flandernschlacht zählt zu den brutalsten und verlustreichsten Schlachten des Ersten Weltkriegs. Sie endete, als die Briten nach über drei Monaten des blutigen Grabenkriegs das Dorf Passendale eroberten – zu einem entsetzlichen Preis. Über fünfzigtausend britische Soldaten verloren in der Schlacht ihr Leben, fast fünfmal so viele wurden verwundet.

Die Schlacht hinterließ bei den beteiligten Soldaten grausige Erinnerungen. Der kanadische Arzt Frederick W. Noyes, der schon 1916 bei der Schlacht an der Somme dabei gewesen war, schrieb, die Dritte Flandernschlacht sei im Vergleich »zehnmal so verheerend und barbarisch« gewesen. Sie war nicht nur eine der blutigsten, sondern auch der schlammigsten Schlachten des Krieges. Drei Monate lang prasselte fast pausenlos heftiger Regen auf die Kämpfenden nieder und verwandelte das von Bomben- und Granattrichtern übersäte Schlachtfeld in eine Schlammwüste. Ein Soldat schrieb: »Die eingeschlagenen Granaten haben die gesamte Erde aufgewühlt, und die Löcher sind voll mit Wasser, sodass man, wenn man nicht von den Granaten getötet wird, Gefahr läuft, in einem Trichter zu ersaufen.«

Pferde, Maultiere, Geschütze und anderes Gerät versanken im Matsch. Männer wurden ohne Fluchtmöglichkeit auf dem riesigen Schlammfeld eingeschlossen, was sie zu leichten Zielen für feindliche MG-Schützen machte. Andere ertranken einfach. Der britische Offizier Edwin Campion Vaughan hörte in der Dunkelheit das Wimmern und die verzweifelten Schreie von Schwerverletzten, die in frischen Granattrichtern Zuflucht gesucht hatten und nun hilflos zusehen mussten, wie diese sich langsam mit Wasser füllten. »Das Wasser stieg und stieg, und da sie zu schwach waren, um zu fliehen, gingen sie langsam unter«, schrieb er in sein Tagebuch. Irgendwann verstummten die Schreie. Am nächsten Morgen sah Vaughan, dass die Krater übergelaufen waren.

Beldam war im November 1917 mittendrin in dieser Hölle. Wie so viele andere wurde er schnell verwundet. Ein Granatsplitter schoss auf ihn zu, schlitzte ihm die rechte Gesichtshälfte auf und riss ihm einen großen Teil der Nase ab. Er fiel vornüber in den Schlamm, was ihm wahrscheinlich das Leben rettete, denn wäre auf den Rücken gefallen, wäre er mit einiger Sicherheit an seinem eigenen Blut erstickt. Er blieb drei Tage lang dort liegen. Ratten und Ungeziefer huschten über ihn hinweg, um sich bei seinen toten Kameraden einzunisten – ein häufiges Bild auf dem überschwemmten Schlachtfeld. Ein Soldat erklärte: »Die Ratten flohen natürlich vor dem Regen, und unter dem Stoff über dem Brustkorb fanden sie ein schönes Nest. Wenn man einen Toten berührte, flitzten vorne Ratten heraus [...] Dass ein Mensch einer Ratte als Nest diente, war ein schreckliches Gefühl.« Wegen seiner Erlebnisse in Passendale fürchtete sich Beldam ein Leben lang vor Ratten und Kakerlaken.

Schließlich kam eine Gruppe Soldaten, um die Toten abzutransportieren. Als einer Beldam mit dem Stiefel umdrehte, merkten sie, dass er noch atmete. »Mein Gott, der hier lebt noch.« Man konnte es den Bergungsleuten nicht verdenken, dass sie den blutüberströmten, zusammengekrümmten Haufen für tot hielten. Die Schlachtfelder waren übersät mit Leichen in den unterschiedlichsten Fäulnisstadien. »Oft habe ich die Überreste eines braven, tapferen Mannes mit der Schaufel aufgesammelt«, erinnerte sich ein Soldat. »Ein Häufchen aus Knochen und Maden, das dann zum Begräbnisplatz gebracht wurde.« Nach einer Schlacht erwarteten die Bergungstrupps unvorstellbare Schrecken. »Ich zitterte, als ich mit weichem Fleisch und Schleim an den Händen nach der Marke tastete. [...] Ich musste die Leichen förmlich auseinandernehmen, damit sie nicht anonym beerdigt wurden. Es tat sehr weh, die Unbekannten begraben zu müssen.«

Die Männer luden den verstümmelten Soldaten auf eine Trage und brachten ihn zurück zu den Schützengräben. Es folgte der beschwerliche Rücktransport nach Großbritannien, wo Beldam zunächst in ein allgemeines Krankenhaus in Lancashire kam. Wegen seiner schweren Verletzungen und des schlechten Allgemeinzustands gaben ihm die Ärzte noch sechs Monate zu leben. Vielleicht nähten sie deswegen einfach die Wunde zu, ohne sich um den umfangreichen Gewebeverlust in seinem Gesicht zu kümmern. Infolgedessen war die rechte Oberlippe nach oben verzogen, sodass es aussah, als würde er permanent die Zähne fletschen, und die Nase war schief und eingesunken.

Aber das Glück war auf Beldams Seite. Mehrere Monate nach der Verwundung entschied die Klinikleitung, ihn ins Queen's Hospital zu verlegen, wo angeblich Tag für Tag medizinische Wunder vollbracht wurden. Beldams Zustand bei seiner Ankunft in Sidcup war für Gillies eine weitere Bestätigung dafür, dass man Gesichtswunden nicht verschließen durfte, bevor man die stützenden Strukturen wiederaufgebaut hatte. Gillies teilte dem jungen Mann mit, dass er die Wunde wieder öffnen müsse, um die durch die erste Operation verursachten Entstellungen zu reparieren. Er würde das dichte Narbengewebe durchtrennen und dann die weitgehend zerstörte Wange mit einem Lappen aus gesundem Gewebe ausfüllen.

Es sollte Beldams erste von fast vierzig Operationen werden.

Wie »Big Bob« Seymour, der Gillies' Privatsekretär wurde, fand auch Beldam einen Platz im Mitarbeiterstab des Chirurgen. Nach dem Krieg wurde er Gillies' persönlicher Fahrer – eine Stellung, in der er es nicht immer leicht hatte. Als Gillies vergaß, seinen Führerschein zu verlängern, schickte er Beldam ins Rathaus, um die Sache für ihn zu erledigen – mit der strengen Anweisung, anschließend sofort zurückzukommen, um Gillies, der später noch operieren musste, ins Krankenhaus zu fahren. Als Beldam ins Rathaus kam, traf er auf eine lange Warteschlange. In seiner Verzweiflung drängelte er sich vor und bat den zuständigen Beamten, ihn vorzuziehen, weil er seinen Chef dringend ins Krankenhaus fahren müsse. Das schmeckte dem Beamten gar nicht. Er wies Beldams Bitte mit der Bemerkung ab, sein Arbeitgeber hätte mit der Verlängerung eben nicht bis zum letzten Augenblick warten sollen.

In seiner Not wandte sich Beldam an Allen Daley, einen Bekannten Gillies', der an diesem Tag zufällig im Rathaus zu tun hatte. Daley rief den Beamten an und erklärte ihm, Beldam handle im Auftrag von Harold Gillies, dem »berühmten plastischen Chirurgen«, der dringend im Operationssaal gebraucht werde. Aber auch Daleys Bitten schienen auf taube Ohren zu stoßen. Er wollte schon aufgeben, als der Beamte fragte: »Ist das der Golfer? Der, der fast die Amateurmeisterschaften gewonnen hätte?« Daley bejahte. »Warum haben Sie das nicht gleich gesagt?«, rief der Beamte. »Für einen so ausgezeichneten Spieler tue ich natürlich alles. Schicken Sie den Fahrer in mein Büro, dann kümmere ich mich darum.« Kurz darauf verließ Bedlam früher als erwartet mit dem neuen Führerschein das Rathaus.

Aber all das war Zukunft. Einstweilen befand sich Beldam auf dem beschwerlichen Weg der Genesung. Falls er unterwegs verzagte, gab ihm die Ankunft einer jungen Dame im Krankenhaus neuen Lebensmut. Sie hieß Winifred, wohnte in Sidcup und spielte ausgezeichnet Klavier. Sie hatte von den entstellten Soldaten im Queen's Hospital gehört und beschlossen, die Männer mit ihrer Musik zu unterhalten. Als sie mit einem Stapel Noten unter dem Arm über das betriebsame Krankenhausgelände eilte, lief sie dem verwundeten Beldam in die Arme. Es war Liebe auf den ersten Blick.

Die Methoden, die Gillies entwickelte, waren für seine Patienten von unschätzbarem Wert. Einige Stimmen waren jedoch der Meinung, er schmücke sich mit fremden Federn. Kurz nach Einführung des Rundstiellappens kam es zu einer Auseinandersetzung darüber, wer die Technik zuerst angewendet hatte. Nach dem Krieg entbrannte daraus ein erbitterter Streit zwischen Gillies und seinem Chirurgenkollegen Captain John Law Aymard.

Der Brite Aymard hatte seine medizinische Ausbildung in Südafrika erhalten und mit Gillies sowohl in Aldershot als auch in Sidcup zusammengearbeitet. Nach dem Krieg bestritt er Gillies' Anspruch, der Erfinder des Rundstiellappens zu sein. In einem Brief an den Herausgeber der *Lancet* schrieb er: »Ich möchte Major Gillies auf die Entstehungsgeschichte des zweifüßigen Rundstiellappens aufmerksam machen, dem er so große Bedeutung beimisst. Die erste Plastik mit einem zweifüßigen Rundstiellappen in Sidcup stammt [...] von mir.« Im Weiteren schilderte Aymard ausführlich eine Operation, die er im Oktober 1917 vorgenommen hatte, im selben Monat, in dem Gillies den Marinesoldaten Vicarage operierte. Es handelte sich um eine Rhinoplastik, über die er einige Monate später in der *Lancet* berichtet hatte. Am Ende seines Briefes beteuerte Aymard wenig überzeugend, dass er sich nicht aus kollegialer Eifersucht an die medizinische Fachzeitschrift gewendet habe. »Es ist nicht meine Absicht, einen Streit vom Zaun zu brechen. Ich möchte lediglich den Einfluss der Kriegschirurgie auf die guten Sitten darstellen, ohne dabei auf einzelne Kriegsfälle und die damit verbundenen Belanglosigkeiten einzugehen.«

Gillies ließ Aymards Behauptungen nicht auf sich sitzen. Eine Woche später schrieb er in einem Brief an die *Lancet*: »Die Belegungspläne, Operationsberichte und Aufzeichnungen der Stationsschwestern des Queen's Hospital beweisen folgenden Tatbestand« – nämlich, dass die von Aymard angeführte Rhinoplastik am 18. Oktober erfolgt sei, also zwei Wochen nach Gillies' erster Rundstiellappenplastik. Daher sei die Erfindung der Technik nicht Aymard, sondern *ihm* zuzuschreiben. Um den Konflikt zu entschärfen, schloss Gillies den Brief mit den Worten: »Es ist mein Verschulden, dass ich Captain Aymard damals, als er seinen Rhinoplastik-Fall veröffentlichte, nicht sofort darauf hinwies, dass er nicht als Erster auf die Idee gekommen war, den Stiel ›zu rollen‹«. Leider war die Auseinandersetzung für Aymard damit nicht beendet. Obwohl er das Queen's Hospital inzwischen verlassen hatte und ins ferne Südafrika zurückgekehrt war, sollte Gillies in der Sache noch häufiger von seinem gekränkten Kollegen hören.

Kurz nachdem Aymard an die *Lancet* geschrieben hatte, stellte sich heraus, dass ein weiterer Kollege Gillies die Urheberschaft am Rundstiellappen streitig machte. Während einer Amerikareise erfuhr Gillies, dass der russische Chirurg Wladimir Filatow die Technik bereits 1916 – ein Jahr vor Gillies' Operation an William Vicarage – entwickelt hatte. In einem Artikel hatte Filatow beschrieben, dass er sie zunächst an Kaninchen ausprobiert habe. Dabei habe er festgestellt, dass sich durch den Einsatz eines rohrförmigen Stiels die Blutversorgung zum Transplantat erheblich verbesserte. Am 9. September 1916 führte er die erste Rundstiellappenplastik an einem Menschen durch. Die Operation war in dem Artikel ausführlich beschrieben und mit Zeichnungen und Fotos dokumentiert.

Gillies war tief erschüttert über diese Neuigkeit. »Ich muss zugeben, dass das damals ein herber Schlag für mich war.« Dennoch erkannte er neidlos an, dass Filatow vor ihm eine identische Technik entwickelt hatte. Er war enttäuscht über diese Wendung, aber nach reiflicher Überlegung auch nicht sonderlich überrascht. »Alles in allem war der rohrförmige Stiel ein Schachzug, auf den jeder wache Geist, der mit der plastischen Chirurgie zu tun hatte, irgendwann gekommen wäre«, schrieb er.

In der Tat stellte sich heraus, dass auch der deutsche Zahnarzt und Kriegschirurg Hugo Ganzer 1917 einen Hautlappen mit rohrförmigem Stiel entwickelt hatte, ohne Kenntnis von Filatows und Gillies' Arbeit zu besitzen. Angesichts der Massen von entstellten Soldaten, die der Erste Weltkrieg hervorbrachte, ist es kaum verwunderlich, dass drei Wiederherstellungschirurgen das Problem, Gewebe von einer Stelle sicher an eine andere zu bringen, völlig unabhängig voneinander auf die gleiche Weise lösten. In dieser Hinsicht war der Rundstiellappen eher eine evolutionäre als eine revolutionäre Entwicklung in der Geschichte der plastischen Chirurgie, entstanden aus der Notsituation des Krieges. Es war nicht das erste Mal, dass eine medizinische Neuerung zeitgleich von mehreren

Leuten entwickelte wurde, die nichts von der Arbeit ihrer Kollegen wussten.

Das änderte nichts daran, dass Aymard seinen Groll gegen Gillies in den folgenden zwei Jahrzehnten weiter nährte. In schönster Regelmäßigkeit bekräftigte er seinen Anspruch, er habe die Technik zuerst 1917 im Queen's Hospital eingesetzt. Hin und wieder sah Gillies sich zur Verteidigung genötigt. In einem persönlichen Brief an den Herausgeber der *Lancet* Sir Squire Sprigge machte er seinem Unmut Luft. Er schrieb: »Es ist ein scheußliches Gefühl, dass Aymard glaubt, ich hätte ihm in irgendeiner Weise seine Erfindung gestohlen.«

Tatsächlich wurde schon lange gemunkelt, dass Aymard am 17. Oktober bei Vicarages zweiter, von Gillies' Vertreter H. C. Malleson durchgeführten Operation zugesehen und dabei von der berühmten Technik erfahren hatte. Gillies bestätigte in seinem Brief an Sprigge diesen Verdacht: »Es war mir nicht möglich, [in der *Lancet*] meine Sicht der Wahrheit darzulegen, nämlich dass Aymard zuerst meine Operation sah, dann seine durchführte und den Fall hinterher sofort veröffentlichte, um, wie mir damals schien, die Nase vorne zu haben.«

Aymard bestand sein Leben lang darauf, dass nicht er, sondern Gillies die Technik gestohlen habe. In einem letzten Brief an den verbitterten Kollegen schrieb Gillies: »Es tut mir ausgesprochen leid, dass Sie diese Sache immer noch so wurmt. Die Fakten sind, glaube ich, eindeutig.«

Die Rundstiellappenplastik wurde wie so viele andere Wiederherstellungstechniken, die in den Kriegsjahren unter Gillies' Leitung am Queen's Hospital entwickelt wurden, zu einem Grundpfeiler der plastischen Chirurgie. Jahre später schrieb er: »Ich gelte, und das meiner Ansicht nach zu Recht, als jemand, der die Bedeutung des Rundstiellappens und die enormen Entwicklungen, die er seitdem durchlaufen hat, aus unabhängiger Sicht bezeugen kann.« Die Spannungen zwischen

Gillies und Aymard zeigten, dass der Wettbewerb unter den Chirurgen nicht immer so freundschaftlich ablief, wie Gillies es gerne darstellte. Doch im Vergleich zu den Herausforderungen, die ihn in den folgenden Monaten erwarteten, waren solche Auseinandersetzungen unter Kollegen Lappalien.

10

PERCY

Soldat Percy Clare vom 7. Bataillon des East Surrey Regiments lag stundenlang schwerverletzt auf dem Schlachtfeld von Cambrai, während um ihn der Kampf tobte. Eine Kugel aus dem deutschen Schützengraben hatte ihn gleich zu Beginn der Offensive ins Gesicht getroffen. Blut rann aus dem klaffenden Loch in seiner Wange auf seine Uniform.

Es war ihm gelungen, den Verbandsmull zu entfernen, den ihm ein panischer Offizier namens Rawson in den Mund gestopft hatte, um die Blutung zu stoppen. Dadurch konnte er wieder frei atmen, aber es floss weiter Blut in seine Kehle, und alle paar Minuten musste er sich übergeben. Seine Gedanken wanderten zu dem Massengrab, das ihn nach der Schlacht erwartete.

Clare, der zwischendurch immer wieder das Bewusstsein verlor, hatte sich schon fast aufgegeben, als plötzlich sein Kamerad – und Retter – Weyman auftauchte. Weyman winkte ein paar Rettungskräfte herbei, die den Schwerverletzten auf eine Trage legten und sich an das riskante Unternehmen machten, ihn vom Schlachtfeld wegzubringen. Clare klammerte sich an die kleine, blutbeschmierte Bibel, die seine Mutter ihm mit an die Front gegeben hatte. »Der Weg führte durch schweres feindliches Granatfeuer, und wir waren die ganze Zeit in Lebensgefahr«, schrieb er später in sein Tagebuch.

Einmal verlief sich der Bergungstrupp, und sie mussten im Kugelhagel umkehren. »Ich erinnere mich, dass sie die Böschung hinaufstiegen, um den Drahtverhau auf der Straße zu umgehen, den wir auf dem Hinweg passiert hatten«, schrieb Clare. Überall lagen Leichen und abgerissene Gliedmaßen von gefallenen Soldaten. Auf dem Weg zwischen den Toten hindurch bekam einer der Krankenträger einen Streifschuss ab. Vor Schmerz machte er eine derart heftige Bewegung, dass Clare fast von der Trage fiel. Nachdem sich die Bergungsleute neu gruppiert hatten, setzten sie den Weg durchs Kampfgetümmel fort und übergaben Clare schließlich an zwei deutsche Kriegsgefangene, die ihn auf einer Fahrtrage zum nächsten Krankenwagen brachten. »Sie taten alles, um jedes Ruckeln auf der unebenen Straße zu vermeiden«, schrieb er dankbar in sein Tagebuch. Bevor man ihn mit sieben anderen Schwerverletzten in das Fahrzeug lud, verabschiedete er sich von Weyman. Später erfuhr er, dass Weyman kurz darauf seinen Verletzungen erlegen war. Clare hatte überhaupt nicht bemerkt, dass sein tapferer Kamerad auch verwundet worden war.

Der Krankenwagen brauste los, und die Verwundeten im Innenraum wurden kräftig durchgeschüttelt. Jedes Schlagloch wurde zur Qual. »Der Fahrer fuhr ohne jede Rücksicht, was dem verwundeten Mann unter mir furchtbare Schreie und Stöhnlaute entlockte«, erinnerte sich Clare. Man konnte dem Fahrer den verwegenen Fahrstil nicht verübeln. Er tat sein Bestes, um den Granaten zu entkommen, die überall auf der Strecke explodierten. »Eine ging ungefähr zehn Meter hinter uns hoch«, schrieb Clare. Sie verfehlte den Wagen um den Bruchteil einer Sekunde.

Der Krankenwagen pflügte sich durch den Schlamm, bis er schließlich vor einem Feldlazarett hielt. Die Tragen mit den

Verletzten wurden ausgeladen und auf den Boden gestellt. In der Ferne donnerten Geschütze. Jetzt war Clare nur noch einer von unzähligen Verwundeten in langen Reihen, deren Stiefel unter den blutigen Decken hervorschauten. Krankenträger gingen durch das Labyrinth aus sich vor Schmerz krümmenden Soldaten und trugen ein paar wenige Auserwählte in den OP, wo wie am Fließband operiert wurde. »Weißkittel drängten sich so dicht um die Tische, dass nicht zu sehen war, was sich darauf befand«, beschrieb eine Krankenschwester die Situation. Draußen fuhr derweil ein Krankenwagen nach dem anderen vor, um weitere Verwundete abzuladen.

Während Clare darauf wartete, dass er an der Reihe war, beugte sich ein Sanitätsoffizier über ihn, um sein Gesicht zu begutachten. »Jawohl, Sir: Durchschuss«, sagte er zu dem Sergeant neben ihm und ging weiter zum nächsten Soldaten – ohne den ahnungslosen Clare darüber aufzuklären, was das bedeutete. »Ich selbst hätte nicht sagen können, wo ich verwundet worden war: Ich wusste es zu diesem Zeitpunkt einfach nicht.« Erst später erfuhr Clare, dass die Kugel vor dem rechten Ohr eingedrungen war, sich knapp unter dem Auge schräg durch sein Gesicht gebohrt hatte, ihm an mehreren Stellen den Kiefer zertrümmert hatte und durch die linke Wange wieder ausgetreten war. Der Sergeant beschriftete ein Etikett und befestigte es an Clares Uniformjacke. In den folgenden Wochen sahen die Ärzte, die er zu Gesicht bekam, nur auf dieses Schildchen. »Sie lasen bloß das Etikett und ordneten meine Verlegung von einer Stelle zur nächsten an, als wäre ich ein gewogener und ausgezeichneter Schlachtkörper auf dem Fleischmarkt!«

Trotz seiner schweren Verletzungen gehörte Clare zu den Glücklichen. Viele Verwundete gerieten in Gefangenschaft und wurden in Straflager geschickt, wo sie nur unzureichend medizinisch versorgt wurden. Manche wurden sogar wegen ihrer Entstellungen verspottet. Nachdem er in der Schlacht bei Mons zwei Schusswunden erlitten hatte, wurde Major Malcolm Vivian Hay von seinem Bataillon im Dorf Audencourt zurückgelassen, weil keine Trage für den Transport zur Verfügung stand. Ein französischer Zivilist brachte ihn schließlich ins Krankenhaus nach Cambrai, das zu der Zeit von den Deutschen besetzt war. Nach vier Monaten teilte man ihm mit, dass man ihn in ein Gefangenenlager nach Würzburg bringen werde. Im Zug nach Deutschland wurde er Zeuge, wie ein irischer Soldat mit einer Schussverletzung im Gesicht von einem deutschen Wachmann schikaniert wurde. »Sein blindes Auge war eitrig entzündet, das Loch in seiner Wange war zu einer von grässlichen Narben gezeichneten Delle verheilt, und Mund und Nase hatten sich seitlich verzogen«, erinnerte sich Hay. Der Wachmann zerrte den entstellten Mann aus dem Haufen schlafender Gefangener auf dem Boden, setzte ihn auf einen Stuhl und verhöhnte ihn im Beisein seiner johlenden Kollegen. Nichts, schrieb Haig – nicht einmal der Anblick von Verwundeten und Getöteten – habe ihn so bewegt wie »diese ergreifende Szene mit dem jungen Iren und seinen herzlosen Peinigern.«

Clare mag sich gefühlt haben wie eine herumgeschobene Rinderhälfte, aber wenigstens war er nicht dem Feind in die Hände gefallen. Im Feldlazarett wurde er gewaschen, angezogen, gegen Tetanus geimpft und mit allem Nötigen versorgt. Ein Sanitätsoffizier teilte ihm mit, dass man ihn nach Großbritannien zurückschicken werde – so nah an der Front sei keine Zeit, sich um Gesichtsverletzungen wie seine zu kümmern, da den ganzen Tag neue Verwundete hereinströmten.

Clare war überwältigt von der Aussicht auf baldige Heimkehr. »Ich kann nicht in Worte fassen, was die Nachricht, dass ich bald wieder in England sein würde, damals für mich bedeutete«, schrieb er später. Noch vor Kurzem hatte er sich seine eigene Beerdigung vorgestellt. »Am Morgen, als ich verwundet auf dem Feld lag, hatte ich jede Hoffnung aufgegeben.

Umso wunderbarer schien es mir, dass sich das Blatt innerhalb von nur ein paar Stunden so gewendet hatte.« Er ahnte nicht, dass der lange, beschwerliche Weg zur Genesung seine wiedererwachte Hoffnung auf eine harte Probe stellen würde.

Vom Feldlazarett wurde Clare in ein großes Lazarett in Rouen gebracht. Dort gab man ihm einen Spiegel. »Mein borstiger Bart war über einen Zentimeter lang und sah mit dem Schmutz und dem getrockneten Blut darin [...] so widerlich aus und verlieh mir ein so verändertes Äußeres, dass ich ganz unglücklich war«, erinnerte er sich. Die Krankenschwester besorgte ihm einen Friseur, der Clare vorsichtig rasierte. Danach gab man ihm wieder den Spiegel. Ohne Bart war das Ausmaß seiner Verletzungen nicht mehr zu übersehen. Entsetzt sah Clare zum ersten Mal Eintritts- und Austrittsstelle der Kugel, die sein Gesicht verwüstet hatte.

Einige Tage später brachte man ihn auf ein Lazarettschiff – eines von siebenundsiebzig, die während des Krieges im Einsatz waren. Das größte in der Flotte war die RMS *Aquitania*, die über 4182 Betten verfügte. Auf einer Fahrt von den Dardanellen verschiffte die *Aquitania* so viele Verwundete zurück nach Großbritannien, dass zwanzig Lazarettzüge nötig waren, um sie vom Hafen in die verschiedenen Militärkrankenhäuser im ganzen Land zu bringen.

Rein rechtlich standen Lazarettschiffe unter dem Schutz des Genfer Abkommens, da sie nicht direkt in die Kriegshandlungen involviert waren. Dennoch waren die strahlend weißen schwimmenden Hospitäler mit den großen roten Kreuzen allerlei Gefahren ausgesetzt. Zwischen 1915 und 1917 wurden sieben Lazarettschiffe durch Seeminen schwer beschädigt oder sanken. Als die HMHS *Anglia* am 17. November 1915 kurz vor Mittag auf eine Mine lief, nahm das medizinische Personal den Patienten schleunigst die hölzernen Beinschienen ab, denn wer über Bord ging, musste erleben, dass sein geschientes

Bein auf dem Wasser trieb, während der Rest des Körpers unterging. Alle Patienten, die laufen konnten, erhielten den Befehl, an Deck zu kommen, die übrigen wurden auf Tragen hinaufgebracht und, während das Schiff sank, in Rettungsboote verfrachtet. Hundertdreißig der dreihundertachtundachtzig Menschen an Bord starben bei dem Unglück, darunter neun Angehörige des Royal Army Medical Corps.

Zu den schwersten britischen Schiffsverlusten während des Krieges zählte das Lazarettschiff *Britannic*. Das kurz vor dem Krieg als Luxusdampfer gebaute Schwesterschiff der berühmten *Titanic* liegt noch immer in hundertzwanzig Meter Tiefe vor der griechischen Insel Kea in der Ägäis. Violet Jessop, die Krankenschwester auf der *Britannic* war und schon den Untergang der *Titanic* überlebt hatte, sah aus einem der Rettungsboote zu, wie das Schiff unterging und dreißig Menschen mit hinunter auf den Meeresgrund zog. »Alle Maschinen auf den Decks fielen wie Kinderspielzeug ins Meer«, schrieb Jessop. »Dann kippte sie [die *Britannic*] ängstlich vornüber, sodass das Heck sicher hundert Meter hoch in die Luft ragte, bevor sie mit einem letzten Gebrüll in der Tiefe verschwand und die Sinkgeräusche mit unerhörter Kraft durchs Wasser tönten.« (Die vom Pech verfolgte Jessop war auch an Bord der RMS *Olympic* gewesen, dem ältesten der drei Schwesterschiffe, als diese 1911 mit der HMS *Hawke* kollidierte.)

Nicht nur Seeminen stellten eine Bedrohung für Lazarettschiffe dar. Mit dem weißen Anstrich, der sich leuchtend vom blauen Himmel und grauen Wasser abhob, waren sie leichte Ziele für deutsche U-Boote, die auf viel befahrenen Schifffahrtsrouten Ausschau nach Beute hielten. 1917 beschlossen die Mittelmächte, das Völkerrecht zu ignorieren. Lazarettschiffe wurden, egal wie deutlich gekennzeichnet, zu Freiwild. 1917 und 1918 torpedierten die Deutschen mehrere Schiffe mit verwundeten Soldaten an Bord. Der tragischste Fall war der Untergang der HMHS *Llandovery Castle*, die auf der Fahrt von Halifax nach Liverpool in der Nacht des 27. Juni 1918 von einem deutschen U-Boot angegriffen wurde. Es waren keine Patienten an Bord, dafür zahlreiche Krankenschwestern und Militärärzte. Rettungsboote und Flöße wurden zu Wasser gelassen, doch die Deutschen kannten kein Erbarmen. Sie eröffneten das Feuer auf die Schiffbrüchigen und versenkten alle Boote bis auf eines. Nur vierundzwanzig der zweihundertachtundfünfzig Passagiere überlebten die Katastrophe.

Percy Clare gelangte immerhin sicher über den Ärmelkanal, doch die Fahrt war anstrengend. An Bord brachte man ihn mit einem elektrischen Aufzug in den Bauch des Schiffes und legte ihn in eine Schwingkoje, die mit Tauen an der Decke befestigt war. Eine Krankenschwester legte ihm einen Rettungsgurt an – eine mahnende Erinnerung an die Gefahren, die unter den Wellen lauerten.

Nach Einbruch der Dunkelheit lief der Dampfer aus. Wegen des schlechten Wetters und der drohenden Gefahr eines U-Boot-Angriffs dauerte die Überfahrt dreizehn Stunden. Der Soldat in der Koje zu Clares Füßen, der einen Nierenschuss erlitten hatte, schrie die ganze Nacht vor Schmerz. Obwohl die Krankenschwester alles tat, was in ihrer Macht stand, war er am nächsten Morgen tot. »Tränen liefen der Schwester über die Wangen, und ich staunte über die Zärtlichkeit, die sie diesem Mann entgegenbrachte, den sie überhaupt nicht kannte«, schrieb Clare.

Als die Sonne über den Horizont lugte, legte das Schiff in Southampton an. Ein Schwarm von freiwilligen Rotkreuzhelfern kam an Bord, um die Verwundeten abzutransportieren. Clare wurde, zusammen mit dreitausend anderen Soldaten, wieder auf den Boden gelegt. Der Journalist Philip Gibbs beobachtete eine ganz ähnliche Szene. »Die ›schlimmen‹ Fälle«, schrieb er, »wurden draußen vor einem Backsteinkasten abgeladen: Männer mit Stahlsplittern in der Lunge und den Eingeweiden, die reichlich Blut spuckten, Männer mit abgerissenen Armen und Beinen, Männer ohne Nasen, deren Hirne aus den offenen Schädeln quollen, Männer ohne Gesichter.«

Auf dem Etikett an Clares Uniform war als Bestimmungsort eine »Spezialklinik in London« – vermutlich Sidcup – angegeben. Unglücklicherweise wurde er versehentlich in den falschen Zug gesetzt. Als man ihn über den Irrtum informierte, drehte er das zerschmetterte Gesicht zum Fenster und weinte leise in sich hinein.

Während Harold Gillies im Queen's Hospital entstellte Soldaten operierte, lag Clare im knapp hundert Kilometer entfernten Frensham Hill Military Hospital. Das Krankenhaus wurde im Oktober 1914 im Haus einer gewissen Mrs. Lewin eingerichtet und verfügte anfangs über sechsunddreißig Betten. Das Pflegepersonal bestand aus freiwilligen Helferinnen des Roten Kreuzes. Um des Zustroms von Verwundeten Herr zu werden, wurden später auf dem Grundstück mehrere Baracken errichtet. Dennoch war Frensham Hill im Vergleich zu anderen Militärkrankenhäusern nur ein kleiner Außenposten. Dazu fehlte es an Ärzten, die auf die Behandlung von Gesichtsverletzungen spezialisiert waren.

»Das Krankenhaus in Frensham war ein armseliger Ort aus provisorischen Holzbauten mit jeweils einem Dauerbrenner in der Mitte«, notierte Clare in seinem Tagebuch. Die Oberschwester, die Clare als »griesgrämiges altes Weib« beschrieb, regierte mit eisernem Zepter. Die Männer mussten strammstehen, wenn sie den Krankensaal betrat, und »Ungehorsamen« wurde bei den Mahlzeiten die Margarine gestrichen. Von der herzlichen Atmosphäre, die in Sidcup herrschte, war in Frensham Hill nichts zu spüren. Dort gab es keine Klaviervorträge, Kartenspiele oder nächtliche Imbisse. »Es gab für die Männer keinerlei Unterhaltung oder andere Möglichkeiten, sich die Zeit zu vertreiben«, beklagte sich Clare. Er beschrieb die Tage dort als »sterbenslangweilig«. Die meiste Zeit wärmten die Männer sich am Ofen, rauchten und redeten über den Krieg.

Am meisten litt Clare jedoch unter dem Krankenhausessen. Wegen seiner Kieferverletzung konnte er das harte Brot nicht kauen, das den Hauptbestandteil jeder Mahlzeit bildete, und so stand er meistens hungrig vom Tisch auf. »Es gab keine gesonderte Verpflegung für Fälle wie mich«, schrieb er. »Mein Kiefer war steif und geschwollen, und ich konnte den Mund nicht weit genug öffnen.«

Die Ärzte hatten keine Ahnung, was sie mit ihm anstellen sollten. Sie hatten Clares Wunden gereinigt und verbunden, aber ansonsten nichts weiter unternommen. Das war fatal, denn jeder Behandlungsaufschub produzierte neue Probleme und erhöhte die Infektionsgefahr. Ein Arzt gab offen zu, dass Clare am falschen Ort gelandet sei. »Der Sanitätsoffizier riet mir, so bald wie möglich aufzustehen und Spaziergänge zu unternehmen, damit ich in absehbarer Zeit kräftig genug für die Fahrt in eine Spezialklinik sei«, schrieb Clare. »Er sagte, sie könnten nichts für mich tun [...] und dass man mich nie hätte herschicken dürfen.«

Während er auf seine Verlegung wartete, erfuhr Clare, dass noch jemand aus seiner Kompanie in Frensham Hill gelandet war. Der andere Mann war in einer separaten Abteilung untergebracht. Als er seinem alten Kameraden einen Besuch abstattete, erzählte ihm dieser freimütig, dass er an dem Tag, an dem Clare und er verwundet worden waren, mitten im Kampfgetümmel ihren Zugführer erschossen hatte. »Er prahlte damit, dass er es 2nd Lieut. H. heimgezahlt habe, weil dieser dem Kompanieführer mehrfach vorgeschlagen hätte, ihn zu bestrafen«, schrieb Clare in sein Tagebuch. Später fand Clare heraus, dass besagter Lieutenant durch mehrere Schüsse in den Rücken gestorben war.

Das war nicht die einzige aufwühlende Nachricht, die er während des Aufenthalts in Frensham Hill erhielt. Rawson – der Offizier, der ihm nach seiner Verwundung Verbandsmull in den Mund gestopft hatte – teilte ihm in einem Brief mit, dass die meisten ihrer Kameraden in Cambrai gefallen waren. Nicht zum ersten Mal in diesem kalten November kreisten Clares Gedanken um den Tod. Er fragte sich, wie sein Schicksal wohl verlaufen wäre, wenn er nicht gleich zu Beginn der Offensive eine Kugel abbekommen hätte. »Hätte ich ohne die Verwundung [...] bis zum Ende durchgehalten und überlebt?«

Nach wochenlangem Warten wurde Clare schließlich mitgeteilt, dass man ihn ins Queen's Hospital verlegen würde. Anfang Dezember wurde er mit einem Offizier als Begleitperson in einen Krankenwagen gesetzt. Während der Wagen über die Schotterstraßen rumpelte, erzählte ihm der Offizier, dass sie zum Bahnhof London Bridge fahren und dort in den Zug nach Sidcup steigen würden. Clare wurde hellhörig. Er bat den Offizier, sich in London kurz entfernen zu dürfen, um seine Frau Beatrice zu besuchen, die im Speicher eines Teegroßhandels im Londoner Hafen arbeitete. Sein Begleiter war einverstanden, ermahnte ihn jedoch, am späten Nachmittag zurück zu sein, da er sonst den Zug verpassen würde.

»Man stelle sich die Freude vor, die ich bei dem Gedanken an ein Wiedersehen verspürte, denn ich hatte sie seit meinem ›Urlaub‹ vor der Abreise nach Frankreich im Sept. 1916 nicht mehr gesehen«, schrieb er. Als er zum Speicher kam, war er vor Erschöpfung nicht nur einer Ohnmacht nahe, sondern erfuhr auch noch, dass Beatrice an diesem Tag frei hatte. Müde und enttäuscht machte sich Clare auf den »leidvollen Weg« zurück zum Bahnhof. Als er zum Bahnsteig kam, war der Zug nach Sidcup abgefahren.

Diesmal aber hatte er Glück im Unglück. Als er mit hängendem Kopf auf dem Bahnsteig stand, kam eine Gruppe

Frauen auf ihn zu. Sie hatten sein verbundenes, verschwollenes Gesicht gesehen und wollten sich erkundigen, ob sie ihm behilflich sein könnten. Clare schilderte ihnen seine missliche Situation.

Die Frauen nahmen ihn unter ihre Fittiche und führten ihn aus dem Bahnhof. Sie kamen von »Soldiers' and Sailor's Free Buffet«, einer Hilfsorganisation, die heimkehrende Soldaten im Bahnhof Victoria rund um die Uhr mit kostenlosen Mahlzeiten versorgte. Zwischen 1915 und 1919 teilte die Organisation, für die Hunderte ehrenamtliche Helferinnen in Zwölf-Stunden-Schichten arbeiteten, über acht Millionen Essen aus. Während Clare Tee und einen Imbiss bekam, schickten die Frauen ein Eiltelegramm nach Sidcup. Anschließend besorgten sie ihm eine Fahrkarte für den nächsten Zug und wünschten ihm alles Gute. »Was für nette Freunde der Tommy doch in jenen Kriegstagen fand«, schrieb Clare.

Das Queen's Hospital war in ausgelassener Vorweihnachtsstimmung. Die Stationen konkurrierten miteinander um die festlichste Dekoration. Das Grammophon drehte sich pausenlos, während die Männer Girlanden an die Dachbalken hängten. Sogar das Krankenhausmaskottchen, ein Papagei, war trotz der kurzen Wintertage in aufgekratzter Stimmung.

Clare wurde bei seiner Ankunft in Sidcup im Dezember 1917 herzlich empfangen. »Männer kamen an mein Bett, um sich nach meinem Befinden zu erkundigen«, schrieb er. »Alle schienen eine große, glückliche Familie zu sein, und jeder dachte an das Wohl des anderen.« Clare fiel sofort auf, dass es in Sidcup völlig anders zuging als in Frensham Hill. Die dunkelgrünen Metallbetten waren mit »schneeweißer« Bettwäsche bezogen, die warm und einladend wirkte. Am Fuß jedes Betts lag eine scharlachrote Wolldecke, die einen hübschen Kontrast zu den graugrün gestrichenen Wänden bot. Die Farbzusammenstellung verlieh den Sälen in der dunklen Jahreszeit etwas Fröhliches. Eine Krankenschwester brachte ihn an sein Bett, half ihm beim Ausziehen und gab ihm ein Glas warme Milch – eine freundliche Geste, die sich auf wohltuende Weise vom strengen Regime des »griesgrämigen alten Weibes« in Frensham Hill unterschied.

Das Pflegepersonal wurde von den Patienten im Queen's Hospital einhellig verehrt. Die Schwestern »stürzten sich mit solchem Eifer in die Arbeit«, schrieb ein Soldat, »dass wir ihnen für die Ruhe, die wir jetzt genießen, zu unendlich großem Dank verpflichtet sind.« Die Schwestern taten tatsächlich alles, damit es den Patienten an nichts fehlte. Nellie Cryer, die kurz nach der Eröffnung in Sidcup anfing, fand, »es hätte keinen geeigneteren Ort für diese Patienten geben können.«

Kleine Gesten bewirkten Großes. Nur wenige Stunden nach Clares Ankunft kam die Nachtschwester und hängte an jedes Bett eine Lampe mit einem roten Schirm. »Ich starrte auf das Lämpchen, dessen warmes Licht in die Mitte des Saals fiel und sich über den polierten Holzfußboden ausbreitete«, schrieb er. »Ich war so glücklich in dieser ersten Nacht in dem behaglichen, herrlich großen Krankensaal mit den vielen Betten und der heiteren, sympathischen Gesellschaft, dass ich trotz meiner Müdigkeit kein Auge zubekam.«

Seit seiner Eröffnung hatte sich das Queen's Hospital zu einer blühenden Gemeinschaft aus Patienten und Ärzten entwickelt, die sich alle eng miteinander verbunden fühlten. Trotz der traurigen Umstände, die die Menschen dorthin führten, war die Stimmung meistens fröhlich. »Die verwundeten Tommys sind eine lustige Truppe«, schrieb Clare in einem Brief an seine Mutter. Sein Liebling war ein junger Mann am anderen Ende des Saals, dem man die Augen »ausgeschossen« hatte. Irgendwie war es ihm gelungen, sich trotz seines schweren

Schicksals den Humor zu bewahren, und er riss bei jeder Gelegenheit Witze oder zog die Schwestern auf.

Anders als in Frensham Hill, wo die Soldaten um den viel zu kleinen Ofen kauerten und den ganzen Tag rauchten, um die Zeit totzuschlagen, gab es in Sidcup viele Möglichkeiten, sich zu beschäftigen. Kontakte zu knüpfen wurde dadurch erleichtert, dass alle Patienten auf die eine oder andere Weise entstellt waren. Während sich ein Mann mit einer Gesichtsverletzung unter Männern mit anderen Verwundungen vielleicht gehemmt fühlte, brauchte er sich in Sidcup wegen seines Aussehens nicht zu genieren. »Wenn man sie aus den überfüllten Krankenhäusern holt, wo die meisten sich davor scheuen, Sport an der frischen Luft zu treiben und Umgang mit anderen Patienten zu pflegen, deren Verletzungen zwar schmerzhaft, aber nicht so sichtbar sind«, merkte ein Fachblatt für Krankenpflege an, »heilen ihre Wunden in einem Drittel der Zeit, und sie werden wieder völlig gesund.«

Für die Mobilen gab es Sporttage, an denen sie Fußball und Kricket spielen oder anderen sportlichen Aktivitäten nachgehen konnten. Die Männer konnten sich auch der Laienspielgruppe anschließen, die zur Unterhaltung von Patienten und Mitarbeitern regelmäßig Stücke aufführte.

Dazu gab es Werkstätten, in denen die Männer dabei unterstützt wurden, ihre Beschäftigungschancen für die Zeit nach dem Krieg zu verbessern. Manche lernten, Uhren zu reparieren, andere versuchten es mit Haareschneiden und Rasieren. Die Soldaten konnten lernen, wie man Stiefel und Motoren repariert oder Kurse in Buchbinderei, Fotografie und Zeichnen besuchen. Es gab sogar Unterricht in Fremdsprachen – besonders gefragt war Französisch. Ein Journalist, der das Krankenhaus besuchte, staunte über »das weitläufige Gelände, wo die Patienten, die sich dem Stadium der Genesung nähern, in allen möglichen im Freien ausgeübten Tätigkeiten unterrichtet werden« – darunter Gartenbau, Forstwesen und

Geflügelzucht. Letzteres war besonders nützlich, da die Lehrlinge sich um die unzähligen Hühner kümmerten, die das Krankenhaus täglich mit Hunderten Eiern versorgten.

In einem der beliebtesten Kurse lernten die Soldaten, Spielzeug herzustellen. In der Weihnachtssaison produzierten sie Schmuckgegenstände, die in zahlreichen Londoner Läden verkauft wurden. Das war nicht nur gut für das Krankenhaus, sondern steigerte auch das Selbstwertgefühl der Männer. Sogar die königliche Familie fand Gefallen an dem hübschen Schnickschnack. Wie die *Times* berichtete, besuchte die Königin mit den Prinzessinnen Mary und Helena Victoria eine »Ausstellung mit Kinderspielzeug [...] von Soldatenpatienten des Queen's Hospital«. Dort gab es eine große Auswahl an schön gearbeiteten Stofftieren, darunter Hunde, Elefanten, Affen und Kamele. Die Beine der Elefanten, schrieb ein begeisterter Journalist, »hatte man schlauerweise mit Sprungfedern versehen«, sodass sie ihren Käufern auf eine Weise hinterherhoppelten, »die der Würde der grauen Riesen nicht sonderlich ziemte.« Die Königin nahm schließlich einen kleinen, grauen Schimpansen mit nach Hause, während sich eine Hofdame von Prinzessin Helena Victoria für eine »feuerrote Ente« entschied.

Das Queen's Hospital zeichnete sich gegenüber anderen medizinischen Einrichtungen nicht nur durch seine Weiterbildungsangebote aus. Harold Gillies legte auch großen Wert darauf, die Patienten am Genesungsprozess zu beteiligen. Dazu bekamen sie regelmäßig Fotos von ihren Gesichtern, damit sie ihr Aussehen vor und während der Rekonstruktion vergleichen konnten. Das sollte als Ansporn dienen, die vielen schmerzhaften Operationen über sich ergehen zu lassen. Ob die Soldaten sich von den Fotos tatsächlich motiviert fühlten, ist allerdings nicht belegt. Es gab sogar einen hauseigenen Krankenhausfriseur, der den Männern zeigte, wie man Gesichter mit tiefen Narben, fehlendem Gewebe und baumelnden Rundstielen rasierte.

Kein Wunder, dass Clare, als er seine Zeit im Queen's Hospital mit den Erfahrungen in anderen Einrichtungen verglich, feststellte: »Als ich nach Sidcup kam, fühlte ich mich wie im Paradies.«

In einem Brief an seine Mutter offenbarte Clare seine größte Angst. »Soll ich dir ein Geheimnis zuflüstern?«, schrieb er. »Ich fürchte mich davor, gesund zu werden. Je eher ich genese, desto schneller muss ich wieder nach ›da draußen‹, und offen gestanden, ich will nicht.«

Clare war gerne bereit, sich einer langen, schmerzhaften Behandlung auszusetzen, solange ihn der Aufenthalt in Sidcup davor bewahrte, wieder an die Front zu müssen. Und Arbeit an seinem Gesicht gab es reichlich. Kurz nach der Ankunft in Sidcup wurde er zum Zahnarzt geschickt, der versuchte, seinen starren Kiefer aufzubrechen. »Er [Gillies] kann nichts tun, bevor es nicht gelingt, meinen Mund zu öffnen«, schrieb Clare an seine Mutter. Das war ein mühseliges Unterfangen, aber schließlich schaffte es der Zahnarzt, die Kieferklemme so weit zu lösen, dass die Chirurgen sich an die Arbeit machen konnten.

Clares erste Operation fand ohne Narkose statt. Grund dafür waren vermutlich Lage und Größe der Wunde, denn wegen des klaffenden Lochs in seiner Wange wäre es schwierig gewesen, die Narkosemaske rutschfest anzulegen. Bei dem Eingriff, der nur als Vorbereitung für die eigentliche Arbeit diente, wurden die Probleme beseitigt, die durch den Behandlungsaufschub entstanden waren. Bei den nächsten beiden Operationen an seinem Kiefer wurde Clare mit Chloroform betäubt, das für seine halluzinogene Wirkung bekannt war. »Wenn die Jungs in den Operationssaal müssen, sagen sie, dass sie ›ins Kino gehen‹, wegen der Wirkung des Narkosemittels«, schrieb er an seine Mutter. »Es wird viel gescherzt und gelacht, wenn einer auf der Trage an den Betten der anderen vorbei aus dem Saal gerollt wird.« Er verschwieg jedoch nicht, dass die Patienten, die auf dem Weg hinaus noch lachten, meistens jammernd zurückkehrten. Der Weg zur Genesung war fast immer lang und schmerzhaft.

Clare war während seiner Zeit im Queen's Hospital nicht nur passiver Beobachter. Zwischen den Operationen machte er sich gerne nützlich. Einmal hielt er einem frisch operierten Mann die Zunge, damit er nicht erstickte, solange die Narkose nachwirkte. »Ich musste mit der linken Hand Blut und Schleim wegwischen, während ich mit der rechten sanft dem Zug seiner Zunge entgegenwirkte.« Als der Mann zwischendurch kurz aufwachte, beschwerte er sich bei Clare, dass er nicht rauchen könne, weil ihn das Loch in seiner Wange am Ziehen hindere.

In den folgenden Wochen litt Clare weiter unter der Kieferklemme. Mehrmals täglich musste er üben, den Mund zu öffnen und wieder zu schließen, was manchmal nahezu unmöglich war. Aber er machte Fortschritte, und auch wenn sie nur klein waren, sah es so aus, als wäre er auf dem Weg der Besserung.

Auch seelisch ging es bergauf. Eines Nachmittags, als er einen Spaziergang auf dem Krankenhausgelände unternahm, wurde es plötzlich spürbar kälter, und es fing an zu schneien. Er stellte sich unter die großen Ulmen, die den Weg zum Haupthaus säumten. Plötzlich erblickte er in der Ferne eine bekannte Gestalt. Sein Herz schlug höher. Als er seine Frau Beatrice bei seinem kurzen Londonaufenthalt verpasst hatte, war er bitter enttäuscht gewesen. Und jetzt stand sie nach der langen Zeit der Trennung plötzlich vor ihm, mit Schneeflocken im Haar. »Wir hielten uns unter den dunklen, großen Ulmen fest in den Armen.«

Trotz der traurigen Umstände, die die beiden wieder zusammengeführt hatten, war es ein glückliches Wiedersehen. Als Clare an diesem Abend ins Bett ging, erfüllte ihn eine tiefe Zufriedenheit.

Leider sollte dieses Gefühl nicht lange anhalten.

Schnee knirschte unter den Stiefeln der Soldaten, als sie aus dem Queen's Hospital traten. Warmes Licht schimmerte in den Fenstern und erinnerte die Männer draußen an die Behaglichkeit drinnen. Um halb sieben Uhr abends hatte man den Männern, darunter auch Clare, mitgeteilt, dass man sie an die Front zurückschicken würde. Clares größte Angst hatte sich bewahrheitet.

Clare war nicht der erste Patient, der vorzeitig entlassen und zurück in den Krieg geschickt wurde, und er sollte auch nicht der letzte sein. Eine abgeschlossene Behandlung im Queen's Hospital war nicht unbedingt gleichbedeutend mit einer sorgenfreien Zukunft. Ein Offizier, der sich wegen einer tiefen, klaffenden Wunde, die von der Schläfe bis zum Kinn reichte, mehreren schweren Operationen unterzogen hatte, wurde nach der Rückkehr an die Front ein zweites Mal verwundet. »Eine Kugel traf ihn ins Kniegelenk, und er starb in demselben Feldlazarett, in dem er mit seiner Gesichtsverletzung gelegen hatte« schrieb Gillies über den Fall. Allzu oft wurden die medizinischen Siege, die in Sidcup errungen wurden, durch neue Tragödien auf dem Schlachtfeld zunichte gemacht.

Der Befehl, den Dienst wiederaufzunehmen, war ein Schock für Clare. Trotz mehrerer Operationen hatte er immer noch große Mühe, den Mund richtig zu öffnen, und er fühlte sich noch nicht kräftig genug, um wieder in den Krieg zu ziehen. Die Anweisung kam jedoch nicht von Gillies. Wie so viele unbegreifliche Entscheidungen im Ersten Weltkrieg war sie von unsichtbarer oberster Stelle nach unten weitergeleitet worden. Clare wurde mitgeteilt, dass man ihn entlassen würde, um Platz für neue Patienten zu schaffen. In Wahrheit sollte wohl eher sichergestellt werden, dass die Kriegsmaschinerie weiter mit menschlichem Treibstoff versorgt wurde, denn ein Ende des Krieges war im Januar 1918 nicht in Sicht. Clare nannte es »eine Schande für England«, Männer wie ihn vor ihrer vollständigen Genesung hinauszuwerfen, aber ihm war klar, dass seine Meinung in dieser Sache nicht zählte.

Und so wappnete sich der halb wiederhergestellte Clare für die Rückkehr in den Krieg.

II

GLORREICHE NIEDERLAGEN

Im Salon von Frognal House lauschten die Offiziere bei Whisky mit Strohhalm der gefälligen Musik des Piloten, dessen »fleischlose Finger« anmutig über die Klaviertasten glitten. Der Pilot spielte wunderschön, trotz der schweren Verbrennungen an seinen Händen, die er sich zugezogen hatte, als sein Flugzeug bei der Bruchlandung in Flammen aufgegangen war. Kurz nach seiner Ankunft in Sidcup hatte er sich in seine Pflegerin verliebt und sie vom Fleck weg geheiratet, denn wie so viele, die dem Tod von der Schippe gesprungen waren, wollte er keine Zeit mehr verschwenden. Als der letzte Akkord des Klavierstücks verklungen war, stimmte er ein fröhliches Lied an: *»And now I've got a mother-in-law, through drinking whisky through a straw ... «* Der Text sorgte für verhaltenes Lachen und entlockte einigen verbundenen Gesichtern ein schiefes Grinsen.

Harold Gillies saß fern von der gelösten Stimmung in seinem Büro. Es war ein kalter Februartag 1918, und er überlegte hin und her, was er mit Henry Ralph Lumley vom Royal Flying Corps anstellen sollte, der sich in einem kritischen Zustand befand. Auch Lumley hatte für die Bereitschaft, seinem Land zu dienen, teuer bezahlt.

Die motorisierte Luftfahrt steckte zu Beginn des Ersten

Weltkriegs noch in den Anfängen. Die meisten Flugzeuge wurden ausschließlich zu Aufklärungszwecken eingesetzt. Manche hatten zwar Schusswaffen und Granaten an Bord, aber diese konnten wenig ausrichten und waren für die Piloten sogar ausgesprochen gefährlich. Der Pilot flog über die feindlichen Schützengräben, um den Gegner zu observieren, und warf die gesammelten Informationen dann in einer beschwerten Tasche über den eigenen Linien ab. Solche Aufklärungseinsätze waren allerdings hochriskant.

Im letzten Kriegsjahr war Captain »Freddie« West auf einem solchen Einsatz unterwegs. Er befand sich weit hinter den feindlichen Linien, als seine Maschine von sieben deutschen Bombern angegriffen wurde. Sein Bein wurde durch ein Explosionsgeschoss halb abgerissen, sodass es die Pedale blockierte. Nachdem er das Bein herausgezogen hatte, brachte er die Maschine so in Position, dass sein Schütze Lieutenant William Haslam auf die Angreifer feuern und sie in die Flucht schlagen konnte. Dann zerriss West seine Hose, um das Bein damit abzubinden, flog mit den erlangten Informationen zurück hinter die eigenen Linien, landete sicher und wurde ohnmächtig. Als er wieder zu sich kam, bestand er darauf, seinen Bericht zu schreiben. Man verlieh ihm das Viktoriakreuz, und er bekam eine Beinprothese.

Viele Jahre später sagte West, die Freiheit, in einem Flugzeug durch die Lüfte Frankreichs zu fliegen, habe einen großen Reiz auf die Soldaten ausgeübt, die in den beengten, schmutzigen Schützengräben hausten. Henry Ralph Lumley war einer der jungen Männer, die sich freiwillig meldeten, ihren Beitrag hinter dem Steuer eines Doppeldeckers zu leisten. An einem Sommernachmittag stieg er auf dem Flugplatz der Fliegerschule des Royal Flying Corps in Upavon in seinen B.E.12-Einsitzer. Er hatte an diesem Tag seine Pilotenausbildung abgeschlossen und wollte unbedingt seinen ersten Alleinflug machen. Der feierliche Anlass wurde schnell zur Tragödie. Wenige Minuten nach dem Start versagte der Motor. Lumley verlor über der Salisbury-Hochebene schnell an Höhe, doch schließlich gelang es ihm, auf einem Feld notzulanden. Der Treibstofftank, der sich im vorderen Teil der Maschine befand, explodierte beim Aufsetzen, und nach wenigen Sekunden stand das ganze Flugzeug in Flammen.

Lumley erlitt schwere Gesichtsverbrennungen, die die gesamte Haut und einen Großteil des Unterhautgewebes zerstörten. Auch Beine, Arme und Hände wiesen schwere Brandwunden auf. Man brachte ihn in ein Militärhospital in Tidworth, wo ihm das linke Auge entfernt wurde. Schließlich wurde er ins Londoner King Edward VII Hospital verlegt. Das Krankenhaus war 1899 während des Zweiten Burenkriegs von den Schwestern Agnes und Fanny Keyser gegründet worden. Besonders Agnes war tief berührt von Lumleys Schicksal. In einem Brief schrieb sie: »Sein Gesicht ist bis zur Unkenntlichkeit verbrannt. Ein Auge ist weg, das andere so gut wie blind.« Leider waren die Behandlungsmöglichkeiten des Krankenhauses begrenzt. Lumley wurde nach Hause geschickt und versank in tiefer Schwermut.

Aber Agnes Keyser konnte Lumley nicht vergessen. Dank ihrer Beharrlichkeit bekam er schließlich einen Platz in Sidcup. Als er dort eintraf, waren die Verbrennungen seit über einem Jahr nicht behandelt worden, und im ganzen Gesicht hatten sich tiefe Narben gebildet. Nach reiflicher Überlegung entschied sich Gillies, die gesamte Gesichtshaut durch Haut aus Lumleys Brust zu ersetzen – ähnlich wie bei dem Marinesoldaten William Vicarage, der in der Seeschlacht vor dem Skagerrak vergleichbare Verbrennungen erlitten hatte.

In einer ersten Operation bereitete Gillies alles für die Entnahme des Brustlappens vor. Zur gleichen Zeit erfuhr er von Lumleys Morphiumsucht. Dazu kam, dass sich der Allgemeinzustand des Piloten rapide verschlechterte. Gillies schrieb: »Wir mussten entscheiden, ob wir dem armen Flieger ein weiteres Jahr Ruhe gönnen oder ob wir mit der Behandlung fortfahren, in dem Wissen, dass diese unter Umständen misslingen würde.« Gillies befürchtete, dass Lumley nicht kräftig genug war, eine weitere große Operation durchzustehen. Als er dem Piloten seine Bedenken mitteilte, war Lumley »über die Aussicht, noch einmal lange warten zu müssen, bitter enttäuscht und zutiefst niedergeschlagen.« Gillies entschloss sich wider besseres Wissen, die Behandlung fortzusetzen.

Jetzt saß Gillies, eine Stunde bevor er in den OP musste, mit einer brennenden Zigarette zwischen den Lippen am Schreibtisch und zerbrach sich den Kopf darüber, ob er im Begriff war, einen schweren Fehler zu begehen. Gillies rauchte täglich fünfundzwanzig Zigaretten. Erst im Alter gab er das Rauchen aus gesundheitlichen Gründen auf. »49 Jahre lang bin ich ein fleißiger Raucher gewesen [...] man könnte sagen, ich habe mich von Dover nach Calais oder fünfmal um den Hyde Park gepafft«, scherzte er später.

Vor jeder großen Operation zog sich Gillies in den »winzigen, schmalen Raum« im alten Herrenhaus zurück, der ihm als Büro diente – weit weg vom Rummel auf den Stationen. Dort zeichnete er auf einem kleinen Schreibblock Hautlappen, Stiele und Transplantate, die er dann mit der Schere ausschnitt, auf dem Schreibtisch ausbreitete und wie ein Puzzle zusammensetzte. »Haben unsere Allgemeinchirurgen und Ärztefreunde überhaupt eine Vorstellung von der furchtbaren Verantwortung, die bei jedem Operationsvorhaben, bei jedem unwiderruflichen ersten Schnitt auf uns lastet?«, schrieb er einmal.

Immer wieder ging Gillies im Geiste die Operation durch, vergegenwärtigte sich akribisch jedes Detail, versuchte, jedes Problem, das sich unter Umständen stellen könnte, im Voraus zu bedenken. Für jeden Patienten ersann er ein »Rettungsboot«. Dabei handelte es sich um einen Plan B in Form eines anderen Lappens oder eines anderen Transplantats. Aus eigener Erfahrung wusste Gillies, dass bei der Rekonstruktion eines Gesichts der ausgefeilteste Plan schiefgehen konnte. »Es lässt sich nicht immer mit Sicherheit voraussehen, ob ein Lappen passt, gut aussieht oder überhaupt überlebt«, bekannte er. »Ich mache für jeden Fall alle nur erdenklichen Pläne, und es kommt oft vor, dass ich mich beim Operieren für einen anderen entscheide als ursprünglich vorgesehen.«

Als es Zeit wurde, legte Gillies die Skizzen beiseite, drückte die Zigarette aus und ging langsam über das Krankenhausgelände zum Operationssaal. Lumley lag schon auf dem Tisch. Der Patient wurde narkotisiert, dann griff Gillies zum Skalpell und machte sich daran, den Hautlappen aus der Brust des Patienten zu schneiden. Die komplizierte Operation, in deren Verlauf Gillies auch das Narbengewebe in Lumleys Gesicht entfernte, dauerte mehrere Stunden. Nachdem Gillies den Hautlappen gehoben und in Lumleys Gesicht verpflanzt hatte, deckte er mit einem Hauttransplantat, das sein australischer Kollege Henry Simpson Newland einem freiwilligen Spender entnommen hatte, die riesige Wunde auf der Brust ab. Die Verpflanzung von körpereigener Spenderhaut wurde – mal mehr, mal weniger erfolgreich – schon seit Jahrhunderten praktiziert. Der berühmteste Fall stammte von dem New Yorker Chirurgen John Harvey Girdner, dem es 1880 gelang, einem Patienten Haut von einem verstorbenen Spender zu transplantieren. Solche allogenen Hauttransplantationen waren jedoch mit erheblichen Risiken verbunden. Gillies beschrieb das Verfahren später als »ausgesprochen mühselig«. Aber die eigentlichen Probleme entstanden erst nach der Operation. Schnell wurde deutlich, dass Lumleys geschwächter Körper keinen weiteren Eingriff überstehen würde.

Gillies schrieb: »Am nächsten Tag war der Patient besorgniserregend schwach. Der Lappen wurde nicht ausreichend mit Blut versorgt und färbte sich nach sechsunddreißig Stunden blau.« Wenig später wurden Lumleys Wunden nekrotisch, und das Transplantat auf seiner Brust wurde abgestoßen. Trotz intensivster Pflege verschlechterte sich der Zustand des Piloten in den folgenden Wochen dramatisch. »Der Brustbereich und das entblößte Gesicht entzündeten sich«, notierte Gillies, »und zum Ende hin bildeten sich an verschiedenen Stellen metastatische Abszesse.« Am 11. März 1918 versagte Henry Ralph Lumleys Herz.

Trotz aller gewonnenen Erkenntnisse und neu entwickelten Techniken waren Niederlagen in Gillies' Zeit am Queen's Hospital sein stetiger Begleiter. Der Verlust eines Patienten war jedes Mal ein schwerer Schlag. Tief erschüttert gab sich Gillies selbst die Schuld am Tod des Piloten. Später schrieb er über den Vorfall, sein Wunsch, »ein perfektes Ergebnis zu erzielen«, habe sein ärztliches Urteilsvermögen außer Kraft gesetzt. Anstatt den Versuch zu unternehmen, Lumleys Gesicht in einer einzigen Operation wiederherzustellen, hätte er schrittweise vorgehen und sich jeweils um ein Viertel des Gesichts kümmern sollen. Ihn quälte die Frage, ob Lumley noch leben würde, wenn er ihm gegenüber hart geblieben wäre und ihn davon überzeugt hätte, die Operation zu verschieben. Traurig schrieb er: »Man hätte dem tapferen Burschen einen schöneren Tod gewünscht.«

Lumley starb nur wenige Tage nachdem Russland den Friedensvertrag mit den Mittelmächten unterzeichnet hatte und aus dem Krieg ausgeschieden war. Mit der Entscheidung der Russen – unter anderem ausgelöst durch den Sturz von Zar Nikolaus II. im März 1917 und die gewaltsame Machtübernahme der Bolschewiki acht Monate später – endeten auch die Kampfhandlungen an der Ostfront. Das bedeutete, dass die Alliierten an der Westfront es bald mit Hunderttausenden zusätzlichen deutschen Soldaten zu tun haben würden. Der britische Offizier Richard Tobin erinnerte sich an die düsteren Vorahnungen: »Wenn der Wind aus der richtigen Richtung kam, hörten wir nachts in den Gräben das Rumpeln der deutschen Züge und Transportfahrzeuge, in denen ihr gewaltiges Heer anrollte, um uns ins Meer zu fegen. Wir waren eisern entschlossen, standzuhalten. Hinter uns lagen die alten Schlachtfelder der Somme, getränkt mit dem britischen Blut, das in fast zwei Jahren des erbitterten Kampfes vergossen worden war.«

Solche Rückschläge im Kriegsgeschehen und die eigenen Rückschläge müssen Gillies das Gefühl gegeben haben, selbst an mehreren Fronten zu kämpfen. Die Erfahrung war eine unbarmherzige Lehrmeisterin, doch Gillies hatte seine Lektion gelernt. Nach Lumleys Tod ging er bei der Rekonstruktionsarbeit in kleineren Schritten vor. Der Fall des tapferen Piloten hatte ihm gezeigt, dass man die Behandlung auf die individuellen Bedürfnisse jedes Patienten abstimmen musste. Was bei Vicarage funktioniert hatte, war bei Lumley misslungen und würde vielleicht auch bei künftigen Patienten fehlschlagen. »Man darf sich nie von der eigenen Routine beherrschen lassen«, warnte er. Der Misserfolg im Fall Lumley bestätigte wieder einmal Gillies' Grundsatz, alles nicht unmittelbar Drängende aufzuschieben.

Diesen Fehler würde er nicht noch einmal begehen.

Henry Tonks schlich sich von hinten an Daryl Lindsay heran. Der australische Künstler – ein großer, breitschultriger Mann mit Boxernase, die seinem Gesicht »etwas irreführend Kampflustiges« verlieh – saß in seinem Atelier am Zeichenpult, als plötzlich ein Schatten auf das Papier fiel.

Lindsay war Assistent des Kriegsmalers Will Dyson gewesen, als er den Auftrag bekam, in Sidcup für den Leiter der australischen Abteilung Henry Simpson Newland medizinische Zeichnungen anzufertigen. »Ich sollte am nächsten Tag nach Frankreich zurückfahren, aber [die befehlshabenden Offiziere] sorgten dafür, dass mein Urlaub verlängert wurde«, erinnerte sich Lindsay. Erst später erfuhr er, dass die Benachrichtigung über seine Versetzung nicht bei der zuständigen Stelle in Frankreich angekommen war und man ihn dreißig Tage lang als fahnenflüchtig geführt hatte – eine Straftat, die mit dem Tod geahndet wurde.

Wie so viele andere landete Lindsay rein zufällig am Queen's Hospital und war sofort mitten im Geschehen. Gleich am ersten Tag lief er vor dem Operationssaal Newland über den Weg. »Ich habe das Bild noch genau vor Augen: Er wartete mit gefalteten Händen, die schon in OP-Handschuhen steckten, darauf, dass der Patient aus dem Narkoseraum kam«, schrieb Lindsay später.

Lindsay stellte sich dem Chirurgen vor, der ihn einlud, bei der Operation zuzusehen. »Er wollte den zweiten Teil einer Rhinoplastik durchführen [...] und sagte, ich könne jederzeit gehen, wenn es mich zu sehr mitnehmen würde.« An den Anblick von blutenden Wunden war Lindsay gewöhnt, denn er hatte lange an der Front gekämpft. Ihm bereitete etwas ganz anderes Sorgen, als er Newland beim Operieren zusah: »Wie sollte ich dieses unübersichtliche Durcheinander aus Fleisch und Blut zeichnerisch so darstellen, dass ein Student etwas damit anfangen konnte?«

Beim anschließenden Mittagessen beichtete Lindsay dem Chirurgen, dass er nicht das Geringste von Anatomie verstehe und wahrscheinlich der falsche Mann für den Posten sei. Newland lächelte sanft und erwiderte, dass jeder in Sidcup das Gefühl habe, der Herkulesaufgabe, entstellte Soldatengesichter zu rekonstruieren, nicht gewachsen zu sein. Er bat Lindsay, es wenigstens zu versuchen. Lindsay ließ sich widerwillig überreden und fand schnell Gefallen daran, Newlands Patienten zu zeichnen.

Jetzt sah ihm Tonks kritisch über die Schulter, während er am Porträt eines Patienten arbeitete.

»Was machen Sie da?«, fragte Tonks.

»Ich versuche zu zeichnen«, sagte Lindsay, ohne sich umzudrehen.

»Es freut mich, dass Sie von ›Versuch‹ sprechen, denn von etwas anderem kann wohl keine Rede sein«, erwiderte Tonks spöttisch. Lindsay war über die Bemerkung offenbar so geknickt, dass Tonks rasch hinzufügte: »Ich glaube, ich kann Ihnen helfen.«

Und so kam es, dass Daryl Lindsay einmal in der Woche nach London zur Slade School of Fine Art fuhr, um bei Henry Tonks Zeichenunterricht zu nehmen. »Tonks war mit seinem messerscharfen Blick eine einschüchternde Persönlichkeit«, schrieb Lindsay, »und die Studenten an der Slade hatten schreckliche Angst vor ihm.« Aber Lindsay ließ sich anders als seine Kommilitonen und Kommilitoninnen nicht ins Bockshorn jagen. Sein unerschütterliches Gemüt brachte ihm nicht nur einmal eine Essenseinladung bei Tonks ein. Diese Essen fanden stets in intimer Runde mit höchstens vier Gästen statt – für Tonks die ideale Zahl, um anregende Gespräche zu führen. »Er verlangte immer das Beste und duldete nichts Zweitklassiges«, schrieb Lindsay. Nach einiger Zeit stießen Lindsays Patientenporträts beim großen Henry Tonks auf Zustimmung, ja sogar unverhohlene Bewunderung. Zwischen den beiden Männern entwickelte sich eine lebenslange Freundschaft.

Schon früh hatte Harold Gillies erkannt, wie wichtig es war, seine Arbeit zu dokumentieren, damit andere davon lernen konnten. »Das Sammeln von Aufzeichnungen erfüllt in der Weiterentwicklung der [plastischen Chirurgie] eine nicht unwesentliche Funktion«, schrieb er. Ohne die Künstler in Sidcup wäre das nicht möglich gewesen. Die Porträts lieferten eine visuelle Dokumentation der Fälle von Anfang bis zum Schluss, während die medizinischen Zeichnungen anderen dabei halfen, die komplizierten Techniken zu übernehmen, mit denen Gillies den Soldatengesichtern Funktion und Form zurückgab. Mit der Zeit wurden die Künstler am Queen's Hospital zu wichtigen Mitgliedern im Rekonstruktionsteam. Die Eintracht zwischen Kunst und Medizin, die in Sidcup herrschte, war einzigartig und grundlegend für die erfolgreiche plastisch-chirurgische Arbeit.

Neben Malern wie Lindsay und Tonks gab es am Queen's Hospital auch Bildhauer. Eine von ihnen war Kathleen Scott. Tonks hatte Scott 1915 in Frankreich kennengelernt, wo sie nahe der Front einen kleinen Verwundetentransportdienst leitete. Bei der Eröffnung des Queen's Hospital kam es zu einem freudigen Wiedersehen. Während ihrer Studienzeit in Paris hatte Scott Freundschaft mit Auguste Rodin geschlossen, dem weltberühmten Bildhauer und Wegbereiter der modernen Plastik. Sein Einfluss lässt sich in den fließenden Formen ihrer frühen Arbeiten erkennen. Sie schuf Statuen von ihrem Mann, dem am Südpol ums Leben gekommenen Polarforscher Robert Falcon Scott, und von Edward Smith, dem Kapitän der *Titanic*. In Sidcup stellte sie Gipsmasken von den Gesichtern unbekannter, aber nicht weniger heldenhafter Männer her.

Es gab im Queen's Hospital auch Fotografen. An ihrer Spitze stand Sidney Walbridge. Walbridge hatte Gillies in Aldershot kennengelernt, wo er im Dezember 1916 stationiert gewesen war. Als Gillies nach Sidcup ging, kam Walbridge mit. Die Fotografie war für Chirurgen das ideale Medium, um ihre Fälle schnell und wirkungsvoll zu dokumentieren. Walbridge positionierte den Patienten auf einem Stuhl mit Kopfstütze und fotografierte ihn aus fünf verschiedenen, festgelegten Winkeln. Durch die konstanten Aufnahmebedingungen ließen sich die verschiedenen Phasen des Wiederherstellungsprozesses exakt miteinander vergleichen. Im Laufe der Zeit wurden diese Fotos zu historischen Zeugnissen der Geburt der modernen plastischen Chirurgie.

Gillies war selbstverständlich nicht der erste Mediziner,

der die Fotografie zur Dokumentation seiner Fälle einsetzte. Die erste medizinische Fotografie eines entstellten Patienten stammt aus dem Jahr 1848. Sie zeigt Gesicht und Hals eines Brandopfers. Einige Jahre später, im amerikanischen Bürgerkrieg, entstanden die ersten Aufnahmen vor und nach der Operation. Ende des 19. Jahrhunderts sahen viele Ärzte die Kameralinse als leistungsfähiges Instrument zur objektiven Darstellung. Folglich galt die Fotografie in der medizinischen Fachwelt als technische Errungenschaft mit großem Potenzial, zumal sich Fotos vergleichsweise einfach und billig herstellen ließen. Erst später wurde aus medizinethischer Sicht Kritik an solchen Bildern laut.

Trotz der vielen Fotografen, Bildhauer und Künstler am Queen's Hospital versuchte sich Gillies weiterhin als Maler. Seine Bilder waren passabel, aber alles andere als herausragend, auch wenn er sich selbst für talentierter hielt, als er war. Einmal zeigte er Gay Tydeman, einer medizinischen Illustratorin, die bei Tonks studiert hatte, stolz zwei seiner Gemälde. Tydeman genügte ein Blick, um Gillies als »ziemlich durchschnittlichen Maler fotografischen Stils« abzuqualifizieren. Gillies rauschte mit seinen Bildern unter dem Arm beleidigt davon. Als er weg war, sagte ein Krankenpfleger zu Tydeman: »Sie haben ihm nicht viel Hoffnung gelassen, was?«

Tydeman hielt vielleicht nicht viel vom Künstler Gillies, aber sie bewunderte seine Arbeit als Chirurg. »Er hatte so viele Ideen wie ein Hund Flöhe«, erinnerte sie sich. »Wenn sie funktionierten, waren sie großartig. Wenn sie scheiterten, scheiterten sie glorreich.«

Das wusste Gillies nur allzu gut.

An den Bäumen vor Frognal House zeigten sich die ersten Knospen. Doch dieses Frühlingsversprechen schien bedeutungslos angesichts der Bedrohung, die sich auf Europas Schlachtfeldern zusammenbraute. Mit den frisch von der Ostfront eingetroffenen Soldaten erzielten die Deutschen im Frühling 1918 nach jahrelangem Stellungskrieg an mehreren Stellen Durchbrüche und fügten den Alliierten schwere Verluste zu. »O Gott, das ist das Ende«, dachte ein Soldat, als er die Deutschen in breiter Front vorrücken sah. Zur allgemeinen Überraschung sah es so aus, als würden die Deutschen am Ende doch noch den Sieg davontragen. Nur die Vereinigten Staaten konnten das Blatt jetzt noch wenden. Seit ihrem Kriegseintritt im April 1917 hatten die USA Hundertausende Wehrpflichtige und Freiwillige zu Soldaten ausgebildet. Die Entsendung von Truppen hatte sich lange hinausgezögert, doch am 2. Mai erklärte sich General John J. Pershing, der Oberbefehlshaber des amerikanischen Expeditionskorps in Europa, endlich bereit, den Druck auf die Deutschen zu erhöhen, und schickte Zehntausende Soldaten zur Unterstützung der französischen und britischen Truppen an die Westfront. Die Alliierten schöpften neue Hoffnung.

Gillies zog an seiner Zigarette und betrachte den Brief auf seinem Schreibtisch. Er kam von seinem alten Kollegen Auguste Charles Valadier, der seinen Rolls-Royce zu einer mobilen Zahnarztpraxis umgebaut hatte und damit im Kugelhagel an die Front gefahren war. »Soldat Bell ist ein ausgesprochen feiner Kerl und verdient Ihre persönliche Behandlung«, schrieb Valadier. Es war nicht das erste Mal, dass der Zahnarzt sich an den Chirurgen wandte, und es sollte auch nicht das letzte Mal sein. Aber dieser Brief beunruhigte Gillies.

Nachdem Gillies 1915 nach Großbritannien zurückgekehrt war, hatte Valadier seine Arbeit in der Spezialabteilung in Wimereux fortgesetzt. Er schuftete rund um die Uhr, experimentierte mit Knochentransplantaten und anderen fortschrittlichen Techniken. Mit der Zeit musste er jedoch einsehen, dass seiner Arbeit aufgrund der knappen Mittel Grenzen gesetzt waren. Dass er als Zahnarzt nur unter Aufsicht eines Chirurgen operieren durfte, machte die Situation nicht gerade leichter. In den letzten Kriegsjahren hatten seine Vorgesetzten seine Kompetenzen so beschnitten, dass seine Abteilung zu einem besseren Feldlazarett für Gesichtsverletzungen verkommen war. Und so schickte er die Fälle, die er nicht weiterbehandeln konnte, so oft wie möglich zu Gillies.

Einer dieser Fälle war Philip Thorpe vom King's Liverpool Regiment, dem ein Artilleriegeschoss fast die ganze Unterlippe abgerissen und ein großes Stück des Kiefers weggesprengt hatte. Bevor Thorpe zurück nach England geschickt wurde, hatte Valadier die beiden Enden des Unterkieferknochens mit Draht verbunden und eine Hartgummiplatte mit einer Dehnschraube eingesetzt. Mit der Schraube wurden die beiden Enden stufenweise langsam auseinandergezogen, um das Knochenwachstum anzuregen. Die Behandlung verlief erfolgreich, doch schließlich gelangte Valadier an einen Punkt, an dem er nichts mehr für den Patienten tun konnte. Also schickte er Thorpe nach Sidcup, wo er zunächst in der kanadischen Abteilung landete. Nach mehreren verpfuschten Operationen verlor Thorpe den Mut und bat um Entlassung. Aber dann lernte er Harold Gillies kennen. »Er bot mir an, die Sache persönlich zu übernehmen, und garantierte mir, dass das Ganze mit einer Operation erledigt wäre«, erinnerte sich Thorpe später. »Er hat Wort gehalten.«

Nun also hatte Valadier Soldat James Bell nach Sidcup geschickt, dessen erschütterndes Schicksal er Gillies in seinem Brief ausführlich schilderte. Bell war zunächst im 83rd General Hospital in Boulogne behandelt worden. Dort hatten die Ärzte eilig die tiefe Wunde in seinem Gesicht verschlossen, ohne sich vorher um den massiven Gewebeverlust zu kümmern, den Bell erlitten hatte. Wieder einmal war Gillies außer sich über das unbedachte Vorgehen mancher Kollegen.

Schlimmer noch war, dass Bells schwer beschädigte Oberlippe und Nase teilweise gangränös waren. Das Gewebe um den Mund löste sich und mit ihm der Rest der Lippe. Als Bell im Queen's Hospital eintraf, war sein Gesicht in einem verheerenden Zustand. »Der kleine Mund öffnete sich senkrecht, und die Nase war entsetzlich verrutscht«, schrieb Gillies in seinen Aufzeichnungen. Einmal mehr hatte er es mit einem jungen Mann zu tun, dem durch eine sorgfältige Planung vor Beginn der Rekonstruktionsarbeit vieles erspart geblieben wäre.

Gillies war sich bewusst, dass eine schwere Aufgabe vor ihm lag. Um Bells Gesicht zu rekonstruieren, musste er zunächst die durch die vorherige Behandlung verursachten Schäden beseitigen. Das bedeutete, dass sich das Aussehen des jungen Mannes vor einer möglichen Verbesserung erst einmal verschlechtern würde. »Natürlich konnte der Patient nicht in diesem Zustand bleiben«, schrieb Gillies. »Dennoch machte ich mich nicht ohne Furcht daran, all das, was man ihm angetan hatte, rückgängig zu machen.« Es wäre ihm jedoch nie in den Sinn gekommen, seine Befürchtungen gegenüber dem Patienten zu zeigen.

Wie so oft zog sich Gillies vor dem Eingriff in sein Büro zurück. Valadiers Brief lag auf dem Schreibtisch, während er sich die Operation an Bells Gesicht immer wieder Schritt für Schritt vor Augen führte. Am meisten Sorge bereitete ihm die Nase des Soldaten, die trotz der Infektion wie durch ein Wunder erhalten geblieben war. Aber er wusste, dass der kleinste Fehler genügte, um das schwer geschädigte Organ zu zerstören. Gillies ging noch einmal seine Aufzeichnungen und Skizzen durch. Schließlich stand er vom Schreibtisch auf, verließ das imposante Gebäude, das einst der Mittelpunkt des herrschaftlichen Anwesens gewesen war, und ging über den Rasen zu dem Neubau, in dem die Patienten und Operationssäle untergebracht waren.

Sonnenlicht durchflutete den OP. Gillies ging zum Waschbecken, wusch sich gründlich Hände und Unterarme und zog Handschuhe an. Eine Schwester reichte ihm einen Wäschebeutel mit einem sterilen Kittel. Gillies nahm ihn mit spitzen Fingern heraus, schlüpfte hinein, und ein Assistent band ihn zu. Bell lag, umringt von mehreren Mitgliedern aus Gillies' Team, auf dem Operationstisch. Der Anästhesist verabreichte ihm das Narkosemittel, und Bell fielen die Augen zu.

Als Bell sediert war, wählte Gillies mit der gleichen Sorgfalt, mit der er sich auf dem Golfplatz für den richtigen Schläger entschied, das Skalpell aus. Er zögerte kurz, dann führte er den »unwiderruflichen ersten Schnitt« aus. Als er das harte, zusammengezogene Narbengewebe um Bells Mund exzidierte, bewegten sich die Mundwinkel des Soldaten zurück in die alte Position. Die Nase nahm hingegen eine »schaurige blaue Farbe« an. Schwitzend setzte Gillies die Arbeit fort, bis sich Bells Nase zurück in die Mitte des Gesichts schob und nach und nach ihre natürliche Farbe wiederlangte. Danach wurde Bell zurück auf die Station gebracht.

Wie Gillies vorausgesagt hatte, sah Bell nach der Operation schlimmer aus als vorher – wovon er allerdings nichts mitbekam, denn sein Gesicht war dick verbunden, und er hatte Spiegelverbot.

Bells Gesicht wies wüste Schwellungen auf, aber das bereitete Gillies keine Sorgen. Er erkannte hinter der Verunstaltung, wie Bell aussehen würde, wenn der Wiederherstellungsprozess abgeschlossen war. Gillies war hocherfreut über das Ergebnis, denn es bestätigte eines der Grundprinzipien der plastischen Chirurgie. »Der erste Schritt, um eine Gewebelücke zu füllen, bestand darin, das Normale an seiner normalen Position zu belassen«, schrieb er, »oder es [wie in Bells Fall] an die ursprüngliche, normale Position zurückzuführen und dort zu halten.« Darin sah er das A und O dieser sonderbaren neuen Kunst.

Nach der ersten Operation ersetzte das zahnmedizinische

Team den fehlenden Knochen in Bells Oberkiefer durch eine Hartgummiprothese mit keramischem Zahnersatz. Dadurch bekam Bells Kieferpartie ihre natürliche Kontur zurück, die Gillies anschließend als Grundlage für den Aufbau der neuen Oberlippe diente. Dazu verwendete er mehrere Hautlappen aus Bells Wangen und dem Kinn, mit denen er Außen- und Innenseite schuf. Nach zahlreichen Operationen mit langen Genesungsphasen dazwischen schrieb Gillies schließlich: »Ich war mehr als dankbar über dieses zufriedenstellende Ergebnis.«

Bell war ein schwieriger Fall, da das übereilte Zunähen der Ursprungswunden den erlittenen Gewebeverlust noch verschlimmert hatte. Für die Rekonstruktion waren besondere Fähigkeiten nötig, über die damals nur wenige Chirurgen verfügten. Eine lange Fleischwunde an einem Bein zu nähen, war nichts im Vergleich zu der heiklen Aufgabe, eine tiefe Gesichtswunde zu verschließen. »Ein schöner Stil führt zum Gelingen«, schrieb Gillies. »Der Stil eines Chirurgen ist Ausdruck von Persönlichkeit und Übung und zeigt sich an den Bewegungen seiner Finger; sein Kennzeichen: Geschick und Behutsamkeit.« Wie Harold Gillies in Sidcup immer wieder unter Beweis stellte, war ein plastischer Chirurg mehr als ein kompetenter Handwerker. Er war vor allem Künstler.

12

UNTER SCHWIERIGEN BEDINGUNGEN

Sonnenstrahlen fielen durch die großen Fenster des Operationssaals und schienen alles, was sie berührten, in Brand zu setzen. Trotz des hellen Lichts überkam Gillies plötzlich die Müdigkeit. Sein Skalpell verharrte zitternd über dem Patienten, während ihm die Lider schwerer und schwerer wurden. Mit jedem Ausatmen des Patienten strömte Ätherdampf in die Luft und drohte alle am Operationstisch zu betäuben. Gillies, der sich über das Gesicht des Soldaten beugte, bekam am meisten ab.

Narkosen stellten nicht nur in Sidcup ein erhebliches Problem dar und erschwerten Gillies oft das Operieren. Wie in so vielen Bereichen der Medizin wusste man zu Beginn des Ersten Weltkriegs noch sehr wenig über die Anästhesie. Seit man Mitte des 19. Jahrhundert die betäubende Wirkung von Äther entdeckt hatte, hatte sich an der Narkosepraxis im Grunde nichts verändert. Die Anästhesie war damals noch kein eigenständiges medizinisches Fachgebiet. Folglich wurden Narkosen – zumindest in den ersten Kriegsjahren – meist von einem Assistenzarzt durchgeführt und nicht von einem ausgebildeten Anästhesisten, der ganz genau wusste, wie welches Mittel bei einem Schwerverletzten wirkte. Tatsächlich stand die Anästhesie erst seit 1912 auf dem Lehrplan britischer Medizinfakultäten.

Der Bedarf an Narkosemitteln war an der Front erwartungsgemäß groß. Allein die Briten verbrauchten während des Krieges fast zweihunderttausend Kilo Äther und über hunderttausend Kilo Chloroform. Dazu kamen Zehntausende Hektoliter Lachgas. Es wurde so viel operiert, dass manchmal sogar nichtmedizinisches Personal verpflichtet wurde, Patienten zu betäuben. Der Pfarrer Leonard Pearson übernahm diese Aufgabe während der Schlacht an der Somme in einem Feldlazarett:

> Die meiste Zeit verabreichte ich Betäubungsmittel. Das war natürlich nicht erlaubt, aber wir waren fast immer in Eile. Wir konnten die Verwundeten nicht schnell genug in die großen Lazarette bringen, und der Transport vom Schlachtfeld war eine furchtbare Qual für die armen Jungs. Sie mussten so schnell wie möglich operiert werden. Wenn wir gewartet hätten, bis ein Chirurg zum Operieren und ein zweiter Arzt für die Narkose frei gewesen wären, wäre es für die meisten zu spät gewesen. Viele starben trotzdem.

Die Unmengen an Verwundeten, die narkotisiert werden mussten, waren dabei nur eins von vielen Problemen, denen sich das medizinische Personal ausgesetzt sah. Zusätzliche Schwierigkeiten traten auf, wenn es Patienten mit Gesichtsverletzungen zu sedieren galt.

Die Gazemaske, über die dem Patienten Äther oder Chloroform verabreicht wurde, verdeckte oft das Operationsfeld. Verwendete man stattdessen einen Gummischlauch, über den das Narkosemittel mithilfe eines Blasebalgs in Mund oder Nase geleitet wurde, traten Chirurg und Anästhesist sich oft gegenseitig auf die Füße, weil beide direkten Zugang zum Gesicht benötigten. Das behinderte nicht nur die Arbeit, sondern sorgte manchmal auch für Streit. Captain Rubens Wade, der sowohl in Aldershot als auch in Sidcup als Anästhesist in Gillies' Team arbeitete, schrieb: »Der Chirurg muss zwangsläufig in den Bereich vordringen, den der Anästhesist für gewöhnlich als sein Revier betrachtet.«

Auch die Narkosemittel bargen Probleme, denn sie lösten häufig heftige Übelkeit aus – was besonders bei Patienten mit schweren Gesichtsverletzungen alles andere als optimal war. »Wenn ein junger Bursche erfuhr, dass er am kommenden Montag operiert werden sollte, fing er schon am Samstag vorher an, sich zu übergeben«, scherzte Gillies. Oft hatten die Patienten mehr Angst vor der Narkose als vor der eigentlichen Operation. »Der Anblick eines Mannes im weißen Kittel mit einer Chloroformflasche und einer Mullkompresse in der einen Hand und einer Zungenzange in der anderen versetzte viele der Patienten, die mit der Furcht vor dem Chirurgenmesser groß geworden waren, in Angst und Schrecken.« Dazu kam, dass viele Soldaten starke Raucher waren. Das erschwerte die Narkose, da Nikotin die Wirkung von Äther und Chloroform beeinträchtigte. Manche litten außerdem unter chronischer Bronchitis oder anderen Atemwegserkrankungen, was zu weiteren Komplikationen führte.

Eines der Hauptprobleme war jedoch die hohe Zahl von Blutgefäßen im Gesicht. Wenn der Patient unter zu hohem Blutdruck litt, kam es bei der Operation zu starken Blutungen. Das Blut nahm dem Chirurgen nicht nur die Sicht auf die Operationsstelle, sondern konnte auch in den Hals laufen und in die Lunge gelangen, sodass Gefahr bestand, dass der Patient an seinem eigenen Blut erstickte. Eine Möglichkeit war, den Patienten aufrecht hinzusetzen. Aber auch das war keine sichere Lösung. »Positiver Druck war notwendig, um zu verhindern, dass Blut in die Trachea gelangte«, bemerkte Ivan Magill, Anästhesist in Sidcup. »Aber dadurch bekam der Chirurg den äthergeschwängerten Atem des Patienten ins Gesicht geblasen, und er wurde oft mit Blut eingenebelt.« Gillies war häufig Opfer dieses unangenehmen Effekts.

Auch in dieser späten Phase des Krieges kämpfte die Medizin mit der verblüffenden Vielzahl von Wunden, die moderne Waffen dem menschlichen Körper zufügten. Und nicht alle Probleme, mit denen die Chirurgie konfrontiert war, wurden bis Kriegsende gelöst. Erst 1919 verbesserte Magill die Anästhesietechnik: Er führte einen Katheter in die Luftröhre des Patienten ein, in den mit einer Motorpumpe ein Gemisch aus Äther und Luft geblasen wurde. Diese Technik, die man heute intertracheale Insufflation nennt, senkte das Risiko einer lebensbedrohlichen Überdosierung, da der Anästhesist die abgegebene Menge genau kontrollieren konnte. Später fügte Magill seiner Methode einen zweiten Tubus hinzu. Über den ersten wurde das Anästhetikum verabreicht, der zweite schützte den Chirurgen vor Äther und Blut in der Ausatemluft des Patienten. Während Gillies die plastische Chirurgie nach dem Krieg weiter voranbrachte, setzte sich Magill später für die Anerkennung der Narkosemedizin als eigene Fachrichtung ein und wurde zu einem der bedeutendsten Anästhesisten des 20. Jahrhunderts.

Noch aber mussten die verwundeten Soldaten, die ins Queen's Hospital kamen, mit der herkömmlichen Methode Vorlieb nehmen.

Der Krieg und seine Folgen beflügelten zweifellos den medizinischen Innovationsgeist, und Gillies' Team setzte viele neue Techniken zum Wohl der Patienten ein. Aber eine Erfolgsgarantie gab es im Queen's Hospital nicht.

Soldat Stanley Girling war in Frankreich verwundet worden. Dass man ihn nach Sidcup brachte, lag vermutlich daran, dass er unter anderem gravierende Gesichtsverletzungen davongetragen hatte. Bei seiner Ankunft hatte Girling besorgniserregend viel Blut verloren. Gillies hatte nur selten mit unkontrollierten Blutungen zu tun. Als plastischer Chirurg, der auf einen ausgesprochen blutgefäßreichen Teil des Körpers – das Gesicht – spezialisiert war, hatte er jedoch großes Interesse an Verbesserungen im Bereich der Bluttransfusion. Zu Beginn des Krieges war die Transfusionsmedizin wie auch die Anästhesie noch nicht besonders ausgereift, und wegen der hohen Risiken waren Blutübertragungen selten. Und so waren die Frontärzte, als immer mehr Verwundete in die Lazarette strömten, dringend auf neue und vor allem sichere Methoden der Bluttransfusion angewiesen.

Die erste dokumentierte Bluttransfusion wurde 1666 von dem englischen Arzt Richard Lower durchgeführt, der das Blut eines Hundes in die Vene eines anderen Hundes leitete. In den folgenden Jahrzehnten unternahm man zahlreiche Versuche, Blut von Tieren – meistens Schafen – auf den Menschen zu übertragen. Diese endeten fast ausnahmslos tödlich und brachten den ausführenden Ärzten den Vorwurf ein, wider die Natur zu handeln. Dazu kursierten groteske Geschichten über Nebenwirkungen, zum Beispiel, dass den Blutempfängern Hörner wüchsen. Aus diesen Gründen gab man das Übertragen von Blut weitestgehend auf.

Erst im 19. Jahrhundert experimentierte man mit Bluttransfusionen von Mensch zu Mensch. Zwischen 1818 und 1829 übertrug der englische Physiologe James Blundell menschliches Spenderblut an krebskranke Patienten und Wöchnerinnen mit starken Blutungen. Mehr als die Hälfte der Empfänger:innen starb. Warum, konnte sich Blundell nicht erklären. Gelöst wurde das Rätsel 1901 von dem österreichischen Pathologen Karl Landsteiner.

Schon seit Jahrzehnten hatten Ärzte beobachtet, dass es, wenn man das Blut von zwei Menschen mischte, oft zur Verklumpung der roten Blutkörperchen kam. Da für diese Experimente meistens das Blut Schwerkranker verwendet wurde, schenkten die Ärzte dem Phänomen wenig Beachtung. Landsteiner wollte herausfinden, wie das Blut gesunder Menschen miteinander reagierte. Er nahm sich und seinen Kollegen Blut ab und stellte fest, dass die Verklumpung nur auftrat, wenn man das Blut bestimmter Leute mischte – unabhängig vom Gesundheitszustand der Spender. Er teilte die Blutproben in drei Gruppen ein – A, B und C. (C wurde nach der Entdeckung einer vierten Blutgruppe, AB, in o umbenannt). Wenn man Blut aus derselben Gruppe mischte, blieb es flüssig. Auch beim Vermischen von A oder B mit C (oder o) trat keine Verklumpung auf. Mischte man jedoch A und B, wurden die roten Blutkörperchen zerstört.

Landsteiner erkannte, dass das Immunsystem für die Agglutination verantwortlich war. An der Oberfläche unserer roten Blutkörperchen befinden sich Antigene, die je nach Blutgruppe unterschiedlich sind. Erhält der Empfänger bei der Transfusion Blut einer anderen Blutgruppe, produziert sein Immunsystem Antikörper, die die fremden Antigene angreifen. Dadurch verklumpt das Blut, was für den Empfänger tödlich sein kann. Eine Ausnahme bildet die Blutgruppe o. Diese hat keine Antigene und ist mit allen anderen Blutgruppen kompatibel.

Die Möglichkeit, das Blut von Spender und Empfänger auf Verträglichkeit zu testen, machte Transfusionen jedoch nicht auf einmal sicher oder leicht. Die Ärzte öffneten mit einem Schnitt die Vene, um die dicke Nadel, die eher einem Metallstift ähnelte, einzuführen, und verbanden anschließend Spender und Empfänger mit einem Gummischlauch. Bei dieser Direktübertragung genannten Methode mussten beide Beteiligte stundenlang vollkommen still nebeneinander liegen, damit die Verbindung nicht unterbrochen wurde. Außerdem war es nahezu unmöglich festzustellen, wie viel Blut vom Spender zum Empfänger floss.

1913 erfand der New Yorker Edward Lindemann eine weniger invasive Methode. Er führte eine Spritze mit einer dünnen Hohlnadel in die Vene des Spenders ein. Wenn die Spritze voll war, zog er sie ab und übertrug das Blut mit derselben Methode an den Empfänger. Auf diese Weise ließ sich exakt bestimmen, wie viel Blut transfundiert wurde. Allerdings musste ein strenger Zeitplan eingehalten werden, denn Verzögerungen führten dazu, dass das Blut in der Spritze gerann. Dieses Problem wurde kurz vor dem Ersten Weltkrieg durch eine weitere Entdeckung gelöst.

Der belgische Arzt Adolf Hustin fand heraus, dass sich die Blutgerinnung durch die Zugabe von Natriumcitrat hemmen ließ. Durch dieses Verfahren wurde es möglich, Spenderblut für den späteren Gebrauch zu lagern. Im März 1914 – nur vier Monate vor Kriegsausbruch – führte Hustin in Brüssel die erste Transfusion durch, bei der eine mit Citratlösung flüssig gehaltene Blutkonserve verwendet wurde. »Dieser große Fortschritt auf dem Gebiet der Bluttransfusion fiel zeitlich so eng mit dem Kriegsbeginn zusammen, dass es schien, als habe die Ahnung, dass man sie bald dringend zur Behandlung von Kriegsverletzungen brauchen würde, den Forschergeist stimuliert«, schrieb der britische Chirurg Geoffrey Keynes später. Da es an der Front jedoch noch keine Möglichkeit gab, Blutkonserven zu lagern, führten die Ärzte – wenn überhaupt – direkte Transfusionen durch.

Der erste Soldat, der im Ersten Weltkrieg eine Bluttransfusion erhielt, war der fünfundzwanzigjährige Henri Legrain. Nachdem er an einem Tag mit heftigem Artilleriebeschuss in den Schützengräben bei Maricourt verwundet worden war, brachte man den jungen französischen Hauptgefreiten in das zum Lazarett umfunktionierte Hôtel du Palais in Biarritz. Er hatte bereits große Mengen an Blut verloren, und es gab keine Anzeichen, dass die Blutung aufhören würde. Legrains Bettnachbar war Soldat Isidore Colas, dem ein Granatsplitter das Bein zerfetzt hatte. Als der behandelnde Arzt Colas bat,

Blut zu spenden, willigte er sofort ein. Am 14. Oktober 1914 wurden Colas und Legrain mit einem Gummischlauch verbunden, über den fast zwei Stunden lang Blut von einem zum anderen floss. Nach und nach bekam Legrains Gesicht die alte Farbe zurück. Hinterher fühlte er sich so blendend, dass er sich zu Colas hinüberbeugte und ihn auf beide Wangen küsste. Legrain hatte unwahrscheinlich großes Glück, denn der Arzt besaß weder die Zeit noch die Mittel, um Spender- und Empfängerblut vor der Transfusion mit der Kreuzprobe auf Verträglichkeit zu testen.

Ungeachtet einzelner Erfolgsgeschichten waren Bluttransfusionen zu Beginn des Krieges ausgesprochen selten – was unter anderem an der hohen Misserfolgsrate lag. 1916 nahm der Chirurg Andrew Fullerton in einem Lazarett in Boulogne bei neunzehn verwundeten Soldaten indirekte Bluttransfusionen vor. Er sammelte das Spenderblut in Reagenzgläsern, die er vorher mit Paraffin ausgegossen hatte, um die Gerinnung hinauszuzögern. Dann ging er mit den Gläsern in den Nebenraum, wo er das Blut auf den Empfänger übertrug. Trotz Fullertons heldenhaftem Einsatz starben fünfzehn der Männer. Tatsächlich waren die bestehenden Methoden (ob direkt oder indirekt) zu zeitaufwändig und kompliziert. Außerdem benötigte man für die Durchführung speziell ausgebildete Ärzte, und die waren an der Front Mangelware. Dennoch fand Fullerton, dass man Transfusionen »viel häufiger einsetzen sollte, als gegenwärtig der Fall« – wenn auch angesichts der hohen Risiken nur als letztes verfügbares Mittel.

Erst 1917 machten weitere technische Fortschritte die Gabe von Bluttransfusionen leichter. Eine entscheidende Rolle dabei spielte Oswald Hope Robertson, ein amerikanischer Hämatologe vom New Yorker Rockefeller Institute for Medical Research. Er wurde ins Lazarett No. 5 nach Frankreich geschickt, das unter der Leitung des berühmten Neurochirurgen Harvey Cushing stand. Der junge Wissenschaftler hatte kaum klinische Erfahrung und fühlte sich von den Massen an Verwundeten anfangs schlichtweg überfordert. »Sich in einem Lazarett wiederzufinden, in dem man unter spartanischen Bedingungen für 100 Betten verantwortlich ist und in der Hauptsache dafür sorgen soll, die Patienten so schnell wie möglich wieder loszuwerden, ist nach der idyllischen Ruhe im Laboratorium ziemlich verstörend«, schrieb er an einen Kollegen zu Hause in Amerika.

Am meisten beschäftigten Robertson die Hindernisse, mit denen die Ärzte bei Bluttransfusionen zu kämpfen hatten: »Die Schwierigkeit, unter Zeitnot genug Blut zu beschaffen, der hohe Zeitaufwand bei der Durchführung der Übertragung und der Umstand, dass jeder verfügbare Sanitätsoffizier im Operationssaal gebraucht wird – all das verringert die Zahl der Transfusionen, die gegeben werden könnten.« Er stellte sich die Frage, ob es möglich war, einen »Blutvorrat anzulegen«. Zu diesem Zweck entwickelte er ein mobiles Transfusionsset und begann über Methoden nachzudenken, Blut zur späteren Verwendung zu lagern.

Im November 1917 wurde Robertson kurz vor Beginn der Schlacht bei Cambrai (in der Percy Clare verwundet wurde) in ein Lazarett nahe der Front versetzt. Vor seiner Abreise baute Robertson aus zwei Munitionskisten einen Eisschrank und bestückte ihn mit zweiundzwanzig Gläsern Citratblut, das er Spendern mit der Universalblutgruppe 0 entnahm. Gleich nach seiner Ankunft führte er mit dem mitgebrachten Blut mehrere Transfusionen durch. Leider war der Vorrat schon am dritten Kampftag aufgebraucht, sodass er auf andere Methoden zurückgreifen musste. »Dort erkannte ich den unschätzbaren Vorteil von konserviertem Blut«, schrieb er später und fügte hinzu, seine Methode sei während des Vorstoßes »eine echte Attraktion« gewesen. Tatsächlich rettete Robertsons improvisiertes Blutdepot während der Schlacht bei Cambrai viele Menschenleben.

Robertsons Idee, Blut von ausgewählten Spendern zu sammeln, um es später verwundeten Soldaten zu verabreichen, war die Geburt der Blutbank. Da es ihm für die Umsetzung an Spendern fehlte, machte er beharrlich Werbung bei seinen Ärztekollegen. Bei einem seiner zahlreichen Vorträge zu diesem Thema konnte er einen Colonel davon überzeugen, selbst Blut zu spenden, und schließlich begannen die britischen Streitkräfte sogar damit, Soldaten mit der Blutgruppe o für ihre Spende Sonderurlaub zu gewähren. Außerdem wurden spezielle Transfusionsteams gebildet, die in der Regel aus einem Arzt und einem Assistenten bestanden. Dank der eingelagerten Blutkonserven mussten die Teams Spender und Empfänger nicht mehr in den Operationssaal bringen, sondern konnten die Transfusion direkt am Bett des Patienten durchführen. Das war nicht nur deutlich unkomplizierter, sondern sorgte auch für Entlastung in den OPs. Eines dieser Transfusionsteams wurde von dem schottischen Arzt Alexander Fleming geleitet, der später das Penicillin entdeckte.

Robertsons Begeisterung für Transfusionen stieß indes nicht überall auf Zustimmung, und so mancher Kollege machte sich über seinen »Blutwahn« lustig. »Für den seriösen Wissenschaftler ist der Krieg ein sehr, sehr blutiges Geschäft«, schrieb ein Kritiker. »Als das Gemetzel seine Neugier nicht mehr befriedigte, scharte er einen Haufen Freiwilliger um sich und labte sich nach Herzenslust an ihnen. Noch nie hat sich ein Blutegel so an seiner Beute festgesaugt und so viel aus ihr herausgeholt.« Solche Seitenhiebe konnten Robertsons Pionierarbeit nicht schmälern. Sein System war nicht perfekt, aber um Längen besser als alles bisher Dagewesene.

Und so hatte Soldat Stanley Girling trotz des hohen Blutverlusts deutlich bessere Überlebenschancen als die Soldaten, die in früheren Zeiten ins Queen's Hospital gekommen waren. Durch die Verbesserungen in der Transfusionsmedizin waren die Behandlungsmöglichkeiten so gut wie nie zuvor. Begünstigend kam hinzu, dass Girlings älterer Bruder Leonard unweit von Sidcup beim Rüstungsunternehmen Royal Arsenal arbeitete. Leonard war ein starker, gesunder Mann ohne bekannte Vorerkrankungen und als Bruder wahrscheinlich ein kompatibler Spender.

Als Leonard erfuhr, dass sein kleiner Bruder schwer verwundet worden war, fuhr er sofort nach Sidcup, um ihm beizustehen. Dort fragten ihn die Ärzte, ob er bereit sei, Blut zu spenden. Er zögerte nicht eine Sekunde. Nur wenige Stunden später lag er neben Stanley, und sein Blut floss in die Adern seines Bruders. Leider reichte eine Transfusion nicht aus. Nach der zweiten Übertragung kam Stanley langsam wieder zu Kräften. Aber seine Rettung hatte einen hohen Preis. Am nächsten Tag erlitt sein Bruder einen Kreislaufzusammenbruch und starb völlig überraschend – ob durch den Blutverlust oder ein unentdecktes Leiden, wurde nicht ermittelt. Die Zeitungen jubelten, der junge Mann habe sich »auf heldenhafte Weise geopfert«, um das Leben seines Bruders zu retten.

Darüber, wie Stanley den Verlust verkraftete, schrieben die Zeitungen nichts.

Im Juli 1918 hatte Henry Tonks alles gesehen: zermalmte Kiefer, herausgerissene Augäpfel, tiefe Krater, wo früher einmal eine Nase gewesen war. Auch persönliche Verluste hatte er erlitten. Erst kürzlich hatte er erfahren, dass einer seiner ehemaligen Studenten an der Slade School gefallen war. Als er in den letzten Kriegstagen als offizieller Kriegskünstler an die Westfront fuhr, erwarteten ihn noch schlimmere Bilder.

Wenige Tage nach der Ermordung der russischen Zarenfamilie brach Tonks nach Frankreich auf. Dort sollte er im Auftrag des British War Memorials Committee – einer staatlichen Behörde, die für eine geplante Gedenkhalle Kunstwerke mit Kriegsbezug sammelte – Studien für das Gemälde eines Truppenverbandsplatzes machen. Begleitet wurde er von dem in Europa aufgewachsenen amerikanischen Künstler John Singer Sargent, der als führender Porträtmaler seiner Generation galt und wenig später eines der eindrucksvollsten Kriegsgemälde aller Zeiten schuf.

Tonks, eine empfindsame Seele, die sich nur schwer vom Leid anderer abgrenzen konnte, kehrte nicht ohne Bedenken an die Front zurück. Es gab jedoch Anlass für verhaltenen Optimismus. Die Deutschen, die zu Beginn der Frühjahrsoffensive noch Gewinne erzielt hatten, hatten sich verausgabt. Im Juni und in den ersten Juliwochen waren sie wiederholt daran gescheitert, die Verteidigungslinien der Alliierten zu durchbrechen, was teils der neuen Verstärkung durch die amerikanischen Truppen geschuldet war. Als Tonks in Frankreich eintraf, war die Moral in der deutschen Armee schon am Bröckeln. Am 18. Juli führten die Franzosen an der Marne einen überraschenden Gegenangriff durch, der mit einem Sieg für die Alliierten endete. Das war der Anfang vom Ende eines sehr langen Krieges.

Tonks, der seit Jahren keine Kampfhandlungen mehr erlebt hatte, litt furchtbar unter dem Höllenlärm auf dem Schlachtfeld. Einem Freund schrieb er von »einer besonders garstigen Waffe ganz in der Nähe«, die alle drei Minuten feuerte. Aber er musste sich mit solchen Störungen abfinden, wenn er etwas Gescheites produzieren wollte. Sargent und er machten Skizzen von einem Verbandsplatz, wo ein endloser Strom von verwundeten Soldaten behandelt wurde. Die meisten waren Opfer von Gasangriffen. Die bewegende Szene einer Kolonne aus geblendeten Männern mit bandagierten Augen – die Blinden führten buchstäblich die Blinden – inspirierte Sargent schließlich zu seinem Meisterwerk *Gassed.* Tonks malte anhand seiner Studien später ein ähnliches Bild. Darauf ist ein

Verbandsplatz vor einer Kirchenruine zu sehen. Soldaten mit verbundenen Armen, Beinen und Köpfen drängen sich im Vordergrund, dahinter kommen Krankenträger mit neuen Verwundeten. Wie im Queen's Hospital setzte er bei der Darstellung der Verletzten sein medizinisches Fachwissen ein.

Kurz vor seiner Rückkehr nach Großbritannien bekannte Tonks: »Ich habe genug für ein ganzes Leben gesehen.« Er war nicht der Einzige. Die ganze Welt war kampfmüde, auch wenn die beiden Kriegsparteien weiter aufeinander einschlugen. Doch am Horizont lauerte schon etwas viel Unheilvolleres als der Krieg.

Es begann mit trockenem Husten. Annie Elinor Buckler machte sich darüber vermutlich keine großen Gedanken – zu sehr war sie damit beschäftigt, die Patienten in den vollen Krankensälen des Queen's Hospital zu versorgen. Außerdem hatte sie mit ihren dreiundvierzig Jahren schon eine Menge Erkältungen durchgemacht. Es gab für sie einfach keinen Anlass, den Husten mit dem todbringenden neuen Virus in Verbindung zu bringen, das in jenem Herbst durch Europa fegte.

Möglicherweise wussten die meisten Krankenhausmitarbeiter und Patienten nicht einmal, welche Verheerungen die »Spanische Grippe« in Großbritannien und dem Rest der Welt anrichtete. Als die Krankheit im Frühling 1918 auftauchte, hatte man in den obersten Reihen der Sanitätsdienste keine Erklärung, woher sie kam. Als die Fallzahlen immer weiter stiegen, nannte man die rätselhafte Erkrankung wegen ihres Verlaufs »Drei-Tage-Fieber«: drei Tage Inkubation, drei Tage Fieber, drei Tage Genesung. Aber selbst innerhalb der medizinischen Fachwelt wurde nur wenig und lückenhaft über die

Verbreitung des Virus berichtet. Dazu kam ein weiteres Problem.

Wie in den anderen kriegsbeteiligten Ländern verhängte auch Großbritannien eine Nachrichtensperre. Dadurch wollte man verhindern, dass die Stimmung in der Bevölkerung kippte. Die ersten Berichte über das wahre Ausmaß der Seuche kamen schließlich aus dem neutralen Spanien, das eine relativ milde Pressezensur hatte. Dort sorgte das Virus für große Aufregung in der Öffentlichkeit, denn einer der ersten Erkrankten war der spanische König. Seitdem sprach man fälschlicherweise von der »Spanischen Grippe«. Heute weiß man, dass die Pandemie ihren Ursprung nicht in Spanien, sondern in den USA hatte. Der erste Ausbruch ereignete sich vermutlich in einem militärischen Ausbildungslager in Kansas, wo sich der Soldat Albert Gitchell am 4. März 1918 mit Grippesymptomen krankmeldete. Das Virus breitete sich rasend schnell unter seinen Kameraden aus und gelangte schließlich mit Truppenschiffen nach Europa, wo es zum Massenkiller mutierte.

Als die ersten Krankheitsfälle auftraten, konnte sich sicher kaum jemand vorstellen, dass eine Grippe weitaus mehr Todesopfer fordern würde als der gesamte Erste Weltkrieg: Innerhalb von achtzehn Monaten starben zwischen fünfzig und hundert Millionen Menschen. Schließlich war die Grippe keine Unbekannte für das britische Militär. Tatsächlich hatte es seit Kriegsbeginn Zehntausende Fälle gegeben. Aber der neue Virustyp, der 1918 auftauchte – heute bekannt als Influenza A-Virus H1N1 –, war besonders heimtückisch und konnte sich aufgrund der Bedingungen in der Armee schnell verbreiten. Die Soldaten hausten zusammengepfercht in engen Schützengräben, und viele waren nach jahrelangem Krieg mangelernährt und abwehrgeschwächt. Einst gesunde junge Männer waren zum Hauptziel des Virus geworden. Außerdem hatte sich in Europa kriegsbedingt die Mobilität von

Truppen und Zivilbevölkerung erhöht, sodass sich die Grippe schnell über große Entfernungen verbreiten konnte.

Nicht für alle kam die Pandemie überraschend. Schon 1914 hatten verschiedene Vertreter des Gesundheitswesens davor gewarnt, dass durch die globale Kriegsführung neue Krankheiten in der Zivilbevölkerung auftreten könnten. Die Gesundheitsexperten wussten, dass die tödlichsten Epidemien in der Geschichte immer dann ausgebrochen waren, wenn Bevölkerungen, die zuvor isoliert voneinander gelebt hatten, über längere Zeit in Kontakt miteinander kamen. Die Justinianische Pest, die im 6. Jahrhundert im Byzantinischen Reich ausbrach, wurde durch Getreideschiffe aus Nordafrika eingeschleppt. Der Schwarze Tod gelangte Mitte des 14. Jahrhunderts auf genuesischen Handelsschiffen von Zentralasien über das Schwarze Meer und das Mittelmeer nach Sizilien, von wo sich die Seuche in ganz Europa ausbreitete. Die Menschen, die sich im Hafen von Messina versammelten, um die ankommenden Schiffe zu begrüßen, erwartete eine grausige Überraschung. Die meisten Seeleute an Bord waren tot, und die, die noch lebten, wanden sich in qualvollen Schmerzen.

Nicht selten gelangten tödliche Krankheitserreger auch mit Armeen in andere Teile der Welt, zum Beispiel die Pocken, die die Spanier bei der Eroberung Mexikos im 16. Jahrhundert in die Neue Welt einschleppten. Und so waren die Truppenbewegungen im Ersten Weltkrieg wenig überraschend ein perfekter Überträger der Krankheit. Guy Carleton Jones, der später zum Leiter des Canadian Army Medical Corps ernannt wurde, warnte schon 1914: »Der Weg infizierter Armeen hinterlässt unter den Frauen, Kindern und Nichtkombattanten eine traurige Leidensgeschichte. Vorschriften und Gesetze mögen der Kriegsführung Grenzen setzen, aber Krankheit und Ansteckung kennen solche Gesetze nicht und beschränken sich nicht auf den Kombattanten.« Vier Jahre später, als die neue, ungewöhnlich virulente Form der Influenza durch Streitkräfte und Zivilbevölkerung fegte und Millionen Todesopfer forderte, sah Jones seine schlimmsten Befürchtungen bestätigt: »Und so erleben wir, wie sich der Krieg gewaltsam dem Zivilisten, dem unschuldigen Kind, dem daheimgebliebenen Nichtkombattanten aufzwingt. [...] denn wer kann die Kriegsopfer noch zählen oder sie überhaupt als solche benennen, wenn der Krieg ein Land erst einmal im Griff hat?«

Die Influenzapandemie von 1918 schlug in drei Wellen zu. Die erste Welle begann im Frühling und wäre ohne die zweite vielleicht gar nicht bemerkt worden, die nach der Mutation des Virus zur tödlichen Variante im Herbst darauf folgte – zu der Zeit, als Annie Elinor Buckler im Queen's Hospital in Sidcup Husten bekam. Die Symptome waren so ungewöhnlich, dass viele Ärzte glaubten, ihre Patienten hätten sich mit Denguefieber, Cholera oder Typhus infiziert. Ein Arzt stellte fest: »Zu den auffälligsten Komplikationen gehörten Schleimhautblutungen, vor allem aus der Nase, dem Magen und dem Darm. [...] Blutungen aus den Ohren und Petechien traten gleichfalls auf.«

Die dritte und letzte Welle kam im Frühjahr 1919 und dauerte bis 1920. In seiner virulentesten Form konnte das Virus so schnell töten, wie es sich verbreitete. Morgens kerngesund, abends tot, lautete ein gängiger Spruch. Leichen stapelten sich in Massen. In einem Brief an einen Kollegen schrieb ein Arzt, der in einem US-amerikanischen Heereslager stationiert war: »Der Tod tritt nach nur wenigen Stunden ein. [...] Es ist grauenhaft. Man erträgt es, einen, zwei oder sogar zwanzig Männer sterben zu sehen, aber die armen Teufel sterben wie die Fliegen [...] Im Durchschnitt haben wir täglich etwa 100 Tote.«

Fast niemand blieb von der Tragödie unberührt. Die Krankenhäuser waren voll mit Infizierten und Sterbenden, und viele Ärzte und Krankenschwestern steckten sich an, darunter auch Schwester Buckler. Sie war nicht die einzige von Gillies'

Mitarbeitern, die der Pandemie zum Opfer fielen. Elf Tage nach ihrem Tod starb auch Captain Ernest Guy Robertson, ein dreiunddreißigjähriger Zahnarzt, der vor seiner Versetzung ins Queen's Hospital zwei Jahre in einem Feldlazarett in Frankreich gearbeitet hatte.

Die durch Krankheiten oder Verletzungen ohnehin geschwächten Patienten waren erwartungsgemäß die vulnerabelste Gruppe, als das Virus in den britischen Krankenhäusern wütete. Soldat Abraham Clegg, der einen Granatsplitter in den Mund bekommen hatte, infizierte sich im Queen's Hospital, wo man sein Gesicht wiederherstellen wollte. Er starb nur wenige Monate nachdem er sich zum Kriegsdienst gemeldet hatte. Auch Reginald Ernest Trease starb in Sidcup an der Grippe – nach seiner neunzehnten Operation. Er war erst neunundzwanzig Jahre alt. Das waren nur zwei der vielen Männer, die die Hölle des Kriegs überlebt hatten, um kurz darauf von dem neuen Virus dahingerafft zu werden.

Wie so viele, die die Pandemie miterlebten, kannte auch Harold Gillies zahllose Menschen, die an der Grippe starben, auch wenn er selbst von der Krankheit verschont blieb. Erst später erfuhr er, dass auch der bärbeißige Hippolyte Morestin, der ihm im zweiten Kriegsjahr in Paris den Zutritt zu seinem Operationsaal verwehrt hatte, auf der langen Liste der Opfer stand. Der Tod schlug schnell und wahllos zu, und auch die, deren Aufgabe es war, Leben zu retten, waren nicht gegen ihn gefeit. Trotz allem ging die Arbeit im Queen's Hospital weiter wie immer.

Während die Pandemie auf die zweite Welle zusteuerte, wendete sich die Lage an der Front. Nach dem Sieg der Alliierten in der Zweiten Schlacht an der Marne unternahmen die britischen, belgischen, französischen und amerikanischen Truppen eine Reihe von schnell aufeinanderfolgenden Vorstößen, um die Deutschen zurückzudrängen. Die Angriffsserie ging als Hundertageoffensive in die Geschichte ein. Nach schweren Kämpfen gelang es den Alliierten Ende September, mit der Siegfriedlinie die letzte große Verteidigungsstellung der Deutschen zu durchbrechen. Das Ende des Krieges war nah.

13

ES IST NICHT ALLES GOLD

Daryl Lindsay ging die Rampe zur Krankenhausapotheke hinauf, als ihm Colonel Henry Newland, der Leiter der australischen Abteilung, entgegenkam. Der Chirurg, der seine Emotionen gewöhnlich streng unter Verschluss hielt, wirkte, als wäre er in Trance. »Interessante Neuigkeiten«, murmelte er. Es klang, als würde er einen Sportartikel in der Zeitung kommentieren und nicht das Ende des Ersten Weltkriegs.

Am 11. November 1918 unterzeichnete das Deutsche Reich in den frühen Morgenstunden das Waffenstillstandsabkommen, das die Kampfhandlungen beendete. Um elf Uhr verstummten an der Westfront die Waffen, und am Abend tummelten sich auf den Straßen des Londoner West Ends Massen von Feiernden. Eine Zeitung schrieb von der »wogenden Menge«, die »ziellos umherstreifte und allen möglichen Blödsinn anstellte«. Frauen und Männer eilten »hut- und atemlos« von zu Hause, aus Büros, Geschäften und Werkstätten herbei, um mit in den Jubel einzustimmen. Der Verkehr kam zum Erliegen, während die Stadt unter den Siegesklängen zum Leben erwachte: »Glocken wurden geläutet, Trompeten und Hörner geblasen, und man schlug lärmend auf Blechbüchsen.«

Relativiert wurde die Jubelstimmung durch die Trauer um die vielen Soldaten, die in den letzten Kriegstagen gefallen waren. Angehörige, die sehnsüchtig auf die Rückführung ihrer toten Söhne, Ehemänner oder Brüder warteten, brauchten viel Geduld. Unzählige Männer waren nahe der Schlachtfelder, auf denen sie gefallen waren, auf provisorischen Friedhöfen begraben worden. Zwar trugen alle Soldaten eine Erkennungsmarke um den Hals, in die Name, Kennziffer, Dienstgrad, Regiment und Religionszugehörigkeit eingestanzt war, aber diese wurde ihnen nach dem Tod zu Erfassungszwecken abgenommen. Dadurch ließen sich die Leichen nicht mehr eindeutig identifizieren, und die Rückführung in die Heimatländer gestaltete sich schwierig. Bis in die späten 1920er-Jahre wurden regelmäßig Exhumierungen vorgenommen. Allein aus Frankreich wurden in dieser Zeit wöchentlich im Schnitt vierzig Leichname nach Großbritannien überführt. Die Suche nach Gefallenen des Ersten Weltkriegs dauert bis heute an.

Die Toten hatten wenigstens keine Sorgen mehr. Für die überwiegende Mehrzahl der verwundeten Soldaten sah das anders aus. Manche waren auf dem Weg nach Sidcup, als die Nachricht vom Waffenstillstand das Queen's Hospital in helle Aufregung versetzte. Vor der Apotheke gab Newland die »interessanten Neuigkeiten« an Lindsay weiter. »Während wir uns unterhielten«, erinnerte sich Lindsay später, »zerbrach er, ohne es zu merken, ein paar der Tablettenröhrchen in seinen Händen, und die Tabletten fielen auf den Boden.« Wie so viele andere in Sidcup hatte Newland »den Krieg in all seinen Phasen erlebt, und nun war er zu Ende«. Die Stimmung im Queen's Hospital war eine Mischung aus Ungläubigkeit und Erleichterung.

Auch Harold Gillies traf die Nachricht vom Waffenstillstand völlig unerwartet. Es war, als hätte jemand plötzlich das Licht angeknipst. Als er sich den Moment später in Erinnerung rief, schrieb er lapidar: »Der Krieg war vorbei.« Aber der plastische Chirurg war an diesem Tag mit den Gedanken verständlicherweise woanders, denn es gab noch etwas anderes zu feiern. Seine Frau hatte fünf Tage vor Kriegsende eine Tochter, Joan, zur Welt gebracht. Während auf den Stationen des Queen's Hospital der Jubel ausbrach, machte sich Gillies auf den Weg zum Standesamt, um die Geburtsurkunde seines dritten Kindes zu beantragen.

Auch wenn das Kriegsende einen Neuanfang versprach, blieb das Jahr 1918 den Menschen als eine Zeit in Erinnerung, die von Tod und Leid bestimmt wurde.

Mitte November wurden die Tage dunkler und kälter, aber das konnte Daisy Kennedys Laune nicht trüben. Sie war zu Gast bei einem festlichen Mittagessen in Mayfair, das zur Feier des Kriegsendes gegeben wurde. Die australische Geigerin, die mit dem berühmten Pianisten Benno Moiseiwitsch verheiratet war, unterhielt sich angeregt mit ihrem Tischnachbarn. Der gutaussehende junge Offizier hatte bis zum letzten Tag an der Westfront gekämpft und war augenscheinlich ohne einen Kratzer davongekommen.

Beim Hauptgang kam Kennedy auf Harold Gillies zu sprechen. Sie schwärmte von der Arbeit des plastischen Chirurgen, der inzwischen weltbekannt war und – wie Kennedy stolz bemerkte – wie sie vom australischen Kontinent stammte. Der junge Mann hörte ihr lächelnd zu. Schließlich sagte er: »Sie hätten mir kein größeres Kompliment machen können.«

Kennedy sah erschrocken von ihrem Teller auf. Hatte sie etwa die ganze Zeit neben dem berühmten Chirurgen gesessen, ohne es zu merken? »Sie sind doch nicht Major Gillies, oder?«, fragte sie zur Sicherheit.

»Nein, nein«, antwortete der gutaussehende Offizier. »Ich bin nur sein Patient gewesen.«

»Mir fehlten vor Rührung die Worte«, erinnerte sich Kennedy später. »Nichts in seinem Gesicht verriet, dass sich ein Chirurg daran zu schaffen gemacht hatte.«

Am 28. Juni 1919 schien die Nachmittagssonne durch die hohen Fenster in den Spiegelsaal von Schloss Versailles. Dort sollten die Deutschen gleich den Friedensvertrag unterzeichnen, der den Ersten Weltkrieg offiziell beendete. Fünf entstellte Soldaten betraten den prunkvollen Saal. Der französische Ministerpräsident hatte sie als lebende Mahnmale für die Grauen des Krieges eingeladen. An ihrer Spitze ging Albert Jugon.

Fünf Jahre zuvor, in den ersten Kriegswochen, hatten Jugons Kameraden ihn schwerverletzt auf dem Schlachtfeld zurückgelassen. Ein Granatsplitter hatte ihm das halbe Gesicht und den Großteil der Kehle weggerissen, den Kiefer zertrümmert und sein rechtes Auge zerstört. Sein Zustand schien so hoffnungslos, dass ein Geistlicher dem jungen Soldaten die Sterbesakramente gegeben hatte.

Bis Februar 1919 war Jugon bei Hippolyte Morestin im Pariser Val-de-Grâce in Behandlung gewesen. Bevor Morestin der Grippe zum Opfer gefallen war, hatte er Jugon aus Hunderten Patienten ausgewählt, an dem bedeutenden Ereignis teilzunehmen. Seine vier Begleiter hatte Jugon selbst bestimmt: Eugène Hébert, Henri Agogué, Pierre Richard und André Cavalier.

Im barocken Spiegelsaal hatten sich schon Hunderte Berichterstatter, Würdenträger und Mitglieder der feinen Gesellschaft versammelt, um der feierlichen Vertragsunterzeichnung beizuwohnen. Jugon und seine Kameraden waren nicht die einzigen im Saal, die an die Verheerungen des Krieges erinnerten. Die meisten Anwesenden trugen Schwarz, als Zeichen der Trauer für die Millionen Menschen, die im Krieg ihr Leben verloren hatten. Die fünf Soldaten wurden zu einem kleinen Tisch in der Mitte des Saals geführt, der so positioniert war, dass die Delegationen auf dem Weg zur Vertragsunterzeichnung an ihnen vorbeigehen mussten. Nachdem sie ihr Spiegelbild während der langen Genesungsphase weitestgehend gemieden hatten, blieb es ihnen ausgerechnet an diesem Tag verwehrt, sich dem Anblick ihrer entstellten Gesichter zu entziehen, denn sie waren umgeben von 357 Spiegeln. Und auch die anderen Gäste konnten an den zerstörten Gesichtern nicht vorbeisehen.

Jugon und seine Kameraden nahmen ihre Plätze ein, während die geladenen Gäste umherwanderten und Ausschau nach Delegierten hielten, um sich ihre Gedenkexemplare des Vertrags signieren zu lassen. »Es war amüsant zu beobachten, wie berühmte Männer eifrig von einem Ende des sehr langen Saals zum anderen eilten, um sich die Unterschriften von ebenso berühmten Männern zu holen«, schrieb ein Journalist. Autogrammjäger mischten sich unter die Fotografen, die versuchten, jeden Moment des Nachmittags festzuhalten. »Fast jeder schien eine Kamera zu haben, und überall im Saal wurden ununterbrochen Schnappschüsse gemacht«, berichtete ein anderer Reporter.

Tausende Schaulustige säumten die Straßen, als die Regierungschefs der vier großen Siegermächte zum Schloss fuhren. Die Großen Vier – der französische Ministerpräsident Georges Clemenceau, der amerikanische Präsident Woodrow Wilson, der britische Premierminister David Lloyd George und der italienische Ministerpräsident Vittorio Orlando – waren die federführenden Architekten des Friedensvertrags. Die übrigen Delegierten der vier Länder spielten wie auch die Abgesandten der anderen Siegerstaaten nur eine Nebenrolle. Die Vertreter der Mittelmächte hatten bei den vorausgegangenen Vertragsverhandlungen so gut wie kein Mitspracherecht gehabt. Die harten Bedingungen, denen die Deutschen sich fügen mussten, legten schließlich den Grundstein für einen zweiten, noch verheerenderen Weltkrieg.

Im Saal angekommen, nahmen die Großen Vier neben den anderen Vertretern der Siegerstaaten Platz. Kurz nach drei Uhr machte sich unbehagliche Stille breit. Von draußen drangen Motorengeräusche herein. Die Gäste warfen einander unruhige Blicke zu und flüsterten: »Sie kommen.«

Die deutschen Vertreter – Außenminister Hermann Müller und Verkehrsminister Johannes Bell – betraten den Spiegelsaal flankiert von alliierten Offizieren. Als die beiden Platz genommen hatten, erhob sich Clemenceau zu einer Ansprache, die aus nur fünf Sätzen bestand. Im Anschluss forderte er die deutschen Delegierten zur Unterzeichnung auf. Müller und Bell standen auf, mussten sich jedoch gedulden, denn in diesem Moment begann der Dolmetscher, Clemenceaus Ansprache ins Englische zu übersetzen. Bei den Worten *»German state«* rief jemand *»German Reich«* dazwischen, und der Dolmetscher korrigierte seine Wortwahl.

Vielleicht war es – das strenge Zeremoniell außen vor gelassen – unvermeidlich, dass ein offizieller Festakt, der eine so verheerende Katastrophe wie den Ersten Weltkrieg für beendet erklärte, auf die Anwesenden enttäuschend wirkte. Ein Journalist schrieb, es sei trotz des prachtvollen Rahmens eine »merkwürdig glanzlose Zeremonie« gewesen. Als die Deutschen ihre Unterschrift unter das Dokument gesetzt hatten, stellten sich die alliierten Vertreter an, um es ihnen gleichzutun. Als Letzte schritten Clemenceau und die französischen Delegierten zur Unterzeichnung. Unterwegs blieb Clemenceau vor den entstellten Soldaten stehen. »Sie haben viel gelitten«, sagte er zu den fünf Männern, deren Leben nie wieder dasselbe sein würde. Dann zeigte er auf den Tisch mit dem historischen Dokument, das auf seine Unterschrift wartete, und fügte hinzu: »Aber das ist Ihre Belohnung.« Während die Tinte noch trocknete, war der Frieden besiegelt.

Es dauerte nur siebenunddreißig Minuten, um vier Jahre Weltkrieg offiziell zu beenden.

Fern vom Prunk von Schloss Versailles legte Harold Gillies seine Skizzen beiseite und drückte die Zigarette aus. Er stand vom Schreibtisch auf und warf einen letzten Blick auf seine Notizen. Auf dem Weg über das Krankenhausgelände zu den Baracken, in denen die Patienten untergebracht waren, vergegenwärtigte sich Gillies noch einmal Schritt für Schritt den Eingriff, den er gleich vornehmen würde. Er hatte schon Hunderte Gesichter operiert, aber er wusste, dass Selbstgefälligkeit der größte Feind des Chirurgen war. Die plastische Chirurgie gehorchte vielleicht bestimmten Grundprinzipen, aber sie war vor allem eines: eine eigene, hochspezialisierte Kunstgattung.

Er öffnete die Tür zum Operationssaal, wusch sich im Waschbecken gründlich Hände und Unterarme und zog Gummihandschuhe an. Dann wandte er sich dem Patienten mit dem zerstörten Gesicht zu, der in der Mitte des hellen, frisch gelüfteten Raums auf dem Operationstisch lag. Um ein Haar hätte es der junge Mann geschafft, heil durch den Krieg zu kommen.

»Nur Mut, mein Junge«, sagte Gillies mit sanftem Lächeln. »Das wird schon, und ehe wir mit Ihnen fertig sind, haben Sie ein so hübsches Gesicht wie die meisten von uns.«

Epilog

AUF NEUEN WEGEN

Mit dem Versailler Vertrag war der Krieg beendet. Auf viele entstellte Soldaten wartete jedoch ein langer Weg mit schmerzhaften Operationen. Obwohl Harold Gillies am 8. Oktober 1919 offiziell aus dem Dienst des Royal Medical Corps entlassen wurde, setzte er seine Arbeit in Sidcup bis 1925 fort. Damit begann das erste Nachkriegskapitel einer Karriere, die von neuen Herausforderungen und bahnbrechenden Entwicklungen geprägt war.

Nach und nach leerte sich das Queen's Hospital. Patienten wurden entlassen, und viele internationale Mitarbeiter kehrten zurück in ihre Heimatländer. Die meisten Ärzte nahmen ihre alten Anstellungen wieder auf und verabschiedeten sich von der plastischen Chirurgie. Henry Newland, der Leiter der australischen Abteilung, ging zurück nach Melbourne und wandte sich wieder der Allgemeinchirurgie zu. Im Frühling 1920 übernahm das Ministerium für Renten und Pensionen die Leitung des Queen's Hospital und wandelte es schrittweise in ein allgemeines Krankenhaus um. Gillies fuhr derweil fort, die Gesichter seiner verbliebenen Patienten wiederherzustellen.

Trotz der sinkenden Patientenzahlen in der plastischen

Chirurgie blieb das Queen's Hospital ein Zentrum der Kreativität und Innovation. Der Anästhesist Ivan Magill leistete in dieser Zeit wegweisende Arbeit auf dem Gebiet der endotrachealen Intubation. Er erfand auch allerlei medizinische Instrumente, unter anderem eine abgewinkelte Zange, die das Positionieren eines Tubus in der Luftröhre erleichterte. Die Magill-Zange wird noch heute im Operationssaal verwendet.

1925 wurden die letzten acht Gesichtspatienten ins Queen Mary's Hospital im dreißig Kilometer entfernten Roehampton verlegt. Für Gillies war es, als ginge eine Ära zu Ende. Kurz bevor er Sidcup für immer verließ, suchte Thomas Kilner, der während des Kriegs bei ihm gelernt hatte und später selbst ein bedeutender plastischer Chirurg wurde, seinen Lehrmeister in seinem Büro in Frognal House auf. »Mit Tränen in den Augen äußerte er die Befürchtung, dass alles in Sidcup Erreichte verloren gehe, wenn sich niemand von uns auf diesen besonderen Bereich der Chirurgie spezialisieren würde«, erinnerte sich Kilner später.

Die Zukunft der plastischen Chirurgie war ungewiss.

Nach dem Krieg überließ Auguste Charles Valadier sein Archiv samt Wachs- und Gipsabdrücken, Gießformen, Fotonegativen und Abzügen dem Royal College of Surgeons in London. Obwohl Valadier in kleinerem Umfang tätig war als Gillies, gehörte er zu den Pionieren der frühen plastischen Chirurgie. Sein Archiv belegt eindrucksvoll die fantastische Rekonstruktionsarbeit, die er während des Krieges in Frankreich leistete.

Valadier ging schließlich nach Paris zurück und betrieb dort eine florierende Zahnarztpraxis. Leider verfiel er in dieser Zeit der Spielsucht. Ende der 1920er schloss er die Praxis. Er zog sich in seine Villa im nordfranzösischen Seebad Le Touqet zurück, häufte jedoch weiter hohe Schulden an. 1931 starb er völlig verarmt an den Folgen einer Blutkrankheit – vermutlich Leukämie.

Nach seinem Tod stürzten sich die Gläubiger auf seine Witwe Alice. Als die französischen Behörden damit drohten, das Haus zu pfänden, fuhr sie zur britischen Botschaft nach Paris und verlangte eine Entschädigung für die Arbeit, die Valadier während des Krieges unentgeltlich geleistet hatte. Nach anfänglichem heftigem Widerstand gestand ihr die Vereinigung zur Versorgung britischer Offiziere zähneknirschend vierzig Pfund zu. Die spärliche Summe reichte bei weitem nicht aus, um Valadiers Schuldenberg zu tilgen. Erst die großzügige Spende eines ehemaligen Patienten – einem indischen Maharadscha – rettete Alice vor der Armut.

Valadier war einer von nur zwei Zahnärzten, die für ihre Dienste im Ersten Weltkrieg in den Ritterstand erhoben wurden. Trotz dieser Ehre blieb Valadiers Beitrag zur plastischen Chirurgie zu seinen Lebzeiten weitgehend unbeachtet.

In Aldershot und Sidcup schuf Henry Tonks zweiundsiebzig Pastelle von entstellten Soldaten, die ihre Gesichter vor, während und nach der Rekonstruktion zeigten. In Deutschland wurden Zeichnungen und Fotos von Gesichtsversehrten als Mahnung gegen den Krieg ausgestellt. Tonks' im Queen's Hospital entstandene Bilder blieben dem britischen Publikum indes weitestgehend vorenthalten. Von seinen ungewöhnlichen Porträts einmal abgesehen spielte das entstellte Gesicht in der britischen Kriegskunst des 20. Jahrhunderts so gut wie keine Rolle.

Ein Jahr vor Ende des Krieges wurde Tonks zum Präsidenten der Slade School of Fine Art gewählt – eine Stellung, die er bis zu seiner Emeritierung zwölf Jahre später bekleidete. Er gab sich leidenschaftlich seiner Rolle als Lehrer hin und schien überhaupt nicht zu bemerken, was für Ängste seine Schülerinnen und Schüler ausstanden, wenn er durch den Raum ging und mit kritischem Blick und bissigen Bemerkungen ihr Selbstvertrauen zerstörte. Tonks' Biograph Joseph Maunsell Hone schrieb: »Tonks war entsetzt, als er feststellte, dass er über die Fähigkeit verfügte, Menschen derart zu quälen.« Trotzdem gaben viele seiner Schüler, auch Daryl Lindsay, später an, Tonks' vernichtende Urteile hätten sie zu den Künstlern gemacht, die sie heute seien. Auf der Feier anlässlich seiner Emeritierung 1930 war Tonks so gerührt, dass er glaubte, die Slade School nie mehr betreten zu können, ohne in Tränen auszubrechen. »Ich habe meine Studenten geliebt«, bekannte er in einem Brief an einen Freund.

Den Ritterschlag durch den König lehnte er ab. Er hatte kein Interesse an Ruhm oder Reichtum und fand, dass er für die Rolle, die er im Krieg gespielt hatte, keine Anerkennung brauchte. Für ihn zählte nur die Kunst. »Die Malerei ist wichtiger als mein Vergnügen, sie ist mein Leben«, sagte er kurz vor seinem Tod 1937.

Percy Clare kehrte nach der vorzeitigen Entlassung aus Sidcup im Januar 1918 nicht zurück an die Front. Auch die warmen, heimeligen Krankensäle im Queen's Hospital sah er nicht wieder. Von Sidcup fuhr er nach Dover, um sich zum Fronteinsatz zu melden. Kurz darauf bekam er erneut eine Kiefersperre – zweifellos eine Folge der nicht abgeschlossenen Gesichtsrekonstruktion. Trotz Gillies' unermüdlichem Einsatz führten nicht alle Patienten nach ihrer Zeit in Sidcup ein beschwerdefreies Leben.

Diesmal schickte man Clare in ein anderes Krankenhaus, wo er sich weiteren Kieferbehandlungen unterziehen musste. Er schrieb über diese Zeit: »Es war nicht Sidcup, aber nach der Kaserne eine Oase der Ruhe.« In seinem Tagebuch schwärmte er weiter von Gillies und dem Queen's Hospital. Am 18. Juli 1918 – vier Monate vor Kriegsende – schrieb er: »Ich habe meine Uniform und alles, was mich als Tommy kenntlich macht, abgegeben und bin in Straßenkleidung als freier Mann nach Hause zurückgekehrt.« Die Armee hatte ihn aufgrund seines Gesundheitszustands ehrenvoll entlassen.

Nach dem Krieg bekam Clare die British War Medal und die Victory Medal. Ob er sich später weiteren Kieferoperationen unterzog, ist nicht bekannt. Sein Tagebuch endet mit dem Krieg. Clare starb am 30. April 1950 im Alter von neunundsechzig Jahren. Er hinterließ seine Frau Beatrice und seinen Sohn Ernest.

Die bahnbrechende Arbeit, die Harold Gillies und seine Kollegen in Sidcup leisteten, erfuhr in den ersten Nachkriegsjahren keine Würdigung. Sir William Arbuthnot Lane, der Gillies tatkräftig bei der Gründung des Queen's Hospital unterstützt hatte, empfand dieses Versäumnis als Affront. »Zu meinem Befremden wurden diese gut dotierten Preise und Ehrentitel nur an kämpfende Generäle verliehen«, klagte er. »Männer, die Leben retten, werden nie in gleichem Maße wertgeschätzt und belohnt wie jene, deren Aufgabe darin besteht, es zu vernichten.«

Das Versäumnis wurde korrigiert, als Gillies im Juni 1930 für seine Verdienste im Ersten Weltkrieg zum Ritter geschlagen wurde. Gillies' viertes und letztes Kind, Mick, studierte später wie sein Vater Medizin und verbrachte den Großteil seines Berufslebens in den Tropen, wo er zur Malariaübertragung forschte. In seiner Autobiografie schilderte er die Szene, als er am Tag der Bekanntmachung von Gillies' Erhebung in den Adelsstand ins Büro des Rektors gerufen wurde. »Ab jetzt schreibst du nicht mehr an Major Gillies«, erklärte der Rektor und wedelte mit der *Times* vor dem Gesicht des Zehnjährigen. »In Zukunft adressierst du deine Briefe an Sir Harold Gillies.« Gillies' Freunde und Bekannte waren der Meinung, dass man ihn zu lange übersehen hatte. Der Essayist E.V. Lucas gratulierte seinem Freund mit den Worten: »Lieber Gesichtsmacher – was bin ich froh, dass der König endlich zur Vernunft gekommen ist.« Lane konnte seine Verärgerung über die lange Wartezeit kaum verbergen: »Besser spät als nie«, schrieb er grimmig.

Gillies freute sich trotz der Überfälligkeit über die Nachricht. Er verstand die Verleihung der Ritterwürde jedoch nicht als persönliche Ehrung, sondern – wie er in einem Zeitungsinterview bekundete – »als Auszeichnung für alle, die gemeinsam mit mir Pionierarbeit geleistet haben.« Seine Patienten wiederum sahen darin den Einzeltriumph des Mannes, der während des gesamten Krieges tagtäglich Wunder vollbracht hatte.

Nach der öffentlichen Bekanntmachung wurde Gillies mit Glückwunschpost überschüttet. »Nie werde ich vergessen, wie gütig Sie zu mir gewesen sind und was Sie für mich getan haben, um mein Leben wieder lebenswert zu machen«, schrieb ein ehemaliger Patient. »Ich sehe so gut aus, dass so mancher mich inzwischen für einen Aufschneider hält, wenn ich erzähle, dass ich vor elf Jahren fast an meinen Verbrennungen gestorben wäre.« Ein anderer Patient schrieb, niemand würde darauf kommen, dass ihm einmal ein Stück des Oberkiefers gefehlt habe. Viele fragten sich, was ohne Gillies' geschickte Hände wohl aus ihnen geworden wäre. So schrieb ein weiterer Ex-Patient: »Wenn ich daran denke, in was für einem Zustand ich war, bevor ich zu Ihnen kam, empfinde ich grenzenlose Dankbarkeit.« Gillies hatte diesen Männern vielleicht ihre Gesichter zurückgeben, doch im übertragenen Sinne waren sie aufgrund ihrer großen Zahl weiterhin gesichtslos. Ein Soldat drückte es so aus: »Sie werden sich ganz gewiss nicht an mich erinnern, denn ich war nur einer von vielen, aber das macht nichts, denn wir erinnern uns an Sie.«

Als die Fallzahlen im Queen's Hospital sanken und Gillies sich neue Einnahmequellen erschließen musste, beschloss er, seine Arbeit auf die zivile Welt auszudehnen. Aber der Kampf der plastischen Chirurgie um Anerkennung als seriöser Teilbereich der Medizin hatte gerade erst begonnen. Gillies war sich der Risiken, eine eigene Praxis zu eröffnen, vollauf bewusst. »Es war mit Sicherheit ein Wagnis, sich auf das völlig neue Gebiet der plastischen Chirurgie für Privatpersonen zu stürzen.«

Dabei hatte Gillies durchaus andere Möglichkeiten. Sein ehemaliger Chef Sir Milsom Rees, der damit reich geworden war, die Halsprobleme berühmter Opernsängerinnern und Opernsänger zu kurieren, hatte Gillies' Stellung nicht neu besetzt und ihm angeboten, er könne jederzeit in die Praxis zurückkehren. »Das bedeutete gute Honorare und eine gewisse finanzielle Sicherheit«, schrieb er. Trotzdem widerstand er der Versuchung, es sich leicht und bequem zu machen. Seine Entscheidung sorgte bei so manchen Ärztekollegen für Unverständnis. »Seien Sie nicht töricht«, spottete Rees. »Sie werden sich Ihr Leben lang mit Missbildungen herumschlagen« – als wäre das eine Verschwendung von chirurgischem Talent.

Die renommierteste medizinische Fachzeitschrift der Welt, die *Lancet*, beurteilte Gillies' Aussichten noch kritischer: »Die Zeit dürfte noch nicht reif sein für eine plastisch-chirurgische Abteilung in einem allgemeinen Krankenhaus.« Aber Gillies hatte sich nie vor Herausforderungen gescheut. Er war fest entschlossen, die Zweifler zu widerlegen und erfolgreich als plastischer Chirurg zu praktizieren. Und so mietete er am Londoner Portland Place einen Behandlungsraum. »Namensschild angebracht, Sekretär eingestellt«, schrieb er in einem Brief an Tonks. »Jetzt brauche ich nur noch ein paar Patienten, die bereit sind, sich in die Hände eines Chirurgen zu begeben, der so verrückt ist, sein Glück – und das seiner Frau und vier Kinder – auf die plastische Chirurgie zu setzen.«

Bereits in seiner Zeit in Sidcup hatte Gillies sein Behandlungsspektrum um die kosmetische Chirurgie erweitert. Das geschah vor allem aus der Not heraus, zahlende Kundschaft anzulocken. Aber zweifellos reizte ihn auch die Aussicht auf neue chirurgische Herausforderungen. »Die rekonstruktive Chirurgie unternimmt den Versuch, die Normalität wiederherzustellen«, schrieb er. »Die kosmetische Chirurgie versucht hingegen, die Normalität zu übertreffen.« Gillies war nicht der erste, der sich auf einem Gebiet betätigte, das er selbst gelegentlich als »Schönheitschirurgie« bezeichnete. Seit Erfindung der Narkose und der antiseptischen Wundbehandlung in der zweiten Hälfte des 19. Jahrhunderts, durch die Operationen nicht nur sicherer, sondern auch weniger schmerzhaft geworden waren, war das Interesse an der kosmetischen Chirurgie stetig gewachsen.

Bereits 1887 hatte der New Yorker HNO-Arzt John Orlando Roe eine endonasale Rhinoplastik durchgeführt, die keine äußeren Narben zurückließ. Um diese Zeit entwickelten auch andere Chirurgen ein reges Interesse am zukunftsträchtigen Gebiet der kosmetischen Chirurgie. Der wichtigste war Charles Conrad Miller, der sich ganz der »Verschönerung« widmete und oft als der erste amerikanische ästhetische Chirurg bezeichnet wird. Anfang des 20. Jahrhunderts nahm er – mit wechselndem Erfolg – die ersten Gesichtsoperationen vor. In seinem 1907 veröffentlichten Buch *The Correction of Featural Imperfections* beschrieb er zahlreiche Techniken, um Grübchen zu erzeugen, Lippen aufzupolstern, Krähenfüße zu entfernen und Segelohren anzulegen. Viele seiner Ärztekollegen hielten Miller für einen Scharlatan. Eine medizinische Fachzeitschrift lobte zumindest seinen »aufrichtigen Einsatz, diesem neuen Gebiet Aufschwung zu verleihen«.

Durch seine Arbeit während des Krieges brachte Gillies einen Erfahrungsschatz mit in seine neue Praxis, der Chirurgen wie Miller fehlte. Dementsprechend vertrat er die Meinung, dass ein Arzt sich nur dann plastischer Chirurg nennen dürfe, wenn er sowohl die rekonstruktive als auch die kosmetische Chirurgie beherrsche. »Es ist einfacher, etwas wegzunehmen, als [wie in der rekonstruktiven Chirurgie] etwas zu schaffen, aber gerade in der [kosmetischen] Chirurgie ist nach der Wegnahme fast immer eine Neugestaltung nötig«, mahnte er. »Somit kann jeder ein Stück Nase oder Brust wegschneiden, aber nur wenige sind in der Lage, ein befriedigendes Ergebnis zu erzielen.«

Anfangs liefen die Geschäfte schleppend. Dazu musste Gillies feststellen, dass die Zahlungsmoral der Patienten nicht immer die beste war. 1919 lernte er auf der Rückfahrt von einer Amerikareise eine reizende Dame kennen, die sich aufgrund ihrer unschönen Höckernase einer Rhinoplastik unterziehen wollte. Ihr Liebhaber, ein prominenter Londoner Mäzen, hatte sich bereiterklärt, die Kosten zu übernehmen. In Wahrheit war sie jedoch in einen anderen Mann, einen gewissen Hugo, verliebt. Beide Männer machten bei Gillies einen Termin, um mit ihm die Form der neuen Nase zu besprechen. »Hugo war für das griechische Modell – der Reiche bevorzugte eine leichte Himmelfahrtsnase«, schrieb Gillies. Mit Blick aufs Geschäft gab Gillies der Patientin schließlich eine Stupsnase mit einer kaum merklich nach oben gebogenen Spitze. Als er dem Mäzen die Rechnung präsentierte, weigerte sich dieser zu zahlen. Seine Geliebte hatte »eine neue Eroberung gemacht und ihn und den armen Hugo im Regen stehen lassen«, kommentierte Gillies die Angelegenheit.

Unbezahlte Rechnungen waren in der Anfangszeit nicht das größte Problem. Einmal kam eine Frau in die Sprechstunde, die sich von einer Kosmetikerin Paraffin ins Gesicht hatte spritzen lassen. Das Präparat war unter der Haut gewandert, und nun hatte sie überall im Gesicht schmerzhafte offene Stellen. Gillies versprach, der Frau zu helfen, obwohl er keinerlei Erfahrung mit der Entfernung von Paraffin hatte. Der erste Behandlungsversuch schlug unglücklicherweise fehl, und eines Nachmittags stürmte ein erzürnter Ehemann in Gillies' Praxis. Gillies wollte den aufgebrachten Mann beruhigen und sagte wenig überzeugend: »Solche Dinge brauchen Zeit.« Daraufhin zog der Mann wutentbrannt einen Revolver und drohte Gillies zu erschießen, weil dieser das Gesicht seiner Frau ruiniert habe. Als Gillies sich später an die beängstigende Szene erinnerte, scherzte er: »Inzwischen weiß ich von meinen erfahreneren Kollegen, dass sich eine maßgeschneiderte kugelsichere Weste sehr bequem tragen lässt.«

Gillies sah immer auch die humorvollen Aspekte seiner Arbeit. Gerne erfreute er andere mit Anekdoten aus seinen Anfangszeiten als niedergelassener plastischer Chirurg. Als sich eine Frau, die durch einen Autounfall entstellt worden war, hilfesuchend an ihn wandte, willigte er ein, ihr Gesicht zu rekonstruieren. Für die Wiederherstellung benötigte Gillies ein großes Hauttransplantat. Als Spenderstelle schlug er das Gesäß ihres Ehemanns vor. Der Mann war sofort einverstanden. Jahre später begegnete Gillies dem Mann zufällig auf der Straße. Der Mann bedankte sich überschwänglich dafür, dass Gillies seiner Frau ihr früheres Aussehen zurückgegeben hatte, und beteuerte, er habe es nicht einen Augenblick bereut, Haut von besagter Körperstelle gespendet zu haben. »Wenn meine Schwiegermutter übers Wochenende zu Besuch kommt und meiner Frau zum Abschied einen Kuss gibt«, verkündete er vergnügt, »freue ich mich jedes Mal, dass ich ihr wieder eins ausgewischt habe.«

Gillies fand eindeutig Gefallen an kosmetischen Operationen. Meistens wartete er, bis die Leute sich ratsuchend an ihn wandten, aber hin und wieder half er auch ein bisschen nach. »Ich bekenne mich schuldig, einer Patientin einen Köder hingeworfen zu haben«, bekannte er. Auf einem Angelwochenende lernte er die Tochter des Pensionswirts kennen, die er als »anmutiges Mädchen mit einer furchterregenden Nase« beschrieb. Da es zu ihren Aufgaben gehörte, im Aufenthaltsraum Staub zu wischen, legte er dort ein Buch mit Vorher-Nachher-Fotos von Nasen aus, die er rekonstruiert hatte. »Die hübsche Forelle biss an und kehrte mit einem winzigen Näschen ins Wasser zurück«, schrieb er begeistert.

Als das Geschäft nach einiger Zeit boomte, erntete Gillies von mancher Seite scharfe Kritik. Man warf ihm vor, seine Praxis aus reiner Profitgier zu betreiben. Die Krankenschwester Frances Steggall, die während des Krieges mit Gillies zusammengearbeitet hatte, erinnerte sich an die Bemerkung einer Kollegin: »Sie sagte, Sir Harold werde mit den Gesichtsstraffungen, die er bei Frauen vornehme [...] bald ein schwerreicher Mann sein.« Der Vorwurf, es gehe Gillies nur ums Geld, brachte Steggall in Rage. Sie erzählte ihrer Kollegin die Geschichte eines jungen Mannes aus dem Londoner East End, der sich wegen seiner schweren Gesichtsverbrennungen vergeblich um eine Anstellung bemühte. »Sir Harold entfernte die Narben, sodass er sich wieder sehen lassen konnte«, erklärte Steggall der Frau, »und am Ende bekam der junge Mann die gewünschte Stelle.« Der Patient erhielt nie eine Rechnung.

Er war nicht der Einzige, den Gillies nach dem Krieg kostenlos behandelte. Während eines Golfturniers in Sandwich – der Ort, an dem Gillies einst aus dem anfahrenden Zug gesprungen war, um ein Probespiel beim Golfteam der Cambridge University zu absolvieren – drängte sich ein Arzt durch die Zuschauermenge und bat Gillies, sich einen seiner Patienten anzusehen. »Da bis zum nächsten Abschlag noch ein wenig Zeit zu sein schien«, erinnerte sich Gillies, »begleitete ich ihn zu Ernie, einem fünfzehnjährigen Caddie mit einer äußerst straff gespannten Oberlippe.« Als er Ernie begrüßte, senkte der Junge verschämt den Kopf, um seine Entstellung zu verbergen. »Ohne in seinen Mund zu sehen, hatte ich ein genaues Bild von dem zu kurzen, vernarbten Gaumen, der nicht bis zum Rachen reichte.« Gillies beschloss auf der Stelle, dem Jungen zu helfen. Nachdem er Ernie erfolgreich operiert hatte, wurde Gillies auf dem Sandwicher Golfplatz nur noch mit dem strahlenden Caddie an seiner Seite gesehen.

Gillies war ausgesprochen großzügig. »Ein junger Assistent bekam bei ihm fünfzig Pfund, während andere Fachärzte fünf Pfund für angemessen hielten«, stellte ein Bekannter fest. Er sprang auch bereitwillig ein, wenn Freunde oder Familienangehörige in Geldnöten steckten. Außerdem hasste er nichts mehr, als mit seinen Patienten über Geld zu sprechen. Diese unerfreuliche Aufgabe überließ er seinem Privatsekretär »Big Bob« Seymour, der in Aldershot sein Patient gewesen war, nachdem man ihm in der Schlacht an der Somme die Nase weggeschossen hatte. »Besprechen Sie das mit meinem Sekretär«, sagte er zum Abschied zu den Patienten. »Mr. Seymour kennt sich mit meinen Honoraren aus.«

Big Bob tat sein Bestes, um Gillies' finanzielle Interessen zu wahren. Aber sein Chef, der über viele Talente verfügte, bewies immer wieder, das Geldverdienen nicht dazugehörte. Gillies gewährte allen möglichen Patientinnen Rabatte. Zum Beispiel der »Frau, die Kinder zu ernähren hatte und ein jugendliches oder zumindest besseres Aussehen brauchte, um ihre Stellung zu behalten«. Oder der Frau, die fürchtete, durch ihr alterndes Äußeres ihren Mann zu verlieren. »Man sollte sie warnen, dass sie ihren Mann mit einer Straffung des Gesichts, der Brüste, der Nase oder allen drei nicht halten wird«, schrieb Gillies. »Dennoch sollte jede Mühe unternommen werden, die Karten so gut wie möglich zu ihren Gunsten zu mischen.« Dazu gehörte ein – teils erheblicher – Honorarnachlass, um die »erforderlichen Arbeiten« für die Patientinnen erschwinglich zu machen. Jahrzehnte nach Ende des Krieges äußerte sich Gillies zu den Spekulationen eines früheren Kollegen, er habe mit seiner Praxis Reichtümer angehäuft: »Was mein ›Vermögen‹ betrifft, sind Sie leider auf dem Holzweg. Ich glaube, dass ich heute nicht mehr wert bin als im August 1914.«

Gillies wusste nur allzu gut von den Zweifeln, die in der Öffentlichkeit und auch in der medizinischen Fachwelt an der Berechtigung von kosmetischen Operationen herrschten. Er behauptete, kein Problem damit zu haben, rein im Dienste der Eitelkeit zu operieren. »Wenn Sie sich auf die Nase, die ich Ihnen gebe, nichts einbilden, habe ich kein Interesse daran, sie zu machen«, erklärte er seinen Patientinnen. Dennoch haderte er manchmal mit seiner Arbeit. »Wenn ich ein Gesicht straffe, habe ich oft ein schlechtes Gewissen, weil ich damit nur Geld verdiene. Aber wenn ich dann die Freude sehe, die sich hinterher meistens einstellt, frage ich mich, woher wir uns eigentlich das Recht nehmen, einen Patienten abzuweisen«, schrieb er. Gillies verstand besser als die meisten seiner Zeitgenossen, dass »Abweichungen von der Norm«, die dem flüchtigen Beobachter unbedeutend erscheinen mögen, den Betroffenen viel Leid verursachen können. Lag die Berechtigung der kosmetischen Chirurgie vielleicht in dem »kleinen bisschen mehr Zufriedenheit, das sie der bedürftigen Seele schenkt«, fragte er sich. Am Ende entschied er sich für Ja.

Die meisten Patienten kamen zu Gillies, weil sie etwas an sich verschönern wollten. Manche suchten ihn jedoch aus anderen Gründen auf. Kurz nach ihrer Entdeckung 1895 fand man heraus, dass sich Röntgenstrahlen auch zur dauerhaften Entfernung unerwünschter Haare eigneten. Die schmerzlose, aber gefährliche Methode wurde bis in die 1950er Jahre in zahlreichen Schönheitssalons angewendet. 1970 ergab eine mit 368 New Yorker Patientinnen durchgeführte Studie, dass 35 Prozent aller strahlenbedingter Krebserkrankungen bei Frauen auf Epilationsbehandlungen mit Röntgenstrahlen zurückzuführen waren.

Gillies wurde von einer Frau konsultiert, die sich einer solchen Behandlung unterzogen hatte. In der Folge hatten sich in ihrem ganzen Gesicht Karzinome und Geschwüre gebildet. Ein Chirurg hatte ihr den Unterkiefer und die Unterlippe entfernt, sodass ihr die Zunge aus dem Mund hing. Der Chirurg berichtete Gillies später: »Ich war mir sicher, dass ich den Krebs entfernt hatte. Trotzdem hatte ich das Gefühl, dass jede Schwester im OP mir mit Freude ein Skalpell in die Rippen gerammt hätte, weil ich die Frau so furchtbar verstümmelt hatte.« Die Patientin war von ihren Qualen schwer traumatisiert. Als Gillies sie kurz nach Beginn der Gesichtsrekonstruktion im Krankenhaus besuchte, wurde er Zeuge, wie zwei panische Krankenschwestern sie im letzten Moment daran hinderten, sich aus dem Fenster zu stürzen. Schließlich gelang es Gillies, ihren Kiefer mit gestielten Hautlappen und Transplantaten wiederherzustellen. Im Verlauf der Behandlung fand sie nach und nach aus ihrer Depression.

Es gab in den Nachkriegsjahren noch mehr schwierige Fälle, zum Beispiel Mrs. Brown. Die junge Mutter war während eines epileptischen Anfalls vornüber ins offene Feuer gestürzt – mit ihrer vier Monate alten Tochter auf dem Arm. Die Frau lag bewusstlos auf den glühenden Kohlen und zog sich schwerste Gesichtsverbrennungen zu. Das Bein des Säuglings hatte sich bei dem Sturz so verdreht, dass die Ferse fast das Gesäß berührte. Mutter und Kind wurden schleunigst ins nächste Krankenhaus gebracht. Mrs. Browns Zustand war so kritisch, dass die Ärzte sich wenig Hoffnungen machten, ihr Leben retten zu können.

Doch auf wundersame Weise überlebte sie. Jahre später schrieb Mrs. Browns Tochter über den tragischen Unfall: »Ihr Gesicht hatte so gut wie kein Fleisch mehr.« Die Lippen waren vollständig verbrannt, das Zahnfleisch hatte sich in der Gluthitze so weit zurückgezogen, dass ihr die Zähne ausgefallen waren.

Mrs. Brown wurde zur Behandlung nach London geschickt und landete bei Harold Gillies. Gillies, der eine Menge gesehen hatte, war schockiert über ihren Anblick. »Verbrennungen durch den Krieg und durch Arbeitsunfälle machen vielleicht die überwältigende Mehrzahl der Fälle aus, aber nicht einer davon ist so schlimm wie ihrer«, schrieb er. Er konnte kaum glauben, dass ein Mensch in der Lage war, so entsetzliche Qualen zu erdulden. »Als man dieses arme skelettöse Gesicht zu mir in die Klinik brachte [...] starrten mich die Rückwände ihrer Stirnhöhlen und die vernarbten, trüben Kugeln an, die früher ihre Augen gewesen waren.«

Die erste Frage, mit der sich Gillies auseinandersetzen musste, war, ob er überhaupt etwas unternehmen sollte. Ihm war bewusst, dass er der Frau möglicherweise weiteres Leid zufügen würde, ohne viel zu bewirken. Es bestand sogar Gefahr, dass er den Schaden noch verschlimmerte. »Ich stand vor einer furchtbaren Entscheidung!«, schrieb Gillies später über diesen schwierigen Moment. »Sie saß still da, während ich sie eingehend untersuchte und darüber nachdachte, ob es zu verantworten war, ihr ein neues Gesicht zu machen.« Eine unvorstellbar große Aufgabe erwartete ihn. Nicht nur die Haut in Mrs. Browns Gesicht war bei dem Unfall zerstört worden, sondern auch große Teile des Gewebes, der Muskeln und der Schleimhäute. »Wo anfangen?«, fragte sich Gillies. »Das Problem war gigantisch, und die einzige Möglichkeit war, mit etwas Konstruktivem zu beginnen.«

Vor der eigentlichen Rekonstruktion musste Gillies zunächst die zerstörten Bereiche in Mrs. Browns Gesicht mit Spenderhaut decken. Unglücklicherweise waren die üblichen Spenderstellen an Hals und Stirn ebenfalls geschädigt. Er entschloss sich daher, das Problem mit einem Rundstiellappen aus Bauchhaut zu lösen, den er zunächst an ihrem Handgelenk und später an ihrem Hals fixierte. Aus dieser Haut schuf er Augenlider, Wangen und eine Nase – für die er zusätzlich ein Knorpeltransplantat verwendete. Als Nächstes kleidete er mit mehreren lokalen Lappen die Augenhöhlen und die Mundhöhle aus. Dazu rekonstruierte er mit einem Visierlappen aus Kopfhaut Mrs. Browns Augenbrauen, »um ihrem ausdruckslosen Gesicht mit den hängenden Stielen einen Akzent zu verleihen.«

Die größte Herausforderung war jedoch der Mund. »Alle Münder, die mit Rundstiellappen rekonstruiert werden, sind wegen der fehlenden Muskulatur und Elastizität nicht dehnbar«, schrieb er. Es gab nur zwei Möglichkeiten. Entweder er schuf einen kleinen, ansehnlichen Mund, in dem sich keine Prothese befestigen ließ, oder einen »breiten Mund nach Halloweenkürbis-Art«, der es ihm erlaubte, Mrs. Brown Zähne zu geben. Gillies entschied sich für Letzteres. Insgesamt musste Mrs. Brown rund dreißig Operationen über sich ergehen lassen. Bevor sie aus dem Krankenhaus entlassen wurde, machte Gillies für sie einen Termin im Schönheitssalon von Elizabeth Arden, wo sie die teuerste Kosmetikbehandlung bekam. Hinterher schrieb ihre Tochter: »Sie war nicht mehr hübsch anzusehen, aber sie hatte wieder so etwas wie ein Gesicht.«

Gillies war stolz auf die Arbeit, die er bei Mrs. Brown geleistet hatte. Er hatte ihr nicht nur ein Stück ihrer Identität zurückgegeben, sondern hoffte auch, mit seinem Erfolg andere Ärzte anzuspornen. »Während der gesamten Rekonstruktion war ich im Stillen zuversichtlich, dass [...] allein der Versuch, die Reparatur durchzuführen, jedem künftigen Chirurgen mit einem ähnlich aussichtslosen Fall als Ermutigung dienen würde.«

Leider verstarb Mrs. Brown einige Jahre später an einem weiteren epileptischen Anfall. Gillies erhielt die traurige Nachricht auf dem Golfplatz. »Arme Mrs. Brown«, sagte er leise, als er auf dem Fairway seinem Ball hinterherging.

Mrs. Browns Tochter hatte mehr Glück. Im Kleinkindalter wuchs das verdrehte Bein von allein zurecht. »Es ist nur noch die Narbe zu sehen – dick und unschön, aber selbst von einem kurzen Rock halb verdeckt. Die Verspannungen, die sie hervorruft, sind gut zu ertragen«, schrieb sie als Erwachsene. Es lag ihr am Herzen, die Öffentlichkeit an der Geschichte ihrer Mutter teilhaben zu lassen, die sie als Musterbeispiel für die Verwandlungskraft der plastischen Chirurgie sah: »Wenn man bedenkt, dass Sir Harold ihr Gesicht mit Material aus ihrem Körper auf fast blanke Knochen gebaut hat, gehört dieser Fall gewiss zu seinen größten.«

Gillies' Bekanntheitsgrad wuchs weit über die Grenzen Großbritanniens hinaus. Studenten aus aller Welt kamen zu ihm, um vom Meister persönlich zu lernen. Im Operationssaal sprach er sie nicht mit ihren Namen, sondern mit ihren Studienorten an. »Wenn das Ihr Fall wäre, wie würden Sie dann beginnen, Mexiko City?« fragte er dann und wandte sich mit ähnlichen Fragen an »Johannesburg«, »Oslo«, »Newcastle« und »Rio«. Gillies war im Umgang mit seinen Studenten ungemein kollegial – eine Eigenschaft, die er auf seine Kriegserlebnisse in Frankreich zurückführte. »Die Enttäuschung, als Morestin mir die Tür vor der Nase zuschlug, ist wohl in gewisser Weise dafür verantwortlich, dass ich mir ein Bein ausreiße, um mit meinen Studenten über Probleme in der plastischen Chirurgie zu diskutieren«, schrieb er.

Aber nicht nur sein Gemeinschaftssinn veranlasste ihn, seine Türen für aufstrebende plastische Chirurgen aus der ganzen Welt zu öffnen. Er genoss die Arbeit mit »jungen, lernbegierigen Menschen, die noch nicht verlernt haben zu hoffen und keine Grenzen akzeptieren«. Ihre Begeisterung und manchmal auch ihre Naivität brachten ihn dazu, im Operationssaal über das Machbare hinauszugehen, so wie damals im Krieg, als er selbst noch jung gewesen war und sich nicht von den Grenzen seines Fachgebiets beeindrucken ließ.

Gillies' Bemühen, der plastischen Chirurgie zu der ihr gebührenden Anerkennung zu verhelfen, beschränkte sich nicht nur darauf, junge, eifrige Medizinstudenten zu plastischen Chirurgen zu formen. Zwei Jahre nach dem Krieg erschien sein erstes großes Werk zu dem Thema, *Plastic Surgery of the Face*. Darin beschrieb er die von ihm entwickelten Techniken und die brutalen Lehren des Krieges. Es war nicht das erste Buch über die plastische Chirurgie, aber der Umfang und die Vielzahl der Fallbeispiele machten es zum Zeitpunkt seiner Veröffentlichung zum einem der wertvollsten.

Kurz vor ein Uhr fiel eine Sprengbombe vom sternenlosen Londoner Nachthimmel. Das war nichts Ungewöhnliches in jenen Tagen im Mai 1941, als die deutsche Luftangriffsserie auf die britische Hauptstadt nach acht Monaten kurz vor dem Ende stand. Diese Bombe aber schlug im Royal College of Surgeons an den Lincoln's Inn Fields ein. Als das Feuer gelöscht war, zeigte sich, dass eine unschätzbar wertvolle Sammlung historisch bedeutender Gegenstände den Flammen zum Opfer gefallen war, darunter über sechstausend anatomische Präparate.

Auch viele von Harold Gillies' Fallnotizen, die seit Ende des Ersten Weltkriegs in dem Gebäude aufbewahrt wurden, gingen bei dem Bombenangriff verloren. Es war, als könnten Gillies' Patienten den Stoßwellen des Krieges nicht einmal in Aktenform entkommen. Und doch hatte ein wichtiger Teil ihres chirurgischen Vermächtnisses überlebt. Aus den Trümmern schauten einige der eindringlichen Porträts hervor, die Henry Tonks mit einfühlsamer Hand von ihnen gezeichnet hatte.

Gillies' Können war auch im Zweiten Weltkrieg gefragt. Die Arbeit des Siebenundfünfzigjährigen stand jedoch im Schatten seines Cousins Archibald McIndoe, der mit den Rekonstruktionen, die er an den verbrannten Gesichtern der Royal-Air-Force-Piloten aus dem sogenannten »Guinea Pig Club« vornahm, internationale Anerkennung erlangte. Gillies hatte McIndoe persönlich mit der »sonderbaren neuen Kunst« der plastischen Chirurgie bekannt gemacht. Auf seine Empfehlung hin bekam McIndoe 1938 eine Stellung als ziviler plastischer Chirurg bei der Royal Air Force. McIndoe verbesserte die Techniken, die Gillies im Ersten Weltkrieg erfunden hatte, und entwickelte eigene Methoden zur Behandlung schwerer Gesichtsverbrennungen.

Die Aufmerksamkeit, die McIndoes Soldaten aus dem »Club der Versuchskaninchen« zuteilwurde, sorgte bei einigen von

Gillies' ehemaligen Patienten für Verstimmung. Horace Sewell schrieb in einem Brief: »Mir schwoll jedes Mal der Kamm, wenn ich während und nach dem letzten Krieg von Leuten las, die sich Versuchskaninchen nannten. Die wahren Versuchskaninchen gab es vor über zwanzig Jahren in Sidcup, und ich wage zu behaupten, dass es damals durch die Flammenwerfer viel schlimmere Verbrennungen gab.«

1945, der Krieg stand kurz vor dem Ende, wandte sich Michael Dillon mit einer ungewöhnlichen Bitte an Gillies. Dillon, dem man bei der Geburt das Geschlecht »weiblich« zugewiesen hatte, fühlte sich seit seiner Kindheit unwohl mit dieser Geschlechterrolle. Als er sieben Jahre alt war, scherzte eine Freundin der Familie, sie würde mit ihm zum Schmied gehen, damit dieser einen Jungen aus ihm mache. »In meiner Begeisterung nahm ich sie beim Wort und brach in Tränen aus, als ich erfuhr, dass es so etwas gar nicht gab.« Mit zunehmendem Alter wurde das Gefühl, im falschen Körper zu stecken, immer stärker. Ende der 1930er begann er Testosteron zu nehmen und unterzog sich einer Mastektomie. Nun wollte Dillon seine Transition abschließen. Dazu benötigte er die Hilfe eines wahrhaft innovativen Chirurgen.

Gillies hatte nicht nur Gesichter wiederhergestellt, sondern im und nach dem Zweiten Weltkrieg auch Penisrekonstruktionen bei verwundeten Soldaten gemacht. Damit war er für Dillons komplizierten Fall prädestiniert. Bei trans Frauen hatte man bereits Erfolge mit Vaginalplastiken erzielt, aber noch nie hatte sich jemand an eine Frau-zu-Mann-Angleichung gewagt. Viele Chirurgen hielten das für schlichtweg unmöglich. Andere hatten vielleicht ethische Bedenken. Aber das Recht war auf Dillons Seite. Einen Penis zu entfernen war zur damaligen Zeit eine Straftat, aber kein Gesetz verbot, einen Menschen mit einem auszustatten. Gillies, der sich nie vor neuen Herausforderungen scheute, erklärte sich bereit, bei Dillon eine Phalloplastik vorzunehmen. Dillon fiel ein Stein vom Herzen. »Das Leben erschien mir plötzlich wieder lebenswert«, schrieb er später.

Um Dillons Identität als trans Mann zu schützen, diagnostizierte Gillies bei seinem Patienten eine akute Hypospadie. Dabei handelt es sich um eine angeborene Fehlbildung der Harnröhre. In einem Zeitraum von mehreren Jahren nahm Gillies dreizehn Operationen an Dillon vor. Aus einem gerollten Lappen aus Bauchhaut schuf er eine Harnröhre. Anschließend wickelte er darum einen zweiten Rundstiellappen aus Bauchmuskelgewebe und konstruierte so einen Penis. 1949 wurde Gillies zum ersten Chirurgen, dem eine vollständige Penisplastik bei einem trans Mann gelang. Seine wegweisende Technik legte den Grundstein für die moderne Phalloplastik.

Dillon war überglücklich über das Ergebnis. »Mein Leben hatte sich völlig verändert!«, schwärmte er. »Ich konnte an jedermann vorbeigehen, ohne dass ich mich vor Kommentaren fürchten musste, denn niemand starrte mich an.« In den Jahren nach der Operation wurden die beiden Männer gute Freunde. Dillon besuchte Gillies in der Klinik, so oft er in der Nähe war. »Er schien sich immer zu freuen, mich zu sehen«, schrieb Dillon, »und bekräftigte stets, wie glücklich er darüber sei, mich operiert zu haben, denn die Arbeit hätte sich wahrlich gelohnt. Es gibt nicht viele, die dazu bereit gewesen wären, und ich stehe für immer in seiner Schuld.«

1958 wurde Michael Dillon wider Willen von britischen Journalisten geoutet. Um dem Medienrummel zu entfliehen, ging er nach Indien und wurde buddhistischer Mönch. Gillies tröstete seinen ehemaligen Patienten in dieser schwierigen Zeit mit aufmunternden Briefen. Dillon schrieb später über den plastischen Chirurgen: »Es war immer sein Ziel, das Leben derer erträglich zu machen, die von Natur oder Mensch schlecht behandelt worden waren, ohne Rücksicht auf Konventionen. Er hat ganz sicher vielen die Hoffnung zurückgegeben und einen Neuanfang ermöglicht.« Manche Leute akzeptierten Dillon vielleicht nicht als Mann. Harold Gillies gehörte nicht dazu.

Viele Jahre nach dem Ersten Weltkrieg schrieb der Feldchirurg Fred Albee: »Kein Unheil bricht über die Menschheit herein, ohne etwas Gutes mit sich zu bringen.« Zu diesen guten Dingen gehörten auch die Fortschritte, mit denen die Medizin auf die Brutalität des Krieges reagierte. Diese Fortschritte gaben Schwerverwundeten eine zweite Chance und waren bedeutend für die ganze Menschheit.

Harold Gillies wurde nie müde, die Grenzen des operativ Machbaren auszureizen. Dabei war ihm immer bewusst, dass seine radikalsten Neuerungen irgendwann von noch revolutionäreren Methoden übertroffen werden würden. »Eines Tages wird die Chirurgie in der Lage sein, noch mehr Teile [am Patienten] zu erneuern.« 1944 sprach sich Gillies für die Gründung eines Berufsverbands aus, der sich um die Entwicklung der boomenden Zunft kümmern und die Einhaltung von Qualitätsstandards sichern sollte. Zwei Jahre später wurde er zum ersten Präsidenten der British Association of Plastic Surgeons gewählt.

Jahrzehnte nach *Plastic Surgery of the Face* schrieb Gillies ein zweites, noch umfangreicheres Buch über seine Arbeit. Diesmal holte er sich die Unterstützung seines amerikanischen Protegés D. Ralph Millard jr., den er zufällig auf einer seiner vielen Amerikareisen kennengelernt hatte. Bei Millards Ankunft in Großbritannien spotteten Gillies' Kollegen: »Wir haben hoch gewettet, dass Sie es nicht schaffen, den alten Mann dazu zu bringen, ein Kapitel, geschweige denn ein ganzes Buch fertigzustellen.« Ihre Zweifel waren durchaus berechtigt, denn Gillies war ein notorischer Prokrastinierer. Millard stellte schnell fest, dass Gillies' erste Grundregel beim Operieren auch in anderen Bereichen seines Lebens galt: »Was du heute nicht musst besorgen, das verschiebe auf morgen.« Obwohl Gillies immer wieder versuchte, Millard von dem gemeinsamen Vorhaben abzulenken, erschien *The Principles and Art of Plastic Surgery* 1957 in zwei Bänden. Kurz nach der Veröffentlichung schenkte Gillies der Königinmutter ein sondergebundenes Exemplar mit handschriftlicher Widmung. Sie zeigte sich stolz, es aus den Händen eines »Pioniers dieser wunderbaren, heilenden Sparte der Chirurgie« erhalten zu haben. Das Buch zählt bis heute zu den Standardwerken der plastischen Chirurgie.

Gillies' Arbeit während des Krieges markierte einen Wendepunkt in der Medizingeschichte, denn sie öffnete die Tür für eine neue Generation von plastischen Chirurgen, die ihr Augenmerk nicht nur auf die Funktion, sondern auch auf ästhetische Aspekte richtete. Manche Techniken der plastischen Gesichtschirurgie wie die Rhinoplastik existierten bereits vor dem Ersten Weltkrieg, aber erst unter Gillies' Ägide wurden sie weiterentwickelt, und neue wurden erfunden. Seine Bedeutung für die plastische Chirurgie und vor allem für seine Patienten lässt sich nicht hoch genug einschätzen. »Der unermüdliche Einsatz eines einzelnen Mannes«, schrieb der Chirurg Neal Owens kurz vor Gillies' Tod, »hat die Welt zu einem besseren Ort gemacht und bewirkt, dass viele Menschen in diesen unruhigen Zeiten wieder ein lebenswertes Leben führen können.«

Harold Gillies war auf seinem Gebiet ein echter Revolutionär, und sein Bestreben, für seine Patienten immer das Beste zu geben, ließ bis zum Schluss nicht nach. Am 3. August 1960 erlitt er während der Operation an einem achtzehnjährigen Mädchen, dessen Bein bei einem Autounfall zertrümmert worden war, einen leichten Schlaganfall. Einen Monat später starb er im Alter von siebenundachtzig Jahren.

Die plastische Chirurgie hat sich in einer Weise entwickelt, wie es sich wohl nicht einmal Gillies hätte vorstellen können, als er sich kurz nach dem Ersten Weltkrieg für ihre Anerkennung einsetzte. Um ihr äußeres Erscheinungsbild zu ändern, können Menschen heute aus einem riesigen Sortiment an kosmetischen Operationen wählen: Brustvergrößerungen, Bauchstraffungen, Fettabsaugungen, Facelifts und vieles mehr. Die stetig wachsende Nachfrage nach solchen Eingriffen, die durch einschlägige Realityformate im Fernsehen fleißig angekurbelt wird, hat diesen Teilbereich der Chirurgie zu einer Industrie mit Umsätzen in Milliardenhöhe gemacht. Die Zahl der durchgeführten Schönheitsoperationen ist so hoch wie nie.

Unabhängig davon ist die rekonstruktive, funktionswiederherstellende Arbeit nach wie vor ein bedeutender Stützpfeiler der plastischen Chirurgie. Eine der jüngsten Entwicklungen in der rekonstruktiven Chirurgie ist die Gesichtstransplantation, bei der das Gesicht des Patienten teilweise oder ganz durch das Gesicht eines toten Spenders ersetzt wird. Solche Operationen, die eher als »lebensverbessernd« denn als »lebensrettend« einzustufen sind, tragen einerseits dazu bei, dass ein abweichendes Gesicht weiterhin als individueller Makel und nicht als Problem gesellschaftlicher Normvorstellungen wahrgenommen wird. Dass sie überhaupt notwendig sind, ist zumindest teilweise auf die Vorurteile zurückzuführen, denen sich Menschen mit entstellten Gesichtern ausgesetzt sehen – ein Zusammenhang, den heute vielleicht sogar Corporal X erkennen würde, der nach dem Blick in den Spiegel seine Verlobung löste. Andererseits lässt sich nicht bestreiten, dass Gesichtstransplantationen, aus welchen Gründen auch immer sie durchgeführt werden, die Lebensqualität der Betroffenen verbessern, denn sie ermöglichen ihnen, wieder feste Nahrung zu sich zu nehmen, selbstständig zu atmen oder zum ersten Mal seit Jahren wieder etwas zu riechen.

Die erste Teilgesichtstransplantation wurde 2005 in Amiens vorgenommen – dem Ort, wo 1918 die Hunderttageoffensive begann. Ein Hund hatte der Patientin Isabelle Dinoire Nasenspitze, Lippen und Kinn sowie Teile der Wangen weggebissen. 2010 führten spanische Chirurgen bei einem Mann, der sein Gesicht bei einen Jagdunfall verloren hatte, die erste vollständige Gesichtstransplantation durch. Ähnliche Operationen folgten in verschiedenen Ländern auf der ganzen Welt. Diese ersten Erfolge sorgten für großes öffentliches Interesse und bedeuteten für die technischen Möglichkeiten der plastischen Chirurgie einen gewaltigen Sprung nach vorne.

2017 drängte sich in einem OP der Cleveland Clinic in Ohio ein Team aus elf Chirurg:innen um einen kleinen Instrumentenwagen. Mit einer Mischung aus Ehrfurcht und Erschöpfung starrten sie auf etwas hinunter, das auf unheimliche Weise einer Gummimaske ähnelte.

Einige Stunden zuvor hatten sie einer Frau, die an einer Drogenüberdosis gestorben war, vorsichtig das Gesicht abgenommen, um es der einundzwanzigjährigen Katie Stubblefield zu verpflanzen, deren eigenes Gesicht durch eine selbst zugefügte Schusswunde komplett zerstört war. Stubblefield stand im Begriff, die jüngste Patientin zu werden, an der dieser spektakuläre Eingriff vorgenommen wurde. Es war die dritte Gesichtstransplantation, die an der Cleveland Clinic durchgeführt wurde, und die bis dahin aufwändigste und komplizierteste. Das Chirurgenteam ersetzte fast das gesamte Gewebe in Stubblefields Gesicht, inklusive Haut und Kopfhaut, Augenhöhlen, Nase, Zähne, Muskeln, Nerven und Blutgefäße. Bevor sie mit der Transplantation begannen, legten die Ärzte eine kurze Pause ein, damit der Fotograf Bilder von dem Gesicht zwischen zwei Leben machen konnte.

Die Operation war eine geniale Leistung. Science-Fiction war wissenschaftliche Realität geworden, und das war Harold

Gillies zu verdanken, der mit seinem Team die plastische Chirurgie während des Ersten Weltkriegs mit unerschütterlicher Hingabe vorangebracht hatte.

Anmerkungen

Prolog: »Ein abstoßendes Ding«

13 *»Ich fragte mich, ob ich«*: Private Papers of P. Clare, Vol. 3, 20. Nov. 1917, Private Papers of P. Clare, Documents, 15030. Dokumenten- und Tonträgerarchiv der Imperial War Museums. Das Manuskript umfasst vier nicht paginierte Bände, geschrieben 1918, überarbeitet 1920, reproduziert 1932 und 1935. Im Anhang finden sich Abschriften der Briefe an seine Mutter.

14 *»Sie lagen in den Gräben«*: William Clarke, »Random Recollections of '14/'18«, S. 8, Liddle Collection, Brotherton Library Special Collections, University of Leeds. Zitiert in: Joanna Bourke, *Dismembering the Male: Men's Bodies, Britain, and the Great War*, London: Reaktion Books 1996, S. 215.

»Sie schaufelten alles Mögliche«: Zitiert in: Leo van Bergen, *Before My Helpless Sight: Suffering, Dying and Military Medicine on the Western Front, 1914-1918*, transl. by Liz Waters, Farnham: Ashgate 2009, S. 490.

»Am schlimmsten«, erinnerte sich ein Infanterist: Robert Weldon Whalen, *Bitter Wounds: German Victims of the Great War, 1914-1939*, Ithaca, NY: Cornell University Press 1984, S. 43.

Nicht selten roch ein Soldat: van Bergen, *Before My Helpless Sight*, S. 132.

»Wissen Sie, wie eine tote Maus riecht?«: Paul Fussell (ed.), *The Bloody Game: An Anthology of Modern Warfare*, Vol. 2, London: Abacus 1992, S. 179.

15 *Clare hatte sich an die Toten*: Zitiert in: Richard van Emden, *Meeting the Enemy: The Human Face of the Great War*, London: Bloomsbury 2013, S. 186.

»Beim Aufprall«, schrieb Clare: Private Papers of P. Clare, Vol. 3.

16 *»Nach ein paar Minuten«*: Ebd.

»Wie absurd all das doch schien«: Ebd.

17 *Munition mit Magnesiumzündung:* Simon Schama, *The Face of Britain: The Nation Through Its Portraits*, London: Viking 2015, S. 529.

»Die Heilkunde stand der Wissenschaft«: Ellen N. La Motte, »The Backwash of War: The Human Wreckage of the Battlefield as Witnessed by an American Hospital Nurse«, in: *Nurses at the Front: Writing the Wounds of the War*, edited by Margaret R. Higonnet, Boston: Northeastern University Press 2001, S. 16.

»Sie bildeten sich wohl ein«: Fred H. Albee, *A Surgeon's Fight to Rebuild Men: An Autobiography*, New York: Dutton 1945, S. 136.

Manche bekamen auch einen Pferdehuf: Andrew Bamji führt an, dass elf der im Queen's Hospital in Sidcup behandelten Patienten ihre Gesichtsverletzungen durch Tiere erlitten hatten, neun durch einen Tritt, zwei durch einen Biss. Andrew Bamji, *Faces from the Front: Harold Gillies, the Queen's Hospital,Sidcup and the Origins of Modern Plastic Surgery*, Solihull: Helion 2017, S. 21.

Bis Kriegsende erlitten: Sandy Callister, »›Broken Gargoyles‹: The Photographic Representation of Severely Wounded New Zealand Soldiers«, in: *Social History of Medicine* 20,

No. 1 (April 2007), S. 116f; Suzannah Biernoff, »The Rhetoric of Disfigurement in First World War Britain«, in: *Social History of Medicine* 24, No. 3 (Jan. 2011), S. 666.

18 *die gleiche Feuerkraft aufbieten konnte:* van Bergen, *Before My Helpless Sight*, S. 31.

19 *»Sein Gesicht war zu Asche verkohlt«:* James William Davenport Seymour, *History of the American Field Service in France, »Friends of France« 1914-1917: Told by Its Members*, Vol. 2, Boston: Houghton Mifflin 1920, S. 90.

Der erste große, todbringende Giftgasangriff: Die Deutschen hatten Giftgas bereits mehrere Male 1914 an der Ostfront eingesetzt, jedoch ohne Erfolg.

»Dann taumelten hustende und geblendete«: O.S. Watkins, *Methodist Report*, zitiert in: Amos Fries/C.J. West, *Chemical Warfare*, New York: McGraw-Hill 1921, S. 13. Gefunden in: Gerard J. Fitzgerald, »Chemical Warfare and Medical Response During World War I«, in: *American Journal of Public Health* 98, No. 4 (April 2008), S. 611-625.

Wie Percy Clare kämpfte auch Captain: Wilson, J.K. Tape 286/Transcript LIDDLE/WW1/TR/08/69, Liddle Collection, Brotherton Library Special Collections, University of Leeds.

20 *Ein Pilot überlebte einen Abschuss:* Frederick A. Pottle, *Stretchers: The Story of a Hospital Unit on the Western Front*, New Haven, CT: Yale University Press 1929, Kap. 4.

Die ersten Flieger bezeichneten sich: Nelson Wyatt, »First World War Flyers Risked Shortened Lifespan but Have Extended Legacy«, in: *Canadian Press*, http://ww1.canada.com/faces-of-war/first-world-war-flyers-risked-shortened-lifespan-but-have-extended-legacy [abgerufen am 08.10.2020].

21 *»Die Keule drang tief in«:* Sean Coughlan, »Graphic Eyewitness Somme Accounts Revealed«, BBC News, 17.11.2016, https://www.bbc.co.uk/news/education-37975358 [abgerufen am 04.11.2019].

Sogar leere Marmeladendosen: Andrew Robertshaw, *First World War Trenches*, Stroud: History Press 2014, S. 62.

22 *»Es gab keinerlei Zeichen von«:* Reginald A. Colwill, *Through Hell to Victory: From Passchendaele to Mons with the 2nd Devons in 1918*, 2nd ed., Torquay: Reginald A. Colwill 1927, S. 81f.

Zwischen acht und zehn Millionen: van Bergen, *Before My Helpless Sight*, S. 132.

Während ein fehlendes Bein: Bourke, *Dismembering the Male*, S. 59.

»weiß, dass bekümmerte Angehörige«: »Worst Loss of All. Public Deeply Moved by War-Time Revelation«, in: *Manchester Evening Chronicle*, Mai–Juni 1918. Gefunden im Queen's Hospital, Sidcup, Kent: Newspaper Cuttings, London Metropolitan Archives, City of London H02/QM/Y/01/005, S. 37.

23 *»besonders schwer verunstaltetes Gesicht«:* Bourke, *Dismembering the Male*, S. 65. In Frankreich dagegen war ein entstelltes Gesicht eine Verletzung der Kategorie 6. Damit galt sie als weniger schwer als der Verlust des Augenlichts oder einer Gliedmaße, und der Versehrte besaß keine Pensionsansprüche. Dieser Umstand, beklagte der Chirurg Léon Dufourmentel, stürze verunstaltete französische Veteranen in die sichere Armut: »Es ist eine traurige Tatsache, dass ein entstelltes Gesicht in uns weder Mitleid noch die Achtung hervorruft, die die Opfer des Ersten Weltkriegs verdienen, sondern Abscheu und Entsetzen, was diesen Männern das Leben beträchtlich erschwert.« Vgl.: Claudine Mitchell«,Facing Horror: Women's Work, Sculptural Practice and the Great War«, in: Valerie Mainz/Griselda Pollock, (eds.), *Work and the Image II: Work in Modern Times, Visual Mediations and Social Processes*, Aldershot: Ashgate 2000, S. 45.

Jahrhundertelang galt ein entstelltes Gesicht: Suzannah Biernoff, *Portraits of Violence:*

War and the Aesthetics of Disfigurement, Ann Arbor: University of Michigan Press 2017, S. 15.

23 *Ein verunstaltetes Gesicht galt*: Marjorie Gehrhardt, *The Men with Broken Faces:* Gueules Cassées *of the First World War*, Oxford: Peter Lang 2015, S. 2. Siehe auch: François-Xavier Long, »Les Blessés de la Face durant la Grande Guerre: Les Origines de la Chirurgie Maxillo-faciale«, in: *Histoire des Sciences Médicales* 36, No. 2 (2002), S. 175-183.

Es gibt Auskunft über Geschlecht: Biernoff, »The Rhetoric of Disfigurement«, S. 669.

24 *Die abrupte Verwandlung*: Patricia Skinner, »›Better Off Dead Than Disfigured?‹ The Challenges of Facial Injury in the Premodern Past«, in: *Transactions of the Royal Historical Society* 26 (2016), S. 26.

»Damals glaubte ich, er«: Francis J. McGowan, »My Personal Experiences of the Great War«, S. 7. In: *6 Mss Essays by Patients with Facial Injuries in Sidcup Hospital, 1922*. LIDDLE/WW1/GA/WOU/34, Essay 1. Liddle Collection, Brotherton Library Special Collections, University of Leeds.

»Viele verzagen und werden«: R. T. McKenzie, *Reclaiming the Maimed: A Handbook of Physical Therapy*, New York: Macmillan 1918, S. 117.

In Großbritannien nannte man sie: »The Loneliest of All Tommies«, in: *Sunday Herald*, Juni 1918. Gefunden im Queen's Hospital Sidcup: Newspaper Cuttings, London Metropolitan Archive, H02/QM/Y/01/005, S. 41.

25 *»Ich hatte so viele gefährliche«*: Private Papers of P. Clare, Vol. 3.

Seine Gedanken wanderten zu: Ebd.

»trüge ich eiserne Ketten«: Ebd.

»Ich stellte mir das Begräbniskommando«: Ebd.

Er zog eine kleine Bibel: Brief von Percy Clare an seine Mutter (o. D.), Private Papers of P. Clare, Letters to his mother.

26 *Ein Soldat namens Ernest Wordsworth*: Ernest Wordsworth, »My Personal Experiences of the Great War«, in: *6 Mss Essays by Patients with Facial Injuries in Sidcup Hospital, 1922*. LIDDLE/WW1/GA/WOU/34, Essay 2. Liddle Collection, Brotherton Library Special Collections, University of Leeds.

Während der Schlacht bei Loos: van Bergen, *Before My Helpless Sight*, S. 306.

»Einen Augenblick lang standen wir«: Louis Barthas, *Les Carnets de Guerre de Louis Barthas, Tonnelier 1914-1918*, Paris: Maspero 1983, S. 72. Zitiert in: van Bergen, *Before My Helpless Sight*, S. 169 f.

27 *»Hallo, Perc, du armer Kerl«*: Private Papers of P. Clare, Vol. 3.

»Ich war so mit Blut besudelt«: Ebd.

28 *Als Soldat W. Lugg*: Lyn MacDonald, *They Called It Passchendaele*, London: Michael Joseph 1978, S. 118.

»Oft ging es nur noch darum«: Zitiert in: Ena Elsey, »Disabled Ex-Servicemen's Experiences of Rehabilitation and Employment After the First World War«, in: *Oral History* 25, No. 2 (Autumn 1997), S. 51.

»Ich war fassungslos«: »My Personal Experiences of the Great War«, in: *6 Mss Essays by Patients with Facial Injuries in Sidcup Hospital, 1922*. LIDDLE/WW1/GA/WOU/34, Essay 6. Liddle Collection, Brotherton Library Special Collections, University of Leeds.

Zu Beginn des Krieges erlebte: Sir Harold Gillies/D. Ralph Millard, Jr., *The Principles and Art of Plastic Surgery*, London: Butterworth 1957, S. 23.

29 *»Ich erinnere mich gut daran«*: Zitiert in: Sir Terence Ward, »The Maxillofacial Unit«, in: *Annals of the Royal College of Surgeons of England* 57 (1975), S. 67. 1962 hielt William

Kelsey Fry den Eröffnungsvortrag auf dem ersten Internationalen Kongress für Mundchirurgie.

29 *Erst später im Krieg:* Notes on Maxillo-facial Injuries, Bericht für den Armeeausschuss, vorgelegt 1935, AWM54, 921/3/1. Gefunden in: Kerry Neale, »Without the Faces of Men: Facially Disfigured Great War Soldiers of Britain and the Dominions«, nicht veröffentlichte Dissertation, University of New South Wales, Australien, März 2015, S. 47. Neale weist darauf hin, dass sich schwer ermitteln lässt, in welchem Umfang die Empfehlungen umgesetzt wurden.

»Ich war ein abstoßendes Ding.«: Private Papers of P. Clare, Vol. 3.

30 *»Im Operationssaal sah es aus«*: Fritz August Voigt, *Combed Out*, London: Swarthmore Press 1920, S. 70.

31 *Stetige Verbesserungen an diesem*: Bamji, *Faces from the Front*, S. 31.

1: Das Hinterteil der Ballerina

33 *Mit einer Bevölkerung von über*: Stefan Goebel/Jerry White, »London and the First World War«, in: *London Journal* 41, No. 3 (2016), S. 199-218, https://www.tandfonline.com/doi/full/10.1080/03058034.2016.1216758 [abgerufen am 02.03.2020].

Aber London war nicht nur groß: Ebd.

34 *Der Chefarzt der Abteilung*: Reginald Pound, *Gillies, Surgeon Extraordinary: A Biography*, London: Michael Joseph 1964, S. 15.

35 *»So etwas Albernes«*: Ebd., S. 18.

»Ach, mein Lieber«: Ebd.

»wundersame Weise erbte, und nichts«: Ebd., S. 9.

36 *In seinen ersten Lebensjahren zog sich*: D. Ralph Millard. Jr., »Gillies Memorial Lecture: Jousting with the First Knight of Plastic Surgery«, in: *British Journal of Plastic Surgery* 25 (1972), S. 73; Michael Felix Freshwater«, A Critical Comparison of Davis' *Principles of Plastic Surgery* with Gillies' *Plastic Surgery of the Face*«, in: *Journal of Plastic, Reconstructive & Aesthetic Surgery* 64 (2011), S. 20. Freshwater weist darauf hin, dass nicht völlig gesichert ist, welcher Ellbogen gebrochen war. Millard habe ihm gegenüber geäußert, es sei der rechte Ellbogen gewesen, laut Gillies' Biograph Reginald Pound war es der linke. In einem Film, in dem Gillies eine Nasenrekonstruktion mittels Stirnlappen durchführt, ist zu erkennen, dass er das rechte Handgelenk überbeugt, eine typische Bewegung zum Ausgleich eines steifen Ellbogens.

Im Juni 1886, zwei Tage vor: »The Late Robert Gillies«, in: *Bruce Herald*, Vol. 17, Issue 1759, 18.06.1886, https://paperspast.natlib.govt.nz/newspapers/BH18860618.2.12?fbclid=IwAR38tHrvzbjP15-xLT5RJSaoMxgHqodP-4uIcrdRRils801XQnoRmOCqwU [abgerufen am 20.04.2020].

37 *»heiteres Wesen und sein Lächeln«*: Pound, *Gillies*, S. 14.

Trotz seines rebellischen Geistes: Ebd., S. 15f.

38 *Während des Studiums entwickelte*: Ebd., S. 13.

»enormen Konzentrationsfähigkeit und«: Brief von Norman Jewson an Reginald Pound. Letters to Reginald Pound, 1955-1972. Aus dem Archiv des Royal College of Surgeons, MS 0336.

Seine Bekannten bescheinigten ihm: Zitiert in: Pound, *Gillies*, S. 16.

39 *»Wenn er sich etwas in den Kopf«*: Kenneth D. Pringle, Anmerkungen zu Sir Harold Gillies. Letters to Reginald Pound.

Die strengen Anstandsregeln: Mick Gillies, *Mayfly on the Stream of Time*, Whitfeld: Messuage Books 2000, S. 3.

40 *»auf die kleine Ausbuchtung«*: Pound, *Gillies*, S. 20.

41 *Der Wagen trug das Nummernschild*: Die Verbindung zwischen dem Kennzeichen und dem Tag des Waffenstillstands fiel zuerst dem Historiker Brian Presland auf, als er den Wagen 2004 im Heeresgeschichtlichen Museum in Wien besichtigte.

Das luxuriöse Sportcoupé: Nach anderen Darstellungen war der Wagen des Thronfolgers der dritte in der Kolonne. Die meisten Historiker sind sich jedoch einig, dass er an zweiter Stelle fuhr. Christopher Clark, *The Sleepwalkers: How Europe Went to War in 1914*, London: Penguin 2013, S. 367-377; dt. *Die Schlafwandler: Wie Europa in den Ersten Weltkrieg zog*, aus dem Engl. von Norbert Juraschitz, München: Pantheon 2015, S. 475-489. Ich bin Clark für die Einzelheiten in diesem Kapitel zu großem Dank verpflichtet.

42 *Čabrinović drängte sich*: Clark, *Schlafwandler*, S. 480.

43 *»Der Kerl ist verrückt«*: Zitiert ebd.

»Die ganze Bürgerschaft der«: Zitiert ebd., S. 482.

»Herr Bürgermeister! Da kommt man«: Ebd.

44 *»Glauben Sie vielleicht, ganz Sarajevo«*: Greg King/Sue Woolmans, *The Assassination of the Archduke: Sarajevo 1914 and the Murder That Changed the World*, London: Pan Books 2014, S. 204.

»Sie fahren ja falsch!«: Zitiert in: Clark, *Schlafwandler*, S. 483.

Lojka hielt an: Einige Autoren behaupten, der Gräf & Stift habe keinen Rückwärtsgang gehabt. Thomas Ilming vom Militärhistorischen Institut in Wien sagt hingegen, der Wagen verfüge über einen Rückwärtsgang, das Schalten habe jedoch zur damaligen Zeit sehr lange gedauert. Benjamin Preston, »The Car That Witnessed the Spark of World War I«, in: *New York Times*, 10.07.2014, https://www.nytimes.com/2014/07/11/automobiles/the-car-that-witnessed-the-spark-of-world-war-i.html [abgerufen am 07.05.2020].

Gavrilo Princip, der wie: Clark, *Schlafwandler*, S. 484 f.

45 *Allein im Juli 1914 erschienen*: Die Statistik stammt von der Website www.britishnewspaperarchive.co.uk.

»Frauen beim Boxkampf«: *Daily Record*, 27.06.1914, S. 6.

46 *Auch die britische Politik zeigte sich*: Matthew Johnson, »More Than Spectators? Britain's Liberal Government and the Decision to Go to War in 1914«, in: *The Conversation*, 04.08, 2014, http://theconversation.com/more-than-spectators-britains-liberal-government-and-the-decision-to-go-to-war-in-1914-30053 [abgerufen am 05.02.2019].

47 *Der* Daily Mirror *schrieb*: *Daily Mirror*, 05.08.1914, S. 3.

»Es schien, als wäre die Welt«: »Voices of the First World War: Joining Up«, Podcast der Imperial War Museums, https://www.iwm.org.uk/history/voices-of-the-first-world-war-joining-up [abgerufen am 21.07.2020].

Auch Zehntausende Minderjährige: Einzelheiten entnommen aus: »The Teenage Soldiers of World War One«, BBC News, 11.11.2014, https://www.bbc.co.uk/news/magazine-29934965 [aufgerufen am 26.01.2021]. Vgl. auch: David Lister, *Die Hard, Aby! Abraham Bevistein – The Boy Soldier Shot to Encourage the Others*, Barnsley: Pen & Sword Military 2005.

48 *Oft wurden vor Offensiven*: George Coppard, *With a Machine Gun to Cambrai: The Tale of a Young Tommy in Kitchener's Army, 1914-1918*, London: Her Majesty's Stationery Office 1969, S. 19.

48 *»Auf diese Weise Urlaub zu kriegen«*: Zitiert in: van Bergen, *Before My Helpless Sight*, S. 443-44.
Daheim in Großbritannien drängte: Denis Winter, *Death's Men: Soldiers of the Great War*, London: Allen Lane 1978, S. 23.

49 *»Ich stand vor einem Schaufenster«*: »Voices of the First World War: Joining Up.«
Demuth, der bereits mehrfach: Max Arthur, *Forgotten Voices of the Great War*, London: Random House 2012, S. 18-22.
Ende 1915 dienten über drei Millionen: van Bergen, *Before My Helpless Sight*, S. 39.

50 *»Ich sehe noch das Mädchen vor mir«*: Zitiert in: Stella Bingham, *Ministering Angels*, London: Osprey Publishing 1979, S. 132.
»Die Verwundeten kamen so, wie sie waren«: Ebd., S. 133.
Claire Elise Tisdall, eine freiwillige: Lyn MacDonald, *The Roses of No Man's Land*, London: Michael Joseph 1980, S. 165.

51 *»In solchen Zeiten beweist sich«*: Zitiert in: Janet S.K. Watson, »Wars in the Wards: The Social Construction of Medical Work in First World War Britain«, in: *Journal of British Studies* 41 (Okt. 2002), S. 493.
»in ein paar Verbandskursen oder«: Zitiert ebd., S. 494.
»Gute Frau, gehen Sie nach Hause«: Zitiert in: Fiona Reid, *Medicine in First World War Europe: Soldiers, Medics, Pacifists*, London: Bloomsbury 2017, S. 4.
Im Januar 1915 wurde er: Reginald Pound schreibt, das Rote Kreuz habe Gillies Ende Januar angefordert. Gillies selbst gab an, er sei »Anfang 1915« nach Frankreich gefahren. Pound, *Gillies*, S. 22; Gillies/Millard, *Principles and Art of Plastic Surgery*, S. 6. Vgl. auch: »New Commandant of Belgian Field Hospital«, in: *The Times*, 05.05.1915, S. 13.

2: Der Silver Ghost

54 *Valadier verbrachte den Rest seiner*: William Cruse, »Auguste Charles Valadier: A Pioneer in Maxillofacial Surgery«, in: *Military Medicine* 152, No. 7 (1987), S. 337f.

55 *»So ein Schweinehund!«*: Zitiert ebd., S. 338.
Die Gesetze schrieben jedoch vor: Ebd., S. 338.

56 *Während des Zweiten Burenkriegs*: M.J. Newell, (ed.), *Ex Dentibus Ensis: A History of the Army Dental Service*, Aldershot: RADC Historical Museum 1997, S. 11.
Trotz dieser bitteren Lektion: Die Armee schickte schließlich doch Zahnärzte nach Südafrika.
»Kann ein gewöhnlicher Arzt«: »Dental Examiners to the Forces (Editorial)«, in: *New Zealand Dental Journal* 10 (Jan. 1915), S. 150f. Gefunden in: Harvey Brown, *Pickerill: Pioneer in Plastic Surgery, Dental Education and Dental Research*, Dunedin: Otago University Press 2007, S. 107.
»Viele gaben freimütig zu«: Zitiert in: Penny Starns, *Sisters of the Somme: True Stories from a First World War Field Hospital*, Stroud: History Press 2016, S. 55.

57 *»Sie machen einen gewaltigen Fehler«*: *Punch* (19.08.1914). Gefunden in: Nic Clarke, *Unwanted Warriors: Rejected Volunteers of the Canadian Expeditionary Force*, Vancouver: University of British Columbia Press 2016, S. 82.
»›Abgelehnt‹, rief er empört.«: Robert Roberts, *The Classic Slum: Salford Life in the First Quarter of the Century*, Manchester: Manchester University Press 1971, S. 150.

58 *»nur zwei Spritzen mit Kokainlösung«*: Starns, *Sisters of the Somme*, S. 13.
»unter einem Hagel von Kugeln«: Sylvestre Moreira, »The Dental Service in War«, in:

Dental Surgeon 14, No. 685 (15.12.1917), S. 488. Zitiert in: F. S. S. Gray, »The First Dentists Sent to the Western Front During the First World War«, in: *British Dental Journal* 222, No. 11 (2017), S. 893.

58 *»die hervorragende, unschätzbar wertvolle Arbeit«*: Zitiert in: Cruse, »Auguste Charles Valadier«, S. 339. Es ist fraglich, ob es sich bei dem Zahnarzt, der General Haigs Zahn zog, tatsächlich um Valadier handelte. Für Cruse und andere Autoren spricht vieles dafür: erstens sein ausgezeichneter Ruf als Zahnarzt, zweitens seine Nähe zur Front und drittens, dass Haig ihn später für eine Auszeichnung empfahl. Aus diesen Gründen gebe ich die Episode in diesem Buch wieder.

59 *Ende 1914 gab es zwanzig*: L. J. Godden, *History of the Royal Army Dental Corps*, Aldershot: Royal Army Dental Corps 1971, S. 5.
Bis zum Waffenstillstand 1918: Ebd., S. 8.

60 *»Die Schuppen wurden zu Krankensälen«*: A. L. Walker, »A Base Hospital in France, 1914-1915«, in: Scarletfinders, http://www.scarletfinders.co.uk/156.html [aufgerufen am 18.05.2020].
In manchen Lazaretten betrug: Neale, »Without the Faces of Men«, S. 47.
Paradoxerweise war der Chirurg Joseph Lister: Mehr zu Joseph Lister in: Lindsey Fitzharris, *The Butchering Art: Joseph Lister's Quest to Transform the Grisly World of Victorian Medicine*, New York: Scientific American/Farrar, Straus and Giroux 2017; dt. *Der Horror der frühen Medizin: Joseph Listers Kampf gegen Kurpfuscher, Quacksalber & Knochenklempner*, aus dem Engl. von Volker Oldenburg, Berlin: Suhrkamp 2018.

61 *»Krieg der Fäkalkeime«*: A. G. Butler, *Official History of the Australian Medical Services, 1914-1918*, Vol. 2, Canberra: Australian War Memorial 1940, S. 315.
Ein anschließend aufgelegter: Tom Scotland, *A Time to Die and a Time to Live, Disaster to Triumph: Groundbreaking Developments in Care of the Wounded on the Western Front 1914-18*, Warwick: Helion 2019, S. 71-77.
Glücklicherweise wusste Valadier: J. E. McAuley, »Charles Valadier: A Forgotten Pioneer in the Treatment of Jaw Injuries«, in: *Proceedings of the Royal Society of Medicine* 67, No. 8 (1974), S. 786.
Bis Oktober 1918: Murray C. Meikle, *Reconstructing Faces: The Art and Wartime Surgery of Gillies, Pickerill, McIndoe and Mowlem*, Dunedin: Otago University Press 2013, S. 48.

62 *Durch seine Begegnung mit*: Der genaue Ablauf von Gillies' Frankreichaufenthalt ist nicht gesichert. Ich habe ihn so gut wie möglich anhand der in diesem Kapitel aufgeführten Quellen rekonstruiert, doch es bleiben Lücken. In *The Principles and Art of Plastic Surgery* schreibt Harold Gillies, er sei Anfang 1915 in Frankreich angekommen. Sein Biograph bestätigt dies und nennt als Datum Ende Januar. In einem Artikel in der *Times* ist zu lesen, Gillies sei Anfang Mai im Belgian Field Hospital in Hoogstade eingetroffen. Einen Monat später wurde er zum Major befördert und nach Étaples ins Allied Forces Base Hospital versetzt, wo er bis Dezember 1915 blieb. Bevor er seine neue Stelle antrat, nahm er Urlaub. Er fuhr nach London, wo Sportjournalist Henry Leach ihn auf dem Golfplatz entdeckte. Gillies selbst schreibt, er sei irgendwann im Juni nach Paris gereist, um Hippolyte Morestin zu besuchen. Sowohl Gillies als auch Pound deuten an, Gillies habe Valadier vor dem Besuch bei Morestin kennengelernt. Ich halte es daher für wahrscheinlich, dass die Begegnung zwischen Gillies und Valadier *vor* Gillies' Ankunft im Belgian Field Hospital stattgefunden hat. Über die Zeit zwischen Januar und Mai finden sich in den Quellen keine weiteren Angaben. Es wäre theoretisch möglich, dass Gillies Valadier nach seiner Zeit im Belgian Field Hospital, aber vor der Begeg-

nung mit Morestin kennengelernt hat. Aufgrund des knappen Zeitrahmens halte ich dies jedoch für unwahrscheinlich. In den Quellen wird außerdem erwähnt, Gillies sei beauftragt worden, Valadiers Kieferabteilung zu überwachen, was darauf hinweist, dass er dort eine offizielle Stellung bekleidete und Valadier nicht zufällig während des Urlaubs kennenlernte.

62 *Der Begriff »plastische Chirurgie«*: Einer der ersten, die das Wort »plastisch« in Zusammenhang mit der Chirurgie verwendeten, war der deutsche Chirurg Karl Ferdinand von Graefe in seiner Schrift »Rhinoplastik« von 1818. Vgl.: John D. Holmes, »Development of Plastic Surgery«, in: *War Surgery 1914-18*, (eds.) Thomas Scotland/Steven Heys, Solihull: Helion 2012, S. 258.

63 *Minié-Geschoss*: Pat Leonard, »The Bullet That Changed History«, in: *New York Times*, 31.08.2012, https://opinionator.blogs.nytimes.com/2012/08/31/the-bullet-that-changed-history/ [abgerufen am 08.08.2018].
In einem bemerkenswerten Fall: Gurdon Buck, *Case of Destruction of the Body of the Lower Jaw and Extensive Disfiguration of the Face from a Shell Wound*, Albany, NY: Private Printing 1866, S. 4f. Gefunden in: David Seed/Stephen C. Kenny/Chris Williams (eds.), *Life and Limb: Perspectives on the American Civil War*, Liverpool: Liverpool University Press 2016, S. 90.
Einer von Bucks kompliziertesten Fällen: *The Medical and Surgical History of the War of the Rebellion (1861-65)/Prepared, in Accordance with the Acts of Congress, Under the Direction of Surgeon General Joseph K. Barnes, United States Army*, Washington, DC: Government Printing Office 1870-88, S. 721.

64 *Buck bat den Zahnarzt*: F.W. Seward, *Seward at Washington as Senator and Secretary of State: A Memoir of His Life, with Selections from His Letters (1861-1872)*, New York: Derby & Miller 1891, S. 270. Vgl. auch: »Terrible Tragedy in Washington: Murder of the President, Attempted Murder of Mr. Seward«, in: *New York Times*, 17.04.1865, S. 2.
Anschließend führte Buck eine Reihe: William W. Keen, »Gangrene of the Face Following Salivation«, National Museum of Army Medicine Accession File 1000867; Gurdon Buck, *Contributions to Reparative Surgery*, New York: D. Appleton 1876, S. 36, 38. Gefunden in: Seed/Kenny/Williams, *Life and Limb*, S. 90f.
Soldat Joseph Harvey: George Alexander Otis, *The Medical and Surgical History of the War of the Rebellion*, Part 1, Vol. 2, Washington, DC: Government Printing Office 1876.
Folglich wurden im Norden: Blair O. Rogers/Michael G. Rhode, »The First Civil War Photographs of Soldiers with Facial Wounds«, in: *Journal of Aesthetic Plastic Surgery* 19 (1995), S. 271.

65 *»charmanten, übermütigen Cowboy«*: Bemerkung von Mr. C. Bowdler Henry in: McAuley, »Charles Valadier«, S. 788.
»ein Gernegroß, ein Aufschneider«: Zitiert in: J.E. McAuley, »Valadier Revisited«, in: *Dental Historian* 19 (1990), S. 19.
Als Valadier Brigham eine hübsch gebundene: Zitiert ebd.
»Es hieß, er sei Millionär«: Garffild Lloyd Lewis, *Faced with Mametz*, Llanrwst Gwasg Carreg Gwalch 2017, S. 89.
Schon 1668 beschrieb der niederländische: Herman H. de Boer, »The History of Bone Grafts«, in: *Clinical Orthopaedics and Related Research* 226 (Jan. 1988), S. 292-98.

66 *In einem Fall ersetzte Valadier*: Brief von Philip Thorpe an Reginald Pound, 30.03.1963, S. 2, Letters to Reginald Pound.

67 *»Zuerst machte er aus Silber«*: Lewis, *Faced with Mametz*, S. 92.

67 *Valadier verband die Enden*: Meikle, *Reconstructing Faces*, S. 49.

68 *»Plötzlich legte er die Platte hin«*: Brief von Philip Thorpe an J.E. McAuley, 29.05.1965, Museum of Military Medicine, Aldershot, RADCCF/3/3/4/55/VALA.
Erst in den 1990ern entwickelte sich: Meikle, *Reconstructing Faces*, S. 52.
»Die Ehre, die erste Abteilung«: Gillies/Millard, *Principles and Art of Plastic Surgery*, S. 6.
»Es war daher unumgänglich«: Ebd., S. 22.

69 *»Ich hatte den Eindruck«*: Harold Gillies, »The Problems of Facial Reconstruction«, in: *Transactions of the Medical Society of London* 41 (1918), S. 165.

3: Ein besonderer Auftrag

71 *Als Harold Gillies im Frühling 1915*: *The Times*, 05.05.1915, S. 13. Laut *Times* reisten Gillies und Morrison am Samstag, dem 1. Mai 1915 nach Belgien.
Seit Kriegsbeginn hatte das Lazarett: Henry Sessions Souttar, *A Surgeon in Belgium*, London: Edward Arnold 1915, S. 110-127.
Im Januar 1915: C.P. Blacker, *Have You Forgotten Yet? The First World War Memoirs by C.P. Blacker*, Barnsley: Leo Cooper 2000, S. 17f.

72 *Ein verfallenes, dreistöckiges Altenheim*: »Belgian Field Hospital«, in: *The Times*, 27.04.1916, S. 8.
Krankenschwestern, männliche Stationshelfer: *A War Nurse's Diary: Sketches from a Belgian Field Hospital*, New York: Macmillan 1918, S. 86ff.
»das Krankenhaus gleich hinter der Schützenlinie«: *The Times*, 07.09.1915, S. 6.
»Kühe tummelten sich zwischen«: *A War Nurse's Diary*, S. 87.

73 *»Auf dem Hof, ganz in der Nähe«*: Ebd.
Bei ihm war Herbert W. Morrison: *The Times*, 05.05.1915, S. 13.
Unglücklicherweise hatte man: Blacker, *Have You Forgotten Yet?*, S. 28f.

74 *»Sie blieb zwei oder drei Wochen«*: *A War Nurse's Diary*, S. 102.

75 *»zu Eimer und Wischmopp griffen«*: Ebd., S. 99.
Sie forderte nicht nur Zehntausende: van Bergen, *Before My Helpless Sight*, S. 65f. Die Deutschen hatten Chlorgas bereits bei Bolimów an der Ostfront eingesetzt, jedoch mit wenig Erfolg, da das Gas aufgrund der Kälte gefror.
»Ich traute meinen Augen kaum«: »Voices of the First World War: Gas Attack at Ypres«, Podcast der Imperial War Museums, https://www.iwm.org.uk/history/voices-of-the-first-world-war-gas-attack-at-ypres [abgerufen am 06.05.2020].

76 *»Sie lagen da, bei vollem Bewusstsein«*: *A War Nurse's Diary*, S. 99.
Im Juni 1915, kurz nach Ende: Das Lazarett Nr. 7 trug den Beinamen »Allied Forces Base Hospital«. Es war vom 23. Oktober 1914 bis zum 11. Januar 1915 im Hotel Christol in Boulogne untergebracht und verfügte über zweihundert Betten. Von August bis November 1915 befand es sich für etwa fünf Monate in Étaples. Gillies verließ England Ende Juni. In Frankreich legte er einen Zwischenstopp in Paris ein, um Morestin zu besuchen. Vermutlich trat er seine Stellung im Allied Base Hospital kurz vor oder kurz nach dessen Wiedereröffnung im August 1915 an. William Grant Macpherson, *History of the Great War Based on Official Documents. Medical Services General History*, Vol. 2, London: His Majesty's Stationery Office 1923, S. 73.
Bevor er den neuen Posten antrat: Henry Leach, »The Golfer's Progress«, in: *Illustrated Sporting and Dramatic News*, 26.06.1915, S. 470.

77 *»bereit seien zu schwören«*: Ebd.

77 *Die deutschen Ärzte waren früh*: Darryl Tong et al., »Plastic Kiwis – New Zealanders and the Development of a Specialty«, in: *Journal of Military and Veterans' Health* 17 (Okt. 2008), S. 12. Siehe auch: W.H. Dolamore, »The Treatment in Germany of Gunshot Injuries of the Face and Jaws«, in: *British Dental Journal* 37 (1916 War Supplement), S. 105-184.

»Ich war auf ein Teilgebiet«: Zitiert in: Pound, *Gillies*, S. 23. Pound schreibt, ein Buch habe Gillies beflügelt. Andrew Bamji mutmaßte später, es habe sich um einen Aufsatz gehandelt.

78 *»grimmige, wütende Bestie«*: Georges Duhamel, »A Muster of Ghosts«, in: *Light on My Days: An Autobiography*, transl. by Basil Collier, London: J.M. Dent & Sons 1948, S. 275.

Ein anderes Mal »redete er auf«: Ebd., S. 276f.

»Nur wenige Chirurgen verfügen«: J.L. Faure, »H. Morestin (1869-1919)«, in: *Presse Médicale* 27 (1919), S. 109. Gefunden in: Blair O. Rogers, »Hippolyte Morestin (1869-1919), Part I: A Brief Biography«, in: *Aesthetic Plastic Surgery* 6 (1982), S. 143.

1902, als er in Paris Medizin studierte: David Tolhurst, *Pioneers in Plastic Surgery*, Cham: Springer 2015, S. 35-38. Siehe auch: Rogers, »Hippolyte Morestin (1869-1919)«, S. 141-147.

80 *»messerscharfen Verstand«*: Gillies/Millard, *Principles and Art of Plastic Surgery*, S. 7.

»Gebannt verfolgte ich«: Ebd.

»[Damals] war es das Aufregendste«: Ebd.

Kurz nach dem Besuch bei: Gillies blieb bis Dezember 1915 im Allied Forces Base Hospital. *London Gazette*, Supplement 29415 (23.12.1915), S. 12804.

81 *»Sein Einsatz von beschwerten Zahnprothesen«*: Gillies/Millard, *Principles and Art of Plastic Surgery*, S. 22.

Die beiden Männer blieben den ganzen Krieg: Mehr zu Gillies' Bekanntschaft mit Kazanjian in: Hagop Martin Deranian, *Miracle Man of the Western Front: Dr. Varaztad H. Kazanjian, Pioneer Plastic Surgeon*, Worcester, MA: Chandler House Press 2007, S. 106ff.

Wenn man alle Soldaten mit Gesichtsverletzungen: Bamji, *Faces from the Front*, S. 48.

4: Eine sonderbare neue Kunst

83 *»Das ist der ideale Ort«*: Catherine Black, *King's Nurse – Beggar's Nurse*, London: Hurst & Blackett 1939, S. 85.

»Er gab sich nie geschlagen«: Ebd., S. 85f.

84 *Als Gillies im Januar 1916 auf ihrer*: Ebd., S. 84.

»Wir hatten also lauter junge Männer«: La Motte, »The Backwash of War«, S. 13f.

85 *An der Front war der Mangel*: van Bergen, *Before My Helpless Sight*, S. 286f.

Auf vielen stand jedoch: Bingham, *Ministering Angels*, S. 139. Ob das tatsächlich zutraf, lässt sich nicht belegen.

»Gesichter nur noch Trümmerfelder«: Zitiert in: Gehrhardt, *The Men with Broken Faces*, S. 55.

Mary Borden, eine Krankenschwester: Mary Borden, *The Forbidden Zone*, London: William Heinemann 1929, S. 142.

»Niemand war nach den Schrecken«: Black, *King's Nurse – Beggar's Nurse*, S. 84.

86 *»Mir hing vor Wissensdurst«*: Gillies/Millard, *Principles and Art of Plastic Surgery*, S. 8.

»Eigentlich waren wir angehalten«: Duhamel, »A Muster of Ghosts«, S. 278.

87 *»Im Kriegsministerium sagte man mir«*: Brief von Gillies an Millard, 12.09.1951. Zitiert in: Bamji, *Faces from the Front*, S. 49.

87 *Gillies begriff, dass er die Sache*: Pound, *Gillies*, S. 25.
»In keinem anderen Bereich spielt«: H.D. Gillies/L.A.B. King, »Mechanical Supports in Plastic Surgery«, in: *The Lancet* (17.03.1917), S. 412.
»Wer sich trotz allem, was uns die Natur«: H.D. Gillies, *Plastic Surgery of the Face Based on Selected Cases of War Injuries of the Face Including Burns*, London: Henry Frowde 1920, S. 12.

88 *»Wann immer ein sorgloser Soldat«*: Gillies/Millard, *Principles and Art of Plastic Surgery*, S. 11.

89 *»Der erste wichtige Schritt«*: Ebd., S. 13.
Vor dem Krieg hatten einzelne Chirurgen: Pound, *Gillies*, S. 26f.
Die Folgen von schnell und unüberlegt: Ebd., S. 40.

90 *Viele Fälle stellten Gillies vor ungeahnte*: Gillies/Millard, *Principles and Art of Plastic Surgery*, S. 12.

91 *»[Der Patient] muss auf dem Bauch liegen«*: E.D. Toland, *The Aftermath of Battle*, London: Macmillan 1916, S. 43f. Gefunden in: Neale, »Without the Faces of Men«, S. 139.

92 *Daher achtete man in Aldershot besonders*: Lisa Haushoher, »Between Food and Medicine: Artificial Digestion, Sickness, and the Case of Benger's Food«, in: *Journal of the History of Medicine and Allied Sciences* 73, No. 2 (2018), S. 169.
Während des langen Winters: Mark Harrison, *The Medical War: British Military Medicine in the First World War*, Oxford: Oxford University Press 2010, S. 10.
»gewannen an Wert, als es«: »Medical Work in the Field and at Home«, in: *The Times History of the War*, Part 41, Vol. 4, London: The Times 1915, S. 42.
»Wenn die Verletzung abgeheilt war«: Zitiert in: Pound, *Gillies*, S. 26.

93 *»War es nicht vollkommen sinnlos«*: La Motte, »The Backwash of War«, S. 9.
In einer Rede vor der Medical Society: Gillies, »The Problems of Facial Reconstruction«, S. 165-170.
»Ein Verwundeter war nichts, worüber man«: Denis Winter, *Death's Men: Soldiers of the Great War*, London: Allen Lane 1978, S. 83.
»Es konnte in dieser schändlichen Situation«: Albee, *A Surgeon's Fight to Rebuild Men*, S. 128.

94 *»Man hätte nichts Ungeeigneteres«*: »Experiments in Armour«, in: *The Times*, 22.07.1915, S. 7.

95 *»Wir brauchen [für die Männer in den Schützengräben]«*: »Steel-Clad Soldiers«, in: *The Times*, 08.03.1917, S. 3.
Um den Schutz der Soldaten: Neale, »Without the Faces of Men«, S. 37.

96 *Viele erlebten ihn als »einen Mann«*: Pound, *Gillies*, S. 38, 49.
»mit einer großen Menschenliebe.«: Zitiert ebd., S. 39.
Auch Sergeant Reginald Evans: Zitiert ebd.
»Das seelische Leid eines Mannes«: Albee, *A Surgeon's Fight to Rebuild Men*, S. 110.

97 *»Gott sei Dank hatte ich«*: Zitiert in: Pound, *Gillies*, S. 37.
»Ich war [...] im Umgang mit«: Ward Muir, *The Happy Hospital*, London: Simpkin, Marshall 1918, S. 143. Gefunden in: Biernoff, »The Rhetoric of Disfigurement«, S. 668.
»ein gesundes, anziehendes Exemplar«: Muir, *The Happy Hospital*, S. 143f.
»Er begann mit der Behandlung«: Black, *King's Nurse – Beggar's Nurse*, S. 86.
»Der Erste Weltkrieg, in dem Millionen«: Ebd., S. 85.

98 *»Es handelte sich um eine sonderbare«*: Gillies/Millard, *Principles and Art of Plastic Surgery*, S. 10.

98 *Der Tod von Soldat William Henry Young*: William Henry Young starb im August 1916, wurde aber im Dezember 1915 verwundet. Darum erzähle ich seine Geschichte in diesem Kapitel.
Young war ein korpulenter Mann: Auf Youngs Grabstein steht, er sei mit achtunddreißig gestorben. Laut Geburts- und Sterbeurkunde war er vierzig.
Im Winter 1915 wurde er zurück: *That winter, Young was sent back*: Henry L. Kirby, *Private William Young V.C.: One of Preston's Heroes of the Great War*, Blackburn: T.H.C.L. Books 1985, S. 6f.

99 *Als an einem kalten, nassen*: Ebd., S. 9f.
Danach ging Young trotz seiner schweren: »Private William Young VC«, Lancashire Infantry Museum, https://www.lancashireinfantrymuseum.org.uk/private-william-young-vc/ [abgerufen am 23.06.2021].
»Es ist gewiss ein großer Trost«: Zitiert in: Kirby, *Private William Young V.C.*, S. 9.
»Ich bin natürlich sehr stolz«: Zitiert ebd., S. 10.
Ein Hilfsfonds wurde eingerichtet: Ebd., S. 11f.

100 *»Ich wusch mit die Hände«*: Gillies/Millard, *Principles and Art of Plastic Surgery*, S. 25.
»Es war ziemlich beängstigend«: Ebd.

101 *Soldat Young machte sich Sorgen*: Kirby, *Private William Young V.C.*, S. 13.
Patienten wie Young, deren Gesundheit: Scotland, *A Time to Die and a Time to Live*, S. 86.
Nachdem er mehrere Schussverletzungen: Kirby, *Private William Young V.C.*, S. 13.
Er hinterließ seine Frau: Ebd., S. 6.
seine »tiefe Bestürzung« über den tödlichen: »Death of the Preston V.C. After an Operation«, in: *Yorkshire Post*, 29.08.1916, S. 6.
»Fünf Ärzte haben sich um ihn«: Ebd.

5: Das Gruselkabinett

103 *Es war Frühling 1916*: Gillies/Millard, *Principles and Art of Plastic Surgery*, S. 30.

104 *»Die meisten plastischen Operationen«*: Gillies, *Plastic Surgery of the Face*, S. 23.
»Voreiliges Operieren führt eindeutig«: Gillies/Millard, *Principles and Art of Plastic Surgery*, S. 30.
»Nirgends werden einem das Grauen«: »Moulding New Faces. From a Surgeon«, in: *Daily Mail*, 15.09.1916, S. 3.
»Er [der Artikel] hat eine Menge«: Zitiert in: Pound, *Gillies*, S. 39f.

105 *»ruhigen, tüchtigen Schüler«*: Zitiert ebd., S. 29.
»famosen Henry Tonks«: Zitiert ebd.
Mit seiner Körpergröße von über: Anthony Bertram, *Paul Nash: The Portrait of an Artist*, London: Faber and Faber 1955, S. 39.

106 *»mit großen Ohren, Schlupflidern«*: L. Morris (ed.), *Henry Tonks and the »Art of Pure Drawing«*, Norwich: Norwich School of Art Gallery 1985, S. 8.
Der englische Maler Gilbert Spencer: Gilbert Spencer, *Memoirs of a Painter*, London: Chatto & Windus 1974, S. 31.
»Ich fühlte die Krankheit«: Joseph Hone, *The Life of Tonks*, London: William Heinemann 1939, S. 11.
»Ich bringe düstere Neuigkeiten«: Ebd., S. 110.

107 *»Na, dann haben die Zeitungen wenigstens«*: Ebd.
»Seine Ernsthaftigkeit ist deprimierend«: Ebd.

Laut Volkszählung von 1911: Jerry White, *London in the Twentieth Century: A City and Its People*, London: Viking 2001, S. 103 f.

107 *Bis zu zehn Prozent des Servicepersonals*: Goebel/White, »London and the First World War«, S. 199-218, https://www.tandfonline.com/doi/full/10.1080/03058034.2016.1216758 [abgerufen am 02.03.2020].

»ein Verbrechen gegen unser Königreich«: Zitiert in: Richard Hough, *Louis and Victoria: The Family History of the Mountbattens*, 2nd ed., London: Weidenfeld and Nicolson 1984, S. 246.

108 *Als Joseph Pottsmeyer*: *Hackney and Kingsland Gazette*, 14.09.1914. Gefunden in: Jerry White, *Zeppelin Nights: London in the First World War*, London: Bodley Head 2014, S. 73.

Ein anderer Deutschstämmiger: *The Times*, 26.09. und 26.10.1914.

Die deutschenfeindliche Stimmung: White, *Zeppelin Nights*, S. 72.

109 *Der Leiter des Lazaretts*: Hone, *Life of Tonks*, S. 111.

1886 bekam er eine Stelle: Suzannah Biernoff, »Flesh Poems: Henry Tonks and the Art of Surgery«, in: *Visual Culture in Britain* 11, No. 1 (2010), S. 25.

»Die Sehnsucht nach der Kunst«: George Moore, *Conversations in Ebury Street*, London: William Heinemann 1924, S. 117.

»Ich hatte damals noch kein Bankkonto«: Henry Tonks, »Notes from ›Wander Years‹«, in: *Artwork* 5 (1929), S. 235.

110 *»komme morgen«*: Zitiert in: Hone, *Life of Tonks*, S. 111.

»Ich reise morgen ab«: Zitiert ebd., S. 112.

»Die Verletzungen sind grauenhaft«: Zitiert ebd., S. 114 f.

111 *»Als Arzt bin ich völlig nutzlos«*: Zitiert ebd., S. 115.

»Eine Weisheit, die unser Verstand«: Zitiert ebd., S. 126.

»Vielleicht gibt es dort«: Zitiert ebd.

»ein zum Befehlsempfänger degradierter«: Pound schreibt die Bemerkung einer nicht namentlich genannten »Londoner Gastgeberin« zu. Pound, *Gillies*, S. 30.

Als ausgebildeter Arzt war Tonks: Ashley Ekins/Elizabeth Stewart (eds.), *War Wounds: Medicine and the Trauma of Conflict*, Wollombi: Exisle Publishing 2011, S. 69.

112 *»Ich mache gerade einige Pastellzeichnungen«*: Zitiert in: Hone, *Life of Tonks*, S. 127.

»Wenn ich ein Bild ausstelle«: D. S. MacColl, »Professor Henry Tonks«, in: *Burlington Magazine for Connoisseurs* 70 (Feb. 1937), S. 94.

113 *»lebendige, beschädigte griechische Büste«*: Zitiert in: Hone, *Life of Tonks*, S. 127.

114 *»Der gesamte sichtbare Horizont«*: »An Eyewitness. Remarkable Narrative«, in: *Daily Mail*, 17.06.1916, S. 4.

115 *»die Geschütze in die Luft geschleudert«*: Tonaufnahme der Imperial War Museums: AC 4096, Band 1 C. Falmer. Ursprünglich zitiert in: Nigel Steel/Peter Hart, *Jutland, 1916: Death in the Grey Wastes*, London: Cassell 2003, S. 95.

»In unserer Linie gab es eine gewaltige«: Archiv der Imperial War Museums: E. C. Cordeaux: Handgeschriebener Brief, um Juni 1916. Ursprünglich zitiert in: Steel/Hart, *Jutland, 1916*, S. 95.

»Sie wurde von einem zweihundertfünfzig«: Archiv der Imperial War Museums: Misc. 1010, R. Church Collection: S-King Hall, Typoskript. Ursprünglich zitiert in: Steel/Hart, *Jutland, 1916*, S. 108.

116 *»In diesem Augenblick begriff ich«*: Zitiert aus: »Jutland«, Podcast der Imperial War Museums, https://www.iwm.org.uk/history/voices-of-the-first-world-war-jutland [abgerufen am 01.08.2020].

»Irgendetwas scheint mit unseren verfluchten«: A. E. M. Chatfield, *The Navy and Defence: The Autobiography of Admiral of the Fleet Lord Chatfield*, Vol. 1, London: William Heinemann 1942, S. 143.

116 *Als Admiral Reinhard Scheer*: G.J. Meyer, *A World Undone: The Story of the Great War, 1914-1918*, New York: Bantam Books 2015, S. 421.

117 *»Ich glaube, sie waren durch die Erschütterung«*: Zitiert aus: »Jutland«, Podcast der Imperial War Museums.

»Ich [...] empfinde jetzt ganz anders«: Verschiedene handschriftliche Briefe, unterschrieben mit »Albert«, von Prince Albert, dem späteren King George VI., an Mrs. Eugenie Godfrey-Faussett, 11.06.1916, Archiv der Imperial War Museums, Dokument 2884. »Letter Written by HM King George VI Describing the Battle of Jutland, June 1916«, https://www.iwm.org.uk/collections/item/object/1030002834, [abgerufen am 04.08.2020].

Ein amerikanischer Journalist schrieb: Juliet Gardiner/Neil Wenborn (eds.), *The History Today Companion to British History*, London: Collins & Brown 1995, S. 443.

Als Walter Greenaway auf der Vanguard: »An Eyewitness. Remarkable Narrative«, S. 4.

»Ich las die Namen der Vorschiff-Besatzung«: Archiv der Imperial War Museums: C. Caslon Collection, »Recollections of the Battle of Jutland«, S. 16. Zitiert in: Steel/Hart, *Jutland, 1916*, S. 402.

»In jedem Winkel fand sich«: Zitiert in: Steel/Hart, *Jutland, 1916*, S. 415f.

118 *»unerkennbare menschliche Fetzten«*: Archiv der Imperial War Museums: D. Lorimer, Typoskript, S. 122. Zitiert in: Steel/Hart, *Jutland, 1916*, S. 408.

»Es war eine gespenstische Szene«: Archiv der Imperial War Museums: Misc. 1010, R. Church Collection: J. Handley, handschriftliche Antwort in einem Fragebogen, ca. zwischen 1970 und 1974. Zitiert in: Steel/Hart, *Jutland, 1916*, S. 409.

»Am Ende waren die Ärzte«: Archiv der Imperial War Museums: C. Caslon Collection, »Recollections of the Battle of Jutland«, S. 17. Zitiert in: Steel/Hart, *Jutland, 1916*, S. 405.

»Wir hatten nur Laternen mit Kerzen«: Archiv der Imperial War Museums: C.E. Leake, Typoskript des Originalmanuskripts von 1917, 1971. Zitiert in: Steel/Hart, *Jutland, 1916*, S. 381f.

»Sie waren so schlimm verbrannt«: Archiv der Imperial War Museums: G. E. D. Ellis, Mikrofilmkopie des handgeschriebenen Tagebuchs, Eintrag vom 31.05.1916. Zitiert in: Steel/Hart, *Jutland, 1916*, S. 210.

119 *»Ein Mann kommt in den Verbandsraum«*: Archiv der Imperial War Museums: D. Lorimer: Typoskript, S. 120f. Zitiert in: Steel/Hart, *Jutland, 1916*, S. 160f. Gefunden in: Bamji, *Faces from the Front*, S. 23.

»Diese Verbrennungen sind«: Archiv der Imperial War Museums: D. Lorimer: Typoskript, S. 120f. Zitiert in: Steel/Hart, *Jutland, 1916*, S. 160f. Gefunden in: Bamji, *Faces from the Front*, S. 23.

»Sie sterben, und das rasend schnell«: Ebd., S. 24.

120 *»trostlosen, schaurigen Anblick«*: Archiv der Imperial War Museums: Misc. 1010, R. Church Collection: F.J. Arnold, handschriftliche Antwort in einem Fragebogen, ca. zwischen 1970 und 1974. Zitiert in: Steel/Hart, *Jutland, 1916*, S. 159.

Alexander MacLean von der HMS Lion: A. Maclean/H.E.R. Stephens, »Surgical Experiences in the Battle of Jutland«, in: *Journal of the Royal Naval Medical Service* 2 (1916): S. 421-425.

Leider hinterließen in Piktinsäure: Am 18. Juli 2009 starb Henry Allingham als einer der letzten überlebenden Kriegsteilnehmer des Ersten Weltkriegs im Alter von 113 Jahren. Zum Zeitpunkt seines Todes war er der älteste Mann der Welt und der zweitälteste

Kriegsveteran aller Zeiten. »Britain's Oldest Veteran Recalls WWI«, BBC News, 26.06.2006, http://news.bbc.co.uk/1/hi/uk/5098174.stm [abgerufen am 28.07.2021].

120 *Sie waren »fürchterlich abstoßend«*: Gillies, *Plastic Surgery of the Face*, S. 356.
»Man kann sich nur schwer vorstellen«: Ebd.

121 *»Kaum eine Operation«*: Ebd., S. 3 f.
Das änderte sich im 19. Jahrhundert: Thomas Dent Mütter, »Cases of Deformity from Burns, Relieved by Operations«, in: *American Journal of the Medical Sciences*, n. s. 4 (1842), S. 66-80.

122 *Die Rekonstruktionsarbeit in Aldershot*: Gillies, *Plastic Surgery of the Face*, S. 4.
»In manchen Fällen müssen wir«: Thomas Dent Mütter, *Cases of Deformity from Burns: Successfully Treated by Plastic Operations*, Philadelphia: Merrihew & Thompson 1843, S. 17.
»Ein vorzeigbares Äußeres«: Gillies, *Plastic Surgery of the Face*, S. 123.

123 *»Wenn ich eine Rekonstruktion plane«*: Ebd., S. 8.
»Mit seinen langen Instrumenten«: Gillies/Millard, *Principles and Art of Plastic Surgery*, S. 11.

124 *»Zu meinem Entsetzen quoll«*: Ebd., S. 12.
»Dann musste ich den Jungs«: Zitiert in: Pound, *Gillies*, S. 36.
Bevor er aufbrach, versprach er Gillies: Ebd., S. 33.

6: Die Station ohne Spiegel

125 *»Alle Offiziere einschließlich des Colonels«*: Private Papers of S.W. Appleyard, Imperial War Museums 7990, 82/1/1, S. 52-60. Gefunden in: Andrew Roberts, *Elegy: The First Day on the Somme*, London: Head of Zeus 2015, S. 86.

126 *»Als wir das Feuer eröffneten«*: Zitiert in: G.J. Meyer, *A World Undone: The Story of the Great War, 1914-1918*, New York: Bantam Books 2015, S. 386.
»die reinste Hölle«: Private Papers of Major A.E. Bundy, Archiv der Imperial War Museums, Dokument 10828. Zitiert in: Anthony Richards, *The Somme: A Visual History*, London: Imperial War Museums 2016, S. 79.

127 *Seymour war noch nicht weit*: Gillies/Millard, *Principles and Art of Plastic Surgery*, S. 17 f.; Gillies, *Plastic Surgery of the Face*, S. 264 f. Zum Fall Seymour siehe auch: Bamji, *Faces from the Front*, S. 19, 77, 172, 192.
»Überall lagen Männer«: Zitiert in: van Bergen, *Before My Helpless Sight*, S. 83.
»Männer, die mit heraushängenden Gedärmen«: »Voices of the First World War: The First Day of the Somme«, Podcast der Imperial War Museums, https://www.iwm.org.uk/history/voices-of-the-first-world-war-the-first-day-of-the-somme [abgerufen am 06.08.2019].
»Es kam mir vor, als wären alle«: Sean Coughlan, »Graphic Eyewitness Somme Accounts Revealed«, BBC News, 17.11.2016, https://www.bbc.co.uk/news/education-37975358 [abgerufen am 03.08.2020].
Von den über hunderttausend britischen: van Bergen, *Before My Helpless Sight*, S. 77.
Nie zuvor hatte eine Armee: Ebd.
Die Verluste der Deutschen: Martin Middlebrook, *The First Day on the Somme*, Barnsley: Pen & Sword Military 2003, Reprint, S. 264. Middlebrook weist darauf hin, dass sich die Zahl der deutschen Verluste nicht exakt angeben lässt, da die deutschen Einheiten nur alle zehn Tage Verlustlisten herausgaben.

128 *Am Abend lagen so viele Verletzte*: Starns, *Sisters of the Somme*, S. 94.
»Es wurden so viele Verwundete«: Zitiert in: Elsey, »Disabled Ex-Servicemen's Experiences of Rehabilitation and Employment After the First World War«, S. 52.

129 *»Ab und zu wies mich der Chirurg an«*: Ebd.
Philip Gibbs, der damals: Philip Gibbs, *Realities of War*, London: Heinemann 1920, S. 287.
»Lasst uns die Ärmel hochkrempeln«: Gillies/Millard, *Principles and Art of Plastic Surgery*, S. 12.
»Wir hatten es mit Wunden zu tun«: Zitiert in: Pound, *Gillies*, S. 33.
»In meiner gesamten Zeit als«: Black, *King's Nurse –Beggar's Nurse*, S. 87.

131 *Eine ähnliche Methode wurde*: Ob Branca die Technik eigenständig entwickelte oder ob sie aus Indien nach Italien kam, ist umstritten. Mehr dazu in: Isabella C. Mazzola/Riccardo F. Mazzola, »History of Reconstructive Rhinoplasty«, in: *Journal of Facial Plastic Surgery* 30, No. 3 (2014), S. 227-236.
Dabei nahm Branca junior: Ambrose Paré, *The Workes of that famous Chirurgion Ambrose Parey, Translated out of Latine and compared with the French by Th[omas] Johnson*, London: Printed by Th. Cotes and R. Young 1634), sig. Ddd4(v). Gefunden in: Emily Cock, »›Lead[ing] ›Em by the Nose into Publick Shame and Derision‹: Gaspare Tagliacozzi, Alexander Read and the Lost History of Plastic Surgery, 1600-1800«, in: *Social History of Medicine* 28, No. 1 (2015), S. 7.
»dem Vorbild der Natur so ähnlich«: Gaspare Tagliacozzi, »Letter to Mercuriale«, in: Martha Teach Gnudi/Jerome Pierce Webster, *The Life and Times of Gaspare Tagliacozzi: Surgeon of Bologna, 1545-1599*, New York: Rechner 1950, S. 137.

132 *1705 schrieb der englische Satiriker*: Edward Ward/Thomas Brown, *The Legacy for the Ladies: Or, Characters of the Women of the Age*, London: S. Briscoe 1705, sig. M4(v). Zitiert in: Cock, »›Lead[ing] ›Em by the Nose‹«, S. 2.
Die Furcht vor einer deformierten Nase: Cock, »›Lead[ing] ›Em by the Nose‹«, S. 2.
»die von der Natur gegebenen«: Zitiert in: Sander L. Gilman, *Making the Body Beautiful*, Princeton: Princeton University Press 1999, S. 68.
»Wein wurde warm gemacht«: René-Jacques Croissant de Garengeot, *Traité des Opérations de Chirurgie*, Paris: Huart 1731, S. 55. Zitiert in: Thomas Gibson, »Early Free Grafting: The Restitution of Parts Completely Separated from the Body«, in: *British Journal of Plastic Surgery* 18 (1965), S. 3.

133 *»ein Spanier namens Andreas Gutiero«*: J. Thomson, *Lectures on Inflammation*, Edinburgh: William Blackwood 1813, S. 230.
Der Kulturwissenschaftler Sander Gilman: Gilman, *Making the Body Beautiful*, S. 71.
Obgleich die Rhinoplastik ein jahrhundertealtes: Bamji, *Faces from the Front*, S. 75.

134 *Einer von Gillies' Patienten*: Pound erwähnt den Fall kurz, gibt jedoch an, dass der Patient während seiner Zeit in deutscher Kriegsgefangenschaft operiert worden sei. Bamji behandelt den Fall ausführlicher und identifiziert den Patienten als Leonard Tringham, der sich dem misslungenen Eingriff in Birmingham unterzog. Pound, *Gillies*, S. 55; Bamji, *Faces from the Front*, S. 78; Gillies, *Plastic Surgery of the Face*, S. 228.
Kurz nach Soldat Seymours Ankunft: Gillies/Millard, *Principles and Art of Plastic Surgery*, S. 17; Gillies, *Plastic Surgery of the Face*, S. 264f.

135 *William Spreckly, ältester Sohn eines Klöpplers*: Kelly Smale, »William Spreckley Was Treated at Queens Hospital in Sidcup in 1917«, in: *News Shopper*, 19.08.2012, https://www.newsshopper.co.uk/news/9826677.william-spreckley-was-treated-at-queens-hospital-in-sidcup-in-1917/ [abgerufen am 08.01.2020].

135 *Gillies machte sich unverzüglich*: Gillies, *Plastic Surgery of the Face*, S. 294-298.

136 *Gillies verglich sie mit dem Rüssel*: Gillies/Millard, *Principles and Art of Plastic Surgery*, S. 40.

»Vorschnelles Urteilen führt oft dazu«: Ebd.

»Sieh dir Spreckley heute an«: Ebd.

137 *»Ohne dieses Vertrauen wäre ich«*: Zitiert in: Pound, *Gillies*, S. 37.

»Die ganze Zeit jonglierten wir«: Zitiert ebd., S. 39.

»die stumme Station, auf der nur«: Black, *King's Nurse – Beggar's Nurse*, S. 86f.

Manchmal fragte sich Gillies: Zitiert in: Pound, *Gillies*, S. 23.

»Als ich zum ersten Mal die Gelegenheit bekam«: Capt. Holtzapffel, »Amateur Soldier« (unveröffentlicht und ohne Datum), S. 86, Liddle Collection, Brotherton Library Special Collections, University of Leeds, G.A. Wounds S. 58. Gefunden in: Fiona Reid, »Losing Face: Trauma and Maxillofacial Injury in the First World War«, in: Jason Crouthamel/Peter Leese (eds.), *Psychological Trauma and the Legacies of the First World War*, Basingstoke: Palgrave Macmillan 2017, S. 32.

138 *»Bei einem missglückten plastischen«*: Zitiert in: Pound, *Gillies*, S. 35.

Es war nicht immer leicht, die Patienten: Black, *King's Nurse – Beggar's Nurse*, S. 87ff.

141 *»Am schmerzlichsten für diese Männer«*: W. Arbuthnot Lane, »War«. Unveröffentlichte Autobiographie. Wellcome Library, Archives and manuscripts GC/127/A/2.

Als der junge Mann entlassen wurde: Pound, *Gillies*, S. 35. Schwester Black schreibt in ihren Memoiren nichts über das weitere Schicksal des Patienten. Pound zitiert an dieser Stelle eine Aussage Gillies'.

Kurz nach Beginn der Schlacht an der Somme: Die Geschichte von Soldat Walter Ashworth wird ausführlich behandelt in: Schama, *The Face of Britain*, S. 532ff.

142 *»Leider verursachten die Geschosse«*: Gillies/Millard, *Principles and Art of Plastic Surgery*, S. 13.

Wenn »ganze Stücke« fehlten: Bamji, *Faces from the Front*, S. 72f.

143 *Ashworth musste sich drei schmerzhaften*: Fallunterlagen Walter Ashworth. Aus dem Archiv des Royal College of Surgeons, British Patient Files MS 0513/1/1/01 (54).

»auf der einen Seite einen verschmitzten«: Gillies, *Plastic Surgery of the Face*, S. 62.

Ashworths Verlobte sah das leider: Bamji, *Faces from the Front*, S. 185. Bamji erfuhr diese Geschichte durch einen Briefwechsel mit Ashworths Enkelin Diane Smith.

Als Ashworth aus der Armee: Gillies, *Plastic Surgery of the Face*, S. 62.

Als er wieder in der Schneiderei: Emma Clayton, »Pioneering Plastic Surgery for Soldier Shot in the Face and Left for Dead in a Trench«, in: *Telegraph & Argus*, 07.11.2018, https://www.thetelegraphandargus.co.uk/news/17206411.pioneering-plastic-surgery-for-soldier-shot-in-the-face-and-left-for-dead-in-a-trench/ [abgerufen am 15.07.2019].

144 *Laut seiner Enkelin*: Ebd. Es existieren widersprüchliche Aussagen darüber, ob sich Ashworth weiteren Operationen unterzog. Ich habe mich entschieden, in meiner Darstellung den Erinnerungen seiner Enkelin Diane Smith zu folgen.

7: Blechnasen und Herzen aus Stahl

145 *Wie Tonks war der vierundvierzigjährige Wood*: Sarah Crellin, »Wood, Francis Derwent (1871-1926), sculptor«, in: *Oxford Dictionary of National Biography* (23.09.2004), https://www.oxforddnb.com/view/10.1093/ref:odnb/9780198614128.001.0001/odnb-9780198614128-e-36999/version/1 [abgerufen am 18.05.2020].

146 *»Meine Arbeit beginnt da, wo der Chirurg«*: Francis Derwent Wood, »Masks for Facial Wounds«, in: *The Lancet* (23.06.1917), S. 949.
Auch Krankheiten steigerten: Brian F. Conroy, »A Brief Sortie into the History of Cranio-oculofacial Prosthetics«, in: *Facial Plastic Surgery* 9, No. 2 (1993), S. 100.
Ein Buch des französischen Militärchirurgen: Meikle, *Reconstructing Faces*, S. 64.
1832 wurde der zweiundzwanzigjährige französische: G. Whymper, »The Gunner with the Silver Mask«, in: *London Medical Gazette* 12 (1832-1833), S. 705-709. Siehe auch: Conroy, »A Brief Sortie into the History of Cranio-oculofacial Prosthetics«, S. 89-115. Gipsabdruck und Maske befinden sich heute im Surgeons' Hall Museum in Edinburgh.

148 *»Ich strebe danach, sie so nachzubilden«*: Wood, »Masks for Facial Wounds«, S. 949.
Darin unterschied er sich von Gillies: Brief von Horace Sewell an Reginald Pound, 17.03.1963, S. 4, Letters to Reginald Pound.
Anders als bei künstlichen Gliedmaßen: Katherine Feo, »Invisibility: Memory, Masks and Masculinities in the Great War«, in: *Journal of Design History* 20 (2007), S. 22.
Der Herstellungsprozess war mühsam: Sharon Romm/Judith Zacher, »Anna Coleman Ladd: Maker of Masks for the Facially Mutilated«, in: *Plastic and Reconstructive Surgery* 70, No. 1 (1982), S. 108.
Waren die Veränderungen am darunterliegenden Gewebe: Wood, »Masks for Facial Wounds«, S. 949ff.

149 *»dem Krieg seinen schlimmsten Schrecken«*: »Mending the Broken Soldier«, in: *The Times*, 12.08.1916, S. 9.
»Der Patient verliert die Mutlosigkeit«: Wood, »Masks for Facial Wounds«, S. 949.

150 *Jeden Dienstagnachmittag lud Ladd*: Conroy, »A Brief Sortie into the History of Cranio-oculofacial Prosthetics«, S. 105.
»Sie wurden nie behandelt«: Muriel Caswall, »Woman Who Remade Soldiers' Injured Faces«, in: *Boston Sunday Post*, 16.02.1919. Gefunden in: David M. Lubin, »Masks, Mutilation, and Modernity: Anna Coleman Ladd and the First World War«, in: *Archives of American Art Journal* 47, No. 3/4 (2008), S. 10.
»ein wabbeliges Ungetüm«: Zitiert in: Higonnet, (ed.), *Nurses at the Front*, S. 63.

151 *»Ein Mann, der zu uns kam«*: »Finds Soldiers Brave Under Disfigurement«, in: *Evening Public Ledger*, 07.03.1919, S. 11. Siehe auch: Julie M. Powell, »About-Face: Gender, Disfigurement and the Politics of French Reconstruction, 1918-24«, in: *Gender & History* 28, No. 3 (Nov. 2016), S. 604-622.
Zusammen stellten sie in den elf Monaten: Romm/Zacher, »Anna Coleman Ladd«, S. 108. Nach Ladds Abreise aus Frankreich übernahm jemand anderes die Studioleitung. Der Betrieb wurde noch ein Jahr lang fortgesetzt, dann wurde das Studio geschlossen.
Jede kostete achtzehn Dollar: G.S. Harper, »New Faces for Mutilated Soldiers«, in: *Red Cross Magazine* 13, No. 44 (Nov. 1918).

152 *»Man hatte den Eindruck«*: Muriel Caswall, »Woman Who Remade Soldiers' Injured Faces Reaches Boston Home«, in: *Boston Sunday Post*, 16.02.1919. Ausgeschnittener Artikel in den Anna Coleman Ladd Papers, AAA, Box 2, Sammelalbum, 1914-1923 (Mappe 4). Gefunden in: Biernoff, *Portraits of Violence*, S. 105.
Angeblich konnte ein Träger: Romm/Zacher, »Anna Coleman Ladd«, S. 109.
»saßen stumpf in den Krankenhäusern«: »Her War Work Brings Honors«, Interview mit Ladd von Elizabeth Borton vom *Boston Herald*, 29.11.1932, Box 3, Mappe 32, Anna Coleman Ladd papers, 1881-1950, Archives of American Art, Smithsonian Institution.

152 *Mit der Zahl der Verwundeten*: Conroy, »A Brief Sortie into the History of Cranio-oculofacial Prosthetics«, S. 106.

152 *Für Harold Gillies waren die Masken*: Biernoff, »The Rhetoric of Disfigurement«, S. 666-685.

»Die Fälle, die zu mir kommen«: Wood, »Masks for Facial Wounds«, S. 949.

153 *»Frauen vor Entsetzen in Ohnmacht«*: Brief von Frances Steggall an Reginald Pound, Letters to Reginald Pound.

Als einer von Woods Patienten Urlaub: Pound, *Gillies*, S. 35.

»Man kann den Widerwillen einer Liebsten«: Zitiert ebd., S. 50.

154 *»Diese verflixten Blechvisagen«*: H. P. Pickerill, »The Queen's Hospital, Sidcup«, in: *British Journal of Plastic Surgery* 6 (1953), S. 249.

»Sobald wir mit der Reparatur begannen«: Gillies/Millard, *Principles and Art of Plastic Surgery*, S. 10.

155 *»Meine Tage und Nächte«*: Zitiert in: Pound, *Gillies*, S. 38.

»Ich habe viel zu früh«: Gillies/Millard, *Principles and Art of Plastic Surgery*, S. 30.

Auf diese Weise – so Gillies' Idee: Bamji, *Faces from the Front*, S. 52.

156 *Gillies bedrängte die »hohen Tiere«*: Gillies/Millard, *Principles and Art of Plastic Surgery*, S. 30.

Auf der Suche nach einem geeigneten: Bamji, *Faces from the Front*, S. 53f.

157 *»Ich will Sidcup zum weltgrößten«*: Zitiert in: Pound, *Gillies*, S. 42.

»eine der traurigsten Krankheiten«: Black, *King's Nurse –Beggar's Nurse*, S. 92.

Zu Beginn der Kampfhandlungen: Ben Shephard, *A War of Nerves: Soldiers and Psychiatrists in the Twentieth Century*, Cambridge, MA: Harvard University Press 2001, S. 21. Siehe auch: Adam Montgomery, *The Invisible Injured: Psychological Trauma in the Canadian Military from the First World War to Afghanistan*, Montreal: McGill-Queen's University Press 2017, S. 31f.

158 *Gillies' Biograph Reginald Pound schrieb*: Pound, *Gillies*, S. 41.

Dort wurden zahlreiche Grundlagen: Meikle, *Reconstructing Faces*, S. 81.

»Wir stellten buchstäblich die Koffer«: Gillies/Millard, *Principles and Art of Plastic Surgery*, S. 31.

8: Die Wundertäter

159 *»Die beiden Punkte hier sind die Augen«*: Harold Begbie, »Patient's New Face Taken from His Chest«, in: *Yorkshire Evening Post*, 06.12.1917, S. 1. Begbie besuchte das Queen's Hospital im Dezember 1917, also nach den Ereignissen, die im weiteren Verlauf des Kapitels geschildert werden. Ich habe mir die künstlerische Freiheit genommen, die Episode vorzuziehen, da der historisch korrekte Ablauf der Erzählung dadurch nicht beeinflusst wird.

»Krieg ist grausam, unmenschlich«: Harold Begbie, »The Workshops of Destruction: Things Seen Behind the Firing Line«, *Liverpool Daily Post*, 27.03.1915, S. 4.

160 *»Hier kommt später die Nase hin«*: Begbie, »Patient's New Face Taken from His Chest«, S. 1.

»Ich erkenne, dass es sich bei dem Patienten«: Ebd.

»dem gezeichneten Gesicht auf der Brust«: Ebd.

»Sehen Sie die kleinen Schwellungen«: Ebd.

161 *»Das Gesicht auf der Brust«*: Ebd.

161 *»Mr. Derwent Wood, der einfallsreichste«*: Ebd.
»Das ist eine Revolution«: Ebd.
Beim Betrachten der Fotos: Ebd.

162 *»Die Wunde wird absichtlich«*: Zitiert in: Richard Hopton, *Pistols at Dawn: A History of Duelling*, London: Portrait 2007, S. 357.
Junge deutsche Männer trachteten: Gilman, *Making the Body Beautiful*, S. 123.
Er wollte sich als jemand ausgeben: Kun Hwang, »An Honorable Scar on the Face: A Scar Worthy of Satisfaction«, in: *Journal of Craniofacial Surgery* 29, No. 8 (Nov. 2018), S. 2009.

163 *Anders als Gillies hatte Joseph*: Surajit Bhattacharya, »Jacques Joseph: Father of Modern Aesthetic Surgery«, in: *Indian Journal of Plastic Surgery* 41 (Okt. 2008), S 3–S 8.
Er eröffnete eine Praxis: Neale, »Without the Faces of Men«, S. 88.
Große Anerkennung erhielt Joseph: Paolo Santoni-Rugiu/Philip J. Sykes, *A History of Plastic Surgery*, Berlin: Springer, 2007), S. 313.

164 *Wenn Chirurgen von auswärts in die Charité*: Ebd., S. 313.
»Je größer das Krankenhaus«: Pickerill, »The Queen's Hospital, Sidcup«, S. 247 ff.
Gillies hatte das Krankenhaus mit der gleichen: Gillies/Millard, *Principles and Art of Plastic Surgery*, S. 30 f.

165 *Als Harold Begbie das Krankenhaus*: Ebd., S. 30. Andrew Bamji spricht von knapp siebenhundert Betten. Bamji, *Faces from the Front*, S. 64.
»Bis zur Einrichtung des neuen«: Gillies, *Plastic Surgery of the Face*, ix.
Zu Beginn des Krieges: Gillies/Millard, *Principles and Art of Plastic Surgery*, S. 23 f.

166 *Die britische Abteilung war die größte*: Pickerill, »The Queen's Hospital, Sidcup«, S. 247.
»Er war ein Zuchtmeister«: Daryl Lindsay, »Five Men«, in: *Medical Journal of Australia* (18.01.1958), S. 62. Gefunden in: Bamji, *Faces from the Front*, S. 62. Lindsay war Newland zum ersten Mal 1916 in Frankreich begegnet. Damals ahnte er nicht, dass er später in Sidcup zwei Jahre lang für den Chirurgen arbeiten würde.
Der Dritte im Bunde war Major Carl Waldron: Meikle, *Reconstructing Faces*, S. 79. Vgl. auch: Bamji, *Faces from the Front*, S. 61 f.

167 *»Wir hatten es dort mit Fällen«*: H.P. Pickerill, »New Zealand Expeditionary Force, Jaw Department«, in: *NZDJ* 13 (Sept. 1917), S. 35-38. Ursprünglich zitiert in: Brown, *Pickerill*, S. 120.
Schließlich spezialisierte er sich: Meikle, *Reconstructing Faces*, S. 92.

168 *»Ich wünsche, dass Sie mir zu liebe«*: HM Queen Mary, *Requiescat in Pace et Honore*. Unveröffentlichte, nicht datierte Handschrift. Pickerill Papers, Hocken Collections. Ursprünglich zitiert in: Brown, *Pickerill*, S. 123.
»Harvard hatte mich nach Frankreich«: Zitiert in: Deranian, *Miracle Man of the Western Front*, S. 106 f.

169 *»Bis zum Ende des Krieges«*: Ebd.
»Es war in der Tat ein eindrucksvolles Aufgebot«: Gillies/Millard, *Principles and Art of Plastic Surgery*, S. 31.
»Das Krankenhaus war ein ausgezeichnetes«: Pickerill, »The Queen's Hospital«, S. 249.

170 *»Dort wird ein wissenschaftliches«*: »Intensive Medical Treatment«, in: *The Lancet* (08.12.1917), S. 863.
»Da unsere Werke jederzeit«: Gillies/Millard, *Principles and Art of Plastic Surgery*, S. 38.
»Der Wettbewerb brachte erstklassige«: T.B. Layton, *Sir William Arbuthnot Lane, Bt. C.B., M.S.: An Enquiry into the Mind and Influence of a Surgeon*, Edinburgh: E. & S. Livingstone 1956, S. 111.

170 *Kaum ein Chirurg ließ sich*: Sally Frampton, »Honour and Subsistence: Invention, Credit and Surgery in the Nineteenth Century«, in: *British Journal for the History of Science* 49 (Dez. 2016), S. 566.

171 *Dies führte regelmäßig zu*: Gillies, *Plastic Surgery of the Face*, x.
»Artikel ausgeschnitten und an«: Zitiert in: Brown, *Pickerill*, S. 129.
»Man kann sich nur schwer vorstellen«: Gillies, *Plastic Surgery of the Face*, S. 356.
»eine gehörige Portion Zivilcourage«: Ebd.

172 *»einen unerschütterlichen Optimismus«*: Ebd.

173 *»Wenn ich die Ränder der Lappen«*: Zitiert in: Pound, *Gillies*, S. 44.

174 *»Ein neuer Faden wurde eingefädelt«*: Zitiert ebd., S. 45.
»Die Röhren von Seaman Vicarage«: Zitiert ebd.
»Ich konnte sie in wenigen Schritten«: Zitiert ebd.
»Ich konnte ihnen die Form«: Zitiert ebd.
»Die Chirurgenmeute stürzte sich«: Gillies/Millard, *Principles and Art of Plastic Surgery*, S. 37.

175 *Zehn Jahre nach dem Krieg*: Pound, *Gillies*, S. 78.
»Wenn man alle meine Rundstiellappen«: Gillies/Millard, *Principles and Art of Plastic Surgery*, S. 153.
»Ich habe nichts dagegen, Ihre Liebesbriefe«: Ebd., S. 37.

176 *»Wie bei allen Neuerungen«*: Ebd.
Eines Abends ging Gillies: Pound, *Gillies*, S. 46.
Im Londoner East End schlug: »World War One: How the German Zeppelin Wrought Terror«, BBC News, 04.08.2014, https://www.bbc.co.uk/news/uk-england-27517166 [abgerufen am 24.02.2020].

177 *Doris Cobban war fünf*: Ebd.
»Man hätte ebenso gut versuchen können«: Zitiert in: Patrick Bishop, *Wings: One Hundred Years of British Aerial Warfare*, London: Atlantic Books 2012, S. 82.
Manchen Fliegern gelang es dennoch: Thomas Fegan, *The »Baby Killers»: German Air Raids on Britain in the First World War*, Barnsley: Pen & Sword Military 2013, S. 21f.

178 *»Der Kaiser, hol ihn der Teufel«*: Albee, *A Surgeon's Fight to Rebuild Men*, S. 85.
Doch neben Wut machte sich: Christopher Klein, »London's World War I Zeppelin Terror«, in: *History* (31.08.2018), https://www.history.com/news/londons-world-war-i-zeppelin-terror [abgerufen am 25,02.2020].
Als sich am 2. September 1916: Ebd.

179 *»Es war in zwei Teile zerbrochen«*: Verschiedene Briefe von Patrick Blundstone an seinen Vater, Sept. 1916, Archiv der Imperial War Museums, Dokument 5508, »Letter Concerning the Burning of a Zeppelin«, https://www.iwm.org.uk/collections/item/object/1030005513, [abgerufen am 04.08.2020].
Die Luftschiffe hatten sich verwundbar: Christopher Cole/E.F. Cheesman, *The Air Defence of Great Britain 1914-1918*, London: Putnam 1984, S. 448f; Micheal Clodfelter, *Warfare and Armed Conflicts: A Statistical Encyclopedia of Casualty and Other Figures, 1492-2015*, Jefferson, NC: McFarland 2017, S. 430. Laut Cole und Cheesman, wurden 557 Menschen durch Zeppeline getötet und 1358 verletzt. Nach Clodfelter starben 857 Menschen durch Langstreckenbomber und 2058 wurden verletzt. Zur Ermittlung der Gesamtopferzahl habe ich diese Zahlen zusammengezählt.
Die Zahl der deutschen Zivilisten: Jay Winter/Jean-Louis Robert, *Capital Cities at War: Paris, London, Berlin 1914-1919*, Vol. 1, Cambridge: Cambridge University Press 1997, S. 517.

179 *»Der arme Kerl musste mit offenen Augen«*: Zitiert in: Pound, *Gillies*, S. 46.

180 *Er hatte von einer Technik gehört*: B. Haeseker, »The First Anglo-Dutch Contacts in Plastic Surgery: A Brief Historical Note«, in: *British Journal of Plastic Surgery* 38 (1985), S. 15-23.
1916 entnahm Esser dem Oberschenkel: J.F.S. Esser, »Epithelial Inlay in Cases of Refractory Ectropion«, in: *Archives of Ophthalmology* 16, No. 1 (1936), S. 55 ff.

181 *Er veröffentlichte seine Ergebnisse*: J.F. Esser, »Studies in Plastic Surgery of the Face«, in: *Annals of Surgery* 65, No. 3 (März 1917), S. 297-315.
Einige Wochen nach Vicarages erster: Eine ausführliche Beschreibung des Epithel-Outlays findet sich in: Meikle, *Reconstructing Faces*, S. 83 f.
Gillies' Kollegen zweifelten: Pound, *Gillies*, S. 46.
Tatsächlich war das Epithel-Outlay: Bamji, *Faces from the Front*, S. 95.

9: Die Männer auf den blauen Bänken

183 *Doris Maud war elf*: John Mercer, *Sidcup & Foots Cray: A History*, Stroud: Amberley Publishing 2013, S. 52.

184 *»Welches Bild kommt Ihnen«*: »Miracles They Work at Frognal«, in: *Daily Sketch*, April 1918. Gefunden in: Biernoff, *Portraits of Violence*, S. 18 f.
»härtesten Schlag, den der Krieg«: »Worst Loss of All.«

185 *»keinerlei Sorgen zu machen«*: Brief datiert vom 10.03.1916. GS 1816, Evans, Reginald, J.T., Box 1. Liddle Collection, Brotherton Library Special Collections, University of Leeds. Gefunden in Biernoff: *Portraits of Violence*, S. 68.
»sein gutes Aussehen zu pflegen«: Zitiert ebd., S. 68 f.
»Mache dich darauf gefasst«: Ebd.
»Warte nur, bis ich mit meinen falschen«: Ebd.
Auch wenn die Öffentlichkeit kriegsbedingte: Bamji, *Faces from the Front*, S. 143.
»Er weiß genau, wie er aussieht«: Muir, *The Happy Hospital*, S. 144.

186 *»Vor dir sitzt der Patient«*: Ebd.
»Die lieben Ortsbewohner verlangten«: Brief von Horace Sewell an Reginald Pound, 17.03.1963, S. 2, Letters to Reginald Pound.
»Er setzte sich durch«: Ebd., S. 3.

187 *Harold Gillies stand mit einem Golfschläger*: Pound, *Gillies*, S. 47.
Einmal tauschte er den Ball: G.M. FitzGibbon, »The Commandments of Gillies«, The Gillies Lecture 1967, in: *British Journal of Plastic Surgery* 21 (1968), S. 227.

188 *»Wir absolvierten unser Match«*: Zitiert in: Pound, *Gillies*, S. 47.
»Major Gillies war einer von ihnen«: Brief von Philip Thorpe an Reginald Pound, 11.03.1963, S. 6, Letters to Reginald Pound.
»Die Schäden, die eine körperliche Entstellung«: Zitiert in: Pound, *Gillies*, S. 50.
»Uns fiel auf, dass sich das Wesen«: Gillies/Millard, *The Principles and Art of Plastic Surgery*, S. 45.

189 *»Zwei Eier und zwei Scheiben Toast«*: Brief von Philip Thorpe an Reginald Pound, 11.03.1963, S. 7, Letters to Reginald Pound.
»Wenn ich an die gewaltigen«: Budd Papers, Liddle Collection, Brotherton Library Special Collections, University of Leeds, LIDDLE/WWI/WF/REC/01/B43. Zitiert in: Bamji, *Faces from the Front*, S. 148.

190 *»Wir konnten jedoch beweisen«*: Brief von Philip Thorpe an Reginald Pound, 11.03.1963, S. 8, Letters to Reginald Pound.

190 *»Die Wunderoperateure stellen«*: »Faces Rebuilt. New Hospital to Transform Ugliness into Good Looks. Shattered Men Remade«, in: *Daily Sketch*, Juli 1917. Gefunden im Queen's Hospital, Sidcup, Kent: Newspaper Cuttings, London Metropolitan Archive, H02/QM/Y/01/005, S. 14.
»Wollen Sie Ihren Beitrag verweigern«: »Worst Loss of All.«
»schwer entstellten Kriegshelden«: »The Queen's Hospital, Frognal, Sidcup. New Jaws and Noses for Wounded Men«, in: *Kent Messenger*, August 1917. Gefunden im Queen's Hospital, Sidcup, Kent: Newspaper Cuttings, London Metropolitan Archive, H02/QM/Y/01/005, S. 16.
»Eine plastische Abteilung ist nur dann gut«: Gillies/Millard, *Principles and Art of Plastic Surgery*, S. 31.
»Mit einem Griff zum Telefonhörer«: Ebd.

191 *»zehnmal so verheerend und barbarisch«*: Frederick W. Noyes, *Stretcher-Bearers ... at the Double!*, Toronto: Hunter-Rose 1937, S. 177.

192 *»Die eingeschlagenen Granaten haben«*: Zitiert in: van Bergen, *Before My Helpless Sight*, S. 90.
»Das Wasser stieg und stieg«: Edwin Campion Vaughan, *Some Desperate Glory: The World War I Diary of a British Officer, 1917*, Barnsley: Pen & Sword Military 2010, S. 228.
»Die Ratten flohen natürlich«: Zitiert in: Tim Lynch, *They Did Not Grow Old: Teenage Conscripts on the Western Front, 1918*, Stroud: Spellmount 2013, S. 212.
Wegen seiner Erlebnisse in Passendale: Claire Chatterton/Marilyn McInnes, »›Rekindling the Desire to Live.‹ Nursing Men Following Facial Injury and Surgery During the First World War«, in: *Bulletin of the UK Association for the History of Nursing* (2016), S. 57.

193 *»Oft habe ich die Überreste«*: Private J. McCauley, Archiv der Imperial War Museums, Dokument 97/10/1. Zitiert in: Lynch, *They Did Not Grow Old*, S. 212.
»Ich zitterte, als ich mit«: Ebd.
Die Männer luden den verstümmelten: Chatterton/McInnes, »›Rekindling the Desire to Live‹«, S. 58.

194 *Nach dem Krieg wurde er Gillies' persönlicher*: Bamji, *Faces from the Front*, S. 192.
Als Gillies vergaß, seinen Führerschein: Brief von Allen Daley an Reginald Pound, 03.02.1963, S. 2, Letters to Reginald Pound.

195 *Es war Liebe auf den ersten Blick*: Die beiden heirateten und blieben ein Paar, bis Bedlam 1978 an Krebs starb – über sechzig Jahre nachdem die Ärzte ihm gesagt hatten, er habe noch sechs Monate zu leben. Chatterton/McInnes, »›Rekindling the Desire to Live‹«, S. 58.
»Ich möchte Major Gillies auf«: J.L. Aymard, »The Tubed Pedicle in Plastic Surgery«, in: *The Lancet* (31.07.1920), S. 270.

196 *Es handelte sich um eine Rhinoplastik*: J.L. Aymard, »Nasal Reconstruction. With a Note on Nature's Plastic Surgery«, in: *The Lancet* (15.12.1917), S. 888-892.
»Es ist nicht meine Absicht«: Aymard, »The Tubed Pedicle in Plastic Surgery«, S. 270.
»Die Belegungspläne, Operationsberichte«: H.D. Gillies, »The Tubed Pedicle in Plastic Surgery«, in: *The Lancet* (07.08.1920), S. 320.

197 *»Ich muss zugeben, dass das damals«*: Gillies/Millard, *Principles and Art of Plastic Surgery*, S. 44.
In dieser Hinsicht war der Rundstiellappen: Klaas W. Marck et al., »The Tubed Pedicle Flap Centennial: Its Concept, Origin, Rise and Fall«, in: *European Journal of Plastic Surgery* (Feb. 2017), S. 473-478.

198 *»Es ist ein scheußliches Gefühl«*: Brief von Harold Gillies an Sir Squire Sprigge (03.05.1935). Zitiert in: Pound, *Gillies*, S. 109.
Tatsächlich wurde schon lange: Pound, *Gillies*, S. 109. Siehe auch: Meikle, *Reconstructing Faces*, S. 83.
»Es tut mir ausgesprochen leid«: Brief von Harold Gillies an J. L. Aymard (21.01.1939). Zitiert in: Pound, *Gillies*, S. 127.
»Ich gelte, und das meiner Ansicht nach«: Ebd.

10: Percy

201 *Soldat Percy Clare vom 7. Bataillon*: Private Papers of P. Clare, Vol. 3.
Clare klammerte sich an: Brief von Percy Clare an seine Mutter (o. D.). Private Papers of P. Clare, Letters to His Mother.
»Der Weg führte durch schweres feindliches«: Private Papers of P. Clare, Vol. 3.
202 *»Ich erinnere mich, dass sie die Böschung«*: Ebd.
»Sie taten alles«: Ebd.
Später erfuhr er, dass Weyman: Ebd.
»Der Fahrer fuhr gefährlich schnell«: Ebd.
203 *»Weißkittel drängten sich«*: La Motte, »The Backwash of War«, S. 32.
»Jawohl, Sir: Durchschuss«: Private Papers of P. Clare, Vol. 3.
»Ich selbst hätte nicht sagen können«: Ebd.
Erst später erfuhr Clare: Ebd.
»Sie lasen bloß das Etikett«: Ebd.
Trotz seiner schweren Verletzungen: Malcolm Vivian Hay, *Wounded and a Prisoner of War by an Exchanged Officer*, New York: George H. Doran 1917, S. 229 f. Gefunden in: Bamji, *Faces from the Front*, S. 38 f.
204 *»Ich kann nicht in Worte fassen«*: Private Papers of P. Clare, Vol. 3.
205 *»Mein borstiger Bart war über«*: Ebd.
Einige Tage später brachte: John H. Plumridge, *Hospital Ships and Ambulance Trains*, London: Seeley, Service 1975, S. 37 ff.
Rein rechtlich standen Lazarettschiffe: Ibid., S. 42 f.
206 *»Alle Maschinen auf den Decks«*: Zitiert in: Elizabeth Gleick/Anthee Carassava, »Deep Secrets«, in: *Time International* (South Pacific Edition) 43 (26.10.1998), S. 72.
207 *Percy Clare gelangte immerhin sicher*: Private Papers of P. Clare, Vol. 3.
»Tränen liefen der Schwester«: Ebd.
»Die ›schlimmen‹ Fälle«, schrieb er«: P. Gibbs, *Now It Can Be Told*, Garden City, NY: Garden City 1920, S. 179 f.
208 *Auf dem Etikett an Clares Uniform*: Private Papers of P. Clare, Vol. 3.
»Das Krankenhaus in Frensham«: Ebd.
»griesgrämiges altes Weib«: Ebd.
»Es gab für die Männer keinerlei«: Ebd.
209 *»Es gab keine gesonderte Verpflegung«*: Ebd.
»Der Sanitätsoffizier riet mir«: Ebd.
»Er prahlte damit, dass er«: Ebd.
210 *»Hätte ich ohne die Verwundung«*: Ebd.
»Man stelle sich die Freude vor«: Ebd.
Als er zum Bahnsteig kam: Ebd.

211 *Zwischen 1915 und 1919 teilte*: »›Soldiers‹ and Sailors' Free Buffet' at Victoria Station«, Imperial War Museums, https://www.iwm.org.uk/collections/item/object/30019570 [abgerufen am 16.11.2020].
»Was für nette Freunde der Tommy«: Private Papers of P. Clare, Vol. 3.
Das Queen's Hospital war in ausgelassener: »A Christmas Wonder Tale. How They Spend Yule in the Military Hospitals«, in: *Pall Mall Gazette*, 24.12.1917. Gefunden im Queen's Hospital, Sidcup, Kent: Newspaper Cuttings, London Metropolitan Archive, Ho2/QM/Y/01/005, S. 26.
»Männer kamen an mein Bett«: Private Papers of P. Clare, Vol. 3.
Die dunkelgrünen Metallbetten: »The Queen's Hospital, Sidcup, The Treatment of Facial and Jaw Injuries«, in: *Nursing Mirror and Midwives' Journal*, (04.08.1917), S. 309. Gefunden im Queen's Hospital, Sidcup, Kent: Newspaper Cuttings, London Metropolitan Archive, Ho2/QM/Y/01/005, S. 20. Siehe auch: Private Papers of P. Clare, Vol. 3.
Am Fuß jedes Betts lag eine scharlachrote: Private Papers of P. Clare, Vol. 3.
212 *Eine Krankenschwester brachte ihn*: Ebd.
»stürzten sich mit solchem Eifer«: »My Personal Experiences of the Great War«, 6 Mss Essays by Patients with Facial Injuries in Sidcup Hospital, 1922. LIDDLE/WW1/GA/WOU/34, Essay 4. Liddle Collection, Brotherton Library Special Collections, University of Leeds.
»es hätte keinen geeigneteren Ort für«: Zitiert in: Bamji, *Faces from the Front*, S. 149.
»Ich starrte auf das Lämpchen«: Private Papers of P. Clare, Vol. 3.
»Die verwundeten Tommys«: Brief von Percy Clare an seine Mutter (08.01.1918). Private Papers of P. Clare, Letters to His Mother.
Sein Liebling war ein junger Mann: Ebd.
213 *»Wenn man sie aus den überfüllten«*: »The Queen's Hospital, Sidcup. The Treatment of Facial and Jaw Injuries.«
Dazu gab es Werkstätten: Bamji, *Faces from the Front*, S. 154.
»das weitläufige Gelände, wo die Patienten«: »New Military Queen's Hospital at Frognal, Sidcup, Kent«, in: *The Citizen*, 04.08.1917, S. 4.
214 *Letzteres war besonders nützlich*: »The Queen's Hospital, Sidcup. The Treatment of Facial and Jaw Injuries.«
In einem der beliebtesten Kurse: »Soldier Craftsmen. Display of Work by Hospital Patients«, in: *The Times*, 09.12.1919; »Queen Mary and the Elephant«, in: *Pall Mall Gazette*, 09.12.1919. Gefunden im Queen's Hospital, Sidcup, Kent: Newspaper Cuttings, London Metropolitan Archive, Ho2/QM/Y/01/005, S. 59.
Es gab sogar einen hauseigenen Krankenhausfriseur: Bamji, *Faces from the Front*, S. 156.
215 *»Als ich nach Sidcup kam«*: Brief von Percy Clare an seine Mutter (o. D.). Private Papers of P. Clare, Letters to His Mother.
»Soll ich dir ein Geheimnis zuflüstern?«: Brief von Percy Clare an seine Mutter (o. D.), ebd.
»Er [Gillies] kann nichts tun, bevor«: Brief von Percy Clare an seine Mutter (13.12.1917), ebd.
»Wenn die Jungs in den Operationssaal«: Brief von Percy Clare an seine Mutter (o. D.), ebd.
216 *»Es wird viel gescherzt«*: Brief von Percy Clare an seine Mutter (08.01.1918), ebd.
»Ich musste mit der linken Hand«: Ebd.
»Wir hielten uns unter«: Private Papers of P. Clare, Vol. 3.

217 *Schnee knirschte unter den Stiefeln*: Ebd.
»Eine Kugel traf ihn ins Kniegelenk«: Gillies, *Plastic Surgery of the Face*, S. 40 f. Siehe auch: Pound, *Gillies*, S. 53.
Der Befehl, den Dienst wiederaufzunehmen: Private Papers of P. Clare, Vol. 3.

11: Glorreiche Niederlagen

219 *Im Salon von Frognal House lauschten*: Die Szene stammt aus Captain J. K. Wilsons Aufzeichnungen über seinen Einsatz an der Westfront. Darin beschreibt er auch die Schlacht von Cambrai 1917 und seinen Aufenthalt in Sidcup (geschrieben um 1970), Private Papers of Captain J.K. Wilson, Documents, 12007, S. 8. Dokumenten- und Tonträgerarchiv der Imperial War Museums. Wilson spricht von »Salon«. Meiner Ansicht nach meint er jedoch den Offizierssalon, der sich im Haupthaus befand.

220 *Im letzten Kriegsjahr war Captain »Freddie« West*: »RAF Honours First WW1 Pilot to Win the Victoria Cross«, https://www.raf.mod.uk/news/articles/raf-honours-first-ww1-pilot-to-win-the-victoria-cross/ [abgerufen am 29.09.2020].

221 *Man brachte ihn in ein Militärhospital*: Gillies schrieb über Fall Nr. 388: »Das linke Auge war verbrannt und das Gesicht großflächig zerstört. Darüber hinaus war das rechte Auge infolge eines Staphyloms der Cornea praktisch blind.« Gillies, *Plastic Surgery of the Face*, S. 364.
»Sein Gesicht ist bis zur Unkenntlichkeit«: Brief von Agnes Keyser an Sir Reginald Wilson, Februar 1917. Zitiert in: Bamji, *Faces from the Front*, S. 24.
»Wir mussten entscheiden«: Gillies, *Plastic Surgery of the Face*, S. 364.

222 *»49 Jahre lang bin ich ein fleißiger Raucher«*: Millard, »Gillies Memorial Lecture«, S. 76.
Vor jeder großen Operation zog sich: Pound schreibt, dass Gillies das vor jeder großen Operation tat. Pound, *Gillies*, S. 51. Mehr zur Organisation des Krankenhauses in: »The Queen's Hospital, Frognal, Sidcup«, in: *The Lancet* (03.11.1917): S. 687 ff.
»Haben unsere Allgemeinchirurgen«: Gillies/Millard, *Principles and Art of Plastic Surgery*, S. 46.

223 *»Es lässt sich nicht immer mit Sicherheit«*: Ebd., S. 50.
Gillies beschrieb das Verfahren später: Gillies, *Plastic Surgery of the Face*, S. 364.
»Am nächsten Tag war der Patient«: Ebd.

224 *»Der Brustbereich und das«*: Ebd.
»ein perfektes Ergebnis zu erzielen«: Ebd.
»Man hätte dem tapferen Burschen«: Ebd.
»Wenn der Wind aus der richtigen«: »Voices of the First World War: The German Spring Offensive«, Podcast der Imperial War Museums, https://www.iwm.org.uk/history/voices-of-the-first-world-war-the-german-spring-offensive [abgerufen am 05.07.2021].

225 *»Man darf sich nie von der eigenen«*: Gillies/Millard, *Principles and Art of Plastic Surgery*, S. 53.
Henry Tonks schlich sich von hinten: Lindsay, »Five Men«, S. 63.
Der australische Künstler: »Daryl Lindsay: Late in Life an Old Dream Is Coming True«, in: *The Age*, 04.08.1962, S. 18.
Lindsay war Assistent des Kriegsmalers: Lindsay, »Five Men«, S. 62.

226 *»Ich habe das Bild noch genau vor Augen«*: Ebd.
Lindsay stellte sich dem Chirurgen vor: Ebd.
Beim anschließenden Mittagessen beichtete: Ebd.

227 *»Ich versuche zu zeichnen«*: Ebd., S. 63.
»Es freut mich, dass Sie von ›Versuch‹«: Ebd.
Und so kam es, dass Daryl Lindsay: Ebd.
»Das Sammeln von Aufzeichnungen«: Gillies, *Plastic Surgery of the Face*, x-xi.

228 *Es gab im Queen's Hospital auch Fotografen*: Bamji, *Faces from the Front*, S. 123.

229 *Die erste medizinische Fotografie eines entstellten*: Emily Milam, »A Brief History of Early Medical Photography«, in: *Clinical Correlations*, 30.09.2016, https://www.clinicalcorrelations.org/2016/09/30/a-brief-history-of-early-medical-photography/ [abgerufen am 22.12.2020].
Trotz der vielen Fotografen, Bildhauer: Pound, *Gillies*, S. 159.
»Er hatte so viele Ideen wie«: Zitiert ebd.

230 *»O Gott, das ist das Ende«*: »Voices of the First World War: The German Spring Offensive«.
»Soldat Bell ist ein ausgesprochen feiner Kerl«: Zitiert in: Gillies/Millard, *Principles and Art of Plastic Surgery*, S. 15.
Aber dieser Brief beunruhigte Gillies: Pound, *Gillies*, S. 50. Pound schreibt, Gillies habe wegen Bells Fall »vor Angst Schweißausbrüche« bekommen. Siehe auch: Gillies/Millard, *Principles and Art of Plastic Surgery*, S. 15.
Nachdem Gillies 1915 nach Großbritannien: Joseph Harbison, »The 13th Stationary/83rd (Dublin) General Hospital, Boulogne, 1914-1919«, in: *Journal of the Royal College of Physicians of Edinburgh* 45 (2015), S. 229-235.

231 *In den letzten Kriegsjahren hatten*: McAuley, »Charles Valadier: A Forgotten Pioneer«, S. 785.
Bevor Thorpe zurück nach England: Meikle, *Reconstructing Faces*, S. 49.
»Er bot mir an, die Sache persönlich«: Brief von Philip Thorpe an Reginald Pound, 11.03.1963, S. 5f, Letters to Reginald Pound.

232 *»Der kleine Mund öffnete sich senkrecht«*: Gillies/Millard, *Principles and Art of Plastic Surgery*, S. 15.
»Natürlich konnte der Patient«: Ebd.

233 *Eine Schwester reichte ihm einen Wäschebeutel*: Pound, *Gillies*, S. 54.
»schaurige blaue Farbe«: Gillies, *Plastic Surgery of the Face*, S. 87.
»Der erste Schritt, um eine Gewebelücke«: Gillies/Millard, *Principles and Art of Plastic Surgery*, S. 16.

234 *»Ich war mehr als dankbar über«*: Gillies, *Plastic Surgery of the Face*, S. 87.
»Ein schöner Stil führt zum Gelingen«: Zitiert in: Bamji, *Faces from the Front*, S. 134.

12: Unter schwierigen Bedingungen

235 *Sonnenstrahlen fielen durch die großen*: Pound, *Gillies*, S. 56.
Narkosen stellten nicht nur in Sidcup: J.M. McDonald, »Anaesthesia on the Western Front – Perspectives a Century Later«, in: *Anaesthesia and Intensive Care* 44 Suppl. (2016), S. 16.

236 *Allein die Briten verbrauchten*: W.G. MacPherson, *Medical Services General History*, Vol. 1, London: HMSO 1921, S. 180. Siehe auch: N.H. Metcalfe, »The Effect of the First World War (1914-1918) on the Development of British Anaesthesia«, in: *European Journal of Anaesthesiology* 24, No. 8 (2007), S. 649-657.
»Die meiste Zeit verabreichte ich«: Zitiert in: McDonald, »Anaesthesia on the Western Front«, S. 18.

237 *»Der Chirurg muss zwangsläufig«*: Gillies, *Plastic Surgery of the Face*, S. 23.
»Wenn ein junger Bursche erfuhr«: Gillies/Millard, *Principles and Art of Plastic Surgery*, S. 57.
»Der Anblick eines Mannes im weißen Kittel«: Pound, *Gillies*, S. 32.
»Positiver Druck war notwendig«: Gillies/Millard, *Principles and Art of Plastic Surgery*, S. 60.

238 *Erst 1919 verbesserte Magill*: Peter Bodley, »Development of Anaesthesia for Plastic Surgery«, in: *Journal of the Royal Society of Medicine* 71 (Nov. 1978), S. 842.
Während Gillies die plastische Chirurgie: Mehr zu Magill und seinem Beitrag zur Anästhesie in: Bamji, *Faces from the Front*, S. 109f.
Soldat Stanley Girling: »Residents Who Served, Girling, Stanley (Gunner)«, https://www.saanich.ca/EN/main/parks-recreation-culture/archives/saanich-remembers-wwi/residents-who-served-a-l.html [abgerufen am 11.02.2021].

239 *Gelöst wurde das Rätsel*: Carl Zimmer, »Why Do We Have Blood Types?«, *BBC Future*, 15.07.2014, https://www.bbc.com/future/article/20140715-why-do-we-have-blood-types [abgerufen am 17.02.2020].

240 *Er nahm sich und seinen Kollegen*: Ebd.

241 *Im März 1914 – nur vier Monate*: Oft wird der argentinische Hämatologe Luis Agote als Erfinder der Citratbluttransfusion genannt. Agote führte seine erste erfolgreiche Übertragung von Citratblut jedoch erst am 9. November 1914 durch, fast acht Monate nach Hustin.
»Dieser große Fortschritt auf dem Gebiet«: Geoffrey Keynes, *Blood Transfusions*, Oxford: Oxford Medical Publications 1922, S. 17.
Der erste Soldat, der im Ersten Weltkrieg: F. Boulton/D.J. Roberts, »Blood Transfusion at the Time of the First World War – Practice and Promise at the Birth of Transfusion Medicine«, in: *Transfusion Medicine* 24 (2014), S. 329. Siehe auch: Rose George, *Nine Pints: A Journey Through the Mysterious, Miraculous World of Blood*, London: Portobello Books 2018, S. 75ff.

242 *1916 nahm der Chirurg Andrew Fullerton*: A. Fullerton/G. Dreyer/H.C. Bazett, »Observations on Direct Transfusion of Blood, with a Description of a Simple Method«, in: *The Lancet* (12.05.1917), S. 715-719. Obwohl fünfzehn Empfänger starben, war Fullerton mit dem Ergebnis zufrieden, da alle neunzehn Männer extrem schwer verletzt gewesen waren. Er war der Meinung, es sei besser, vier Leben zu retten als gar keines.
Tatsächlich waren die bestehenden Methoden: S.L. Wain, »The Controversy of Unmodified Versus Citrated Blood Transfusion in the Early 20th Century«, in: *Historical Review* 24, No. 5 (1984), S. 405.
»viel häufiger einsetzen sollte«: Fullerton/Dreyer/Bazett, »Observations on Direct Transfusion«, S. 715.
Erst 1917 machten weitere technische: J.R. Hess/P.J. Schmidt, »The First Blood Banker: Oswald Hope Robertson«, in: *Transfusion* 40, No. 1 (2000), S. 110-113.

243 *»Sich in einem Lazarett wiederzufinden«*: Briefe an Peyton Rous, O.H. Robertson's Papers, American Philosophical Society, Philadelphia, PA, datiert vom 27.06.1917. Zitiert in: William C. Hanigan/Stuart C. King, »Cold Blood and Clinical Research During World War I«, in: *Military Medicine* 161, No. 7 (1996), S. 394.
»Die Schwierigkeit, unter Zeitnot«: Oswald H. Robertson, »Transfusion with Preserved Red Blood Cells«, in: *British Medical Journal* 1 (1918), S. 691-695.
»Blutvorrat anzulegen«: Briefe an Peyton Rous, O.H. Robertson's Papers, American

Philosophical Society, Philadelphia, PA, datiert vom 27.06.1917. Zitiert in: Hanigan/King, »Cold Blood and Clinical Research During World War I«, S. 394.

243 *»Dort erkannte ich den unschätzbaren«*: Briefe an Peyton Rous, O.H. Robertson's Papers, American Philosophical Society, Philadelphia, PA, datiert vom 29.12.1917. Zitiert in: Hanigan/King, »Cold Blood and Clinical Research During World War I«, S. 395.

244 *Bei einem seiner zahlreichen Vorträge*: Hanigan/King, »Cold Blood and Clinical Research During World War I«, S. 395.

Eines dieser Transfusionsteams wurde: Boulton/Roberts, »Blood Transfusion at the Time of the First World War«, S. 31.

»Für den seriösen Wissenschaftler«: Zitiert in: Hanigan/King, »Cold Blood and Clinical Research During World War I«, S. 397f.

245 *Die Zeitungen jubelten, der junge Mann*: »Brother Who Gave His Life«, in: *Sunday Pictorial*, 20.10.1918, S. 1.

Im Juli 1918 hatte Henry Tonks: Mehr zu dieser Episode in: Julian Freeman, »Professor Tonks: War Artist«, in: *Burlington Magazine* 127, No. 986 (Mai 1985), S. 284-293.

246 *»einer besonders garstigen Waffe«*: Tonks an Yockney, 25.07.1918; Imperial War Museums, Korrespondenzordner Tonks. Zitiert ebd., S. 289.

247 *»Ich habe genug für ein ganzes«*: Tonks an Yockney, 14.09.1918, Imperial War Museums, Korrespondenzordner Tonks. Zitiert ebd., S. 290.

248 *Seitdem sprach man fälschlicherweise*: Laura Spinney, *Pale Rider: The Spanish Flu of 1918 and How It Changed the World*, New York: PublicAffairs 2017, S. 151-163.

249 *Außerdem gelangten tödliche Krankheitserreger*: Dieses Thema wird ausführlich behandelt in: Mark Osborne Humphries, »Paths of Infection: The First World War and the Origins of the 1918 Influenza Pandemic«, in: *War in History* 21, No. 1 (Jan. 2014), S. 55f.

»Der Weg infizierter Armeen«: Colonel Guy Carleton Jones, »The Importance of the Balkan Wars to the Medical Profession of Canada«, in: *Canadian Medical Association Journal* 4, No. 9 (1914), S. 801f.

250 *»Zu den auffälligsten Komplikationen«*: George R. Callender/James F. Coupal, *The Medical Department of the United States Army in the World War: Pathology of the Acute Respiratory Diseases, and of Gas Gangrene Following War Wounds*, Vol. 12, Washington, DC: U.S. Government Printing Office 1929, S. 57.

»Der Tod tritt nach nur wenigen«: N.R. Grist, »Pandemic Influenza 1918«, in: *British Medical Journal* (02.12.1979), S. 1632f.

Sie war nicht die einzige von Gillies': Bexley Borough WW1 Roll of Honour, https://www.bexley.gov.uk/discover-bexley/archives-and-local-history/local-history-resources/bexley-remembers-first-world-war [abgerufen am 09.07.2021].

13: Es ist nicht alles Gold

253 *Daryl Lindsay ging die Rampe zur*: Lindsay, »Five Men«, S. 62.

»wogenden Menge«, die »ziellos umherstreifte«: *Daily Mirror*, 14.11.1918, S. 2.

254 *Bis in die späten 1920er-Jahre wurden regelmäßig Exhumierungen*: van Bergen, *Before My Helpless Sight*, S. 493.

»Während wir uns unterhielten«: Lindsay, »Five Men«, S. 62.

Als er sich den Moment später: Gillies/Millard, *Principles and Art of Plastic Surgery*, S. 43.

255 *Mitte November wurden die Tage*: Die Episode stammt aus: Reginald Pound, *Gillies*, S. 55.

256 *Fünf Jahre zuvor, in den ersten*: Shane A. Emplaincourt, »La Chambre des Officiers and

Recapturing the Evanescent Memory of the Great War's Gravely Disfigured«, in: *War, Literature & the Arts* 30 (2018), S. 18.

257 *»Es war amüsant zu beobachten«*: *The Times*, 30.06.1919, S. 13.
»Fast jeder schien eine Kamera«: *Lancashire Daily Post*, 30.06.1919, S. 2.

258 *Die deutschen Vertreter*: Ebd.
»merkwürdig glanzlose Zeremonie«: Ebd.

259 *Fern vom Prunk von Schloss Versailles*: Millard, »Gillies Memorial Lecture«, S. 76.

Epilog: Auf neuen Wegen

261 *Im Frühling 1920 übernahm das Ministerium*: Bamji, *Faces from the Front*, S. 161.

262 *1925 wurden die letzten acht Gesichtspatienten*: Ebd., S. 159.
»Mit Tränen in den Augen«: Pound, *Gillies*, S. 68.

263 *Valadier war einer von nur zwei Zahnärzten*: Cruse, »Auguste Charles Valadier: A Pioneer in Maxillofacial Surgery«, S. 337f.
Von seinen ungewöhnlichen Porträts: Eine ausführliche Analyse dieses Themas findet sich in: Biernoff, »The Rhetoric of Disfigurement«, S. 666-685.
»Tonks war entsetzt«: Hone, *The Life of Tonks*, S. 175.

264 *»Ich habe meine Studenten geliebt«*: Zitiert ebd., S. 224f.
»Die Malerei ist wichtiger«: Zitiert ebd., S. 230.
»Es war nicht Sidcup«: Private Papers of P. Clare, Vol. 3.
»Ich habe meine Uniform und alles«: Ebd.

265 *»Zu meinem Befremden wurden«*: Zitiert in: Layton, *Sir William Arbuthnot Lane*, S. 110.
»Ab jetzt schreibst du nicht mehr an«: Mick Gillies, *Mayfly on the Stream of Time*, S. 2.
»Lieber Gesichtsmacher«: Zitiert in: Pound, *Gillies*, S. 93.

266 *»als Auszeichnung für alle, die gemeinsam«*: Zitiert ebd., S. 97.
Nach der öffentlichen Bekanntmachung: Ebd., S. 93f.

267 *»Es war mit Sicherheit ein Wagnis«*: Gillies/Millard, *Principles and Art of Plastic Surgery*, S. 391.
»Das bedeutete gute Honorare«: Ebd.
»Seien Sie nicht töricht«: Zitiert in: Pound, *Gillies*, S. 64.
»Die Zeit dürfte noch nicht reif sein«: »Plastic Surgery of the Face«, in: *The Lancet* (24.07.1920), S. 194.
Er war fest entschlossen, die Zweifler: Gillies/Millard, *Principles and Art of Plastic Surgery*, S. 391.
»Namensschild angebracht, Sekretär eingestellt«: Zitiert in: Pound, *Gillies*, S. 66.
»Die rekonstruktive Chirurgie unternimmt den Versuch«: Gillies/Millard, *Principles and Art of Plastic Surgery*, S. 395.

268 *Bereits 1887 hatte der New Yorker HNO-Arzt*: Samuel M. Lam, »John Orlando Roe: Father of Aesthetic Rhinoplasty«, in: *Archives of Facial Plastic Surgery* 4 (Apr.–Jun. 2002), S. 122f. Siehe auch: Elizabeth Haiken, »The Making of the Modern Face: Cosmetic Surgery«, in: *Social Research* 67, No. 1 (2000), S. 81-97; und Michelle Smith, »The Ugly History of Cosmetic Surgery«, in: *The Independent*, 10.06.2016.
Der wichtigste war Charles Conrad Miller: John B. Mulliken, »Biographical Sketch of Charles Conrad Miller, ›Featural Surgeon‹«, in: *Plastic and Reconstructive Surgery* 59 (Feb. 1977), S. 175-184.
»aufrichtigen Einsatz, diesem neuen Gebiet«: »Publications: *Cosmetic Surgery. The Cor-*

rection of Featural Imperfections by Charles C. Miller«, in: *California State Journal of Medicine* 6, No. 7 (Jul. 1908), S. 244f.

268 *»Es ist einfacher, etwas wegzunehmen«*: Gillies/Millard, *Principles and Art of Plastic Surgery*, S. 395.

269 *»Hugo war für das griechische Modell«*: Ebd., S. 427.

»Solche Dinge brauchen Zeit.«: Zitiert in: Pound, *Gillies*, S. 58.

270 *»Inzwischen weiß ich von meinen«*: Gillies/Millard, *Principles and Art of Plastic Surgery*, S. 391.

Gillies sah immer auch die humorvollen Aspekte: Die Anekdote stammt aus Captain J.K. Wilsons Aufzeichnungen über seinen Einsatz an der Westfront, in denen er auch die Schlacht von Cambrai 1917 und seinen Aufenthalt in Sidcup schildert (geschrieben um 1970). Private Papers of Captain J.K. Wilson. Documents. 12007, S. 81f. Dokumenten- und Tonträgerarchiv der Imperial War Museums.

»Ich bekenne mich schuldig«: Gillies/Millard, *Principles and Art of Plastic Surgery*, S. 428.

271 *»Sie sagte, Sir Harold werde mit den Gesichtsstraffungen«*: Brief von Frances Steggall an Reginald Pound. Letters to Reginald Pound.

»Da bis zum nächsten Abschlag«: Zitiert in: Pound, *Gillies*, S. 86.

»Ohne in seinen Mund zu sehen«: Zitiert ebd.

»Ein junger Assistent bekam«: Ebd., S. 130.

272 *»Besprechen Sie das mit meinem Sekretär«*: Gillies/Millard, *Principles and Art of Plastic Surgery*, S. 427.

»Frau, die Kinder zu ernähren hatte«: Ebd.

»Dennoch sollte jede Mühe«: Ebd.

»Was mein ›Vermögen‹ betrifft«: Zitiert in: Pound, *Gillies*, S. 129.

»Wenn Sie sich auf die Nase«: Gillies/Millard, *Principles and Art of Plastic Surgery*, S. 425.

273 *»Wenn ich ein Gesicht straffe«*: Ebd., S. 395.

»kleinen bisschen mehr Zufriedenheit«: Ebd.

Kurz nach ihrer Entdeckung 1895: Virat Markandeya, »When Deadly X-Rays Were Used for Hair Removal«, in: *Ozy*, 26.11.2019, https://www.ozy.com/true-and-stories/when-hair-removal-was-a-public-health-crisis/220770/ [abgerufen am 20.10.2020]. Siehe auch: Rebecca Herzig, *Plucked: A History of Hair Removal*, New York: New York University Press 2015).

»Ich war mir sicher, dass ich den Krebs«: Zitiert in: Pound, *Gillies*, S. 128.

274 *»Ihr Gesicht hatte so gut wie kein«*: Brief von Mrs. V.F.E. Gerrard an Reginald Pound. Letters to Reginald Pound.

»Verbrennungen durch den Krieg«: Gillies/Millard, *Principles and Art of Plastic Surgery*, S. 445.

275 *»Ich stand vor einer furchtbaren«*: Ebd.

»Wo anfangen?«: Ebd.

»um ihrem ausdruckslosen Gesicht«: Ebd., S. 446.

»Alle Münder, die mit Rundstiellappen«: Ebd.

276 *Bevor sie aus dem Krankenhaus*: Pound, *Gillies*, S. 82.

»Sie war nicht mehr hübsch anzusehen«: Brief von Mrs. V.F.E. Gerrard an Reginald Pound. Letters to Reginald Pound.

»Während der gesamten Rekonstruktion«: Gillies/Millard, *Principles and Art of Plastic Surgery*, S. 446.

»Arme Mrs. Brown«: Zitiert in: Pound, *Gillies*, S. 82.

276 *»Es ist nur noch die Narbe zu sehen«*: Brief von Mrs. V.F.E. Gerrard an Reginald Pound. Letters to Reginald Pound.
»Wenn man bedenkt, dass Sir Harold«: Ebd.

277 *»Wenn das Ihr Fall wäre«*: Pound, *Gillies*, S. 164.
»Die Enttäuschung, als Morestin«: Gillies/Millard, *Principles and Art of Plastic Surgery*, S. 392.
»jungen, lernbegierigen Menschen«: Ebd.

278 *Aus den Trümmern schauten einige*: Laut Zeitungsberichten befanden sich Tonks Bilder zur Zeit des Angriffs im Gebäude. Es wäre allerdings möglich, dass sie vorher fortgeschafft wurden. A.J.E. Cave, »Museum«, in: *Royal College of Surgeons of England. Scientific Report* (1940-1941), S. 4, 10.
Gillies' Können war auch im Zweiten Weltkrieg: Mehr über Archibald McIndoe in: Emily Mayhew, *The Reconstruction of Warriors: Archibald McIndoe, the Royal Air Force and the Guinea Pig Club*, London: Greenhill Books 2004.

279 *»Mir schwoll jedes Mal der Kamm«*: Brief von Horace Sewell an Reginald Pound. Letters to Reginald Pound.
»In meiner Begeisterung nahm ich sie«: Michael Dillon/Lobzang Jivaka, *Out of the Ordinary: A Life of Gender and Spiritual Transitions*, eds. Jacob Lau/Cameron Partridge, New York: Fordham University Press 2017, S. 89f. Siehe auch: Brandy Schillace, »The Surprisingly Old Science of Living as Transgender«, in: *Scientific American* (18.03.2020).
Nun wollte Dillon seine Transition abschließen: Gillies/Millard, *Principles and Art of Plastic Surgery*, S. 379; Dillon/Jivaka, *Out of the Ordinary*, S. 8.

280 *»Das Leben erschien mir plötzlich wieder«*: Dillon/Jivaka, *Out of the Ordinary*, S. 102.
In einem Zeitraum von mehreren Jahren: Ebd., S. 104. Siehe auch: Andrew N. Bamji/Peter J. Taub, »Phalloplasty and the Tube Pedicle: A Chronological Re-evaluation«, in: *European Journal of Plastic Surgery* 43 (2020), S. 7-12.
Aus einem gerollten Lappen aus Bauchhaut: Rajesh Nair, »Sir Harold Gillies: Pioneer of Phalloplasty and the Birth of Uroplastic Surgery«, in: *Journal of Urology* 183 (31.05.2010), S. e437.
1949 wurde Gillies zum ersten Chirurgen: Gelegentlich wird Karl M. Baer als der erste trans Mann bezeichnet, der sich einer Phalloplastie unterzog. Baer war intersexuell und kam mit einer Hypospadie zur Welt, einer relativ häufig auftretenden, angeborenen Fehlbildung des Penis und der männlichen Harnröhre. Infolgedessen wies man ihm bei der Geburt das Geschlecht weiblich zu, und er wuchs als Mädchen auf. Als junger Erwachsener kam er nach einem Unfall in Kontakt mit dem deutschen Arzt Magnus Hirschfeld, der später das Institut für Sexualwissenschaft gründete. Hirschfeld diagnostizierte den Fehler in der Geschlechtsbestimmung, und Baer erhielt noch im gleichen Jahr die Genehmigung, seinen Vornamen und den Eintrag in seiner Geburrtsurkunde zu ändern. Ob sich Baer auch einer geschlechtsangleichenden Operation unterzog, ist jedoch nicht gesichert, da sämtliche Aufzeichnungen zu dem Fall vernichtet wurden oder verloren gegangen sind. Mehr über Baer in: J. Funke, »The Case of Karl M. [artha] Baer: Narrating ›Uncertain‹ Sex«, in: *Sex, Gender and Time in Fiction and Culture*, eds. B. Davies/J. Funke, London: Palgrave Macmillan 2011, S. 132-153.
»Mein Leben hatte sich völlig verändert!«: Dillon/Jivaka, *Out of the Ordinary*, S. 109.
»Er schien sich immer zu freuen«: Ebd., S. 187.
1958 wurde Michael Dillon: Als Dillon 1958 von britischen Journalisten geoutet wurde, bot Gillies ihm in einem Brief seine Unterstützung an. Dillon schrieb dazu: »Ich bekam

Briefe von meinen ältesten Freunden, die ihr Mitgefühl bekundeten und ihre Meinung über die Presse zum Ausdruck brachten. Unter den Schreibern waren auch Sir Harold Gillies, die Vorsteherin der Seemannsmission und natürlich Lobsang Rampa, über den die Zeitungen in den letzten beiden Monaten ebenfalls viel geschrieben hatten. Alle hatten nur aufmunternde Worte.« Dillon/Jivaka, *Out of the Ordinary*, S. 217.

»Es war immer sein Ziel«: Ebd., S. 102.

281 *»Kein Unheil bricht über«*: Albee, *A Surgeon's Fight to Rebuild Men*, S. 134.

»Eines Tages wird die Chirurgie«: Gillies/Millard, *Principles and Art of Plastic Surgery*, S. 629.

»Wir haben hoch gewettet«: Millard, »Gillies Memorial Lecture«, S. 77.

282 *»Was du heute nicht musst besorgen«*: Ebd., S. 78.

»Pioniers dieser wunderbaren, heilenden«: Zitiert in: Pound, *Gillies*, S. 225.

Manche Techniken der plastischen Gesichtschirurgie: Meikle, *Reconstructing Faces*, S. 81.

»Der unermüdliche Einsatz«: Neal Owens, »To Sir Harold Gillies«, in: *American Journal of Surgery* 95, No. 2 (Feb. 1958), S. 167.

283 *Solche Operationen, die eher als*: Fay Bound Alberti/Victoria Hoyle, »Face Transplants: An International History«, in: *Journal of the History of Medicine and Allied Sciences* 76, No. 3 (Jul. 2021), S. 319-345. https://doi.org/10.1093/jhmas/jrab019 [abgerufen am 09.07.2021].

Danksagung

Obwohl mich Harold Gillies und der Erste Weltkrieg immer fasziniert haben, wollte ich nach *Der Horror der frühen Medizin* eigentlich kein Buch über die Anfänge der plastischen Chirurgie schreiben. Ich hielt das Sujet für zu umfangreich und hatte das Gefühl, nicht die richtige Person dafür zu sein. Aber wie das Schicksal wollte, kam das Thema von allen Ideen, die ich meinem Verlag präsentierte, am besten an. Und so stürzte ich mich auf gut Glück in die Arbeit. Ohne den Zuspruch meines guten Freundes Erik Larson hätte mir vielleicht das Selbstvertrauen gefehlt, das Projekt bis zum Ende durchzuziehen.

Heute bin ich froh, dass ich es getan habe. Ohne die riesige Unterstützung, die ich von vielen, vielen Menschen bekommen habe, wäre das nicht möglich gewesen.

Zunächst möchte ich mich bei Professor Mark Harrison, Dr. Tim Cook, Dr. Adam Montgomery, Dr. Catherine Kelly, Dr. Paul Schofield und Bejamin Palmer bedanken. Ihr Feedback zu den ersten Fassungen von *Der Horror der frühen Chirurgie* war von unschätzbarem Wert. Dank Ihrer sachkundigen Anmerkungen und Ihrer Begeisterung für das Thema ist ein besseres Buch daraus geworden.

Außerdem bedanke ich mich bei der Behindertenaktivistin und Autorin Ariel Henley. Ihre Perspektive als Mensch mit einem entstellten Gesicht hat mir ganz neue Einsichten vermittelt. Ihre Hinweise und Kommentare haben mir dabei geholfen, Harold Gillies' Patienten in einen größeren historischen und gesellschaftlichen Zusammenhang zu stellen, und ich bin Ihnen für Ihr gründliches Feedback zum Manuskript ungeheuer dankbar.

Als ich mit dem Schreiben begann, wusste ich, dass ich die Leser*innen von der ersten Seite an mitten ins Geschehen werfen wollte. Ohne die Hilfe von Percy Clares Großnichte Rachel Gray, die mir freundlicherweise sein Tagebuch zur Verfügung gestellt hat, wäre das nicht möglich gewesen. Anhand von Clares Tagebuch konnte ich die chaotischen Ereignisse rekonstruieren, die zu seiner Verwundung führten. Wenn Gillies das Rückgrat dieser Geschichte ist, dann ist Clare (gemeinsam mit den anderen entstellten Soldaten) ihr schlagendes Herz.

Ich bedanke mich auch bei Dr. Andrew Bamji, der während seiner archivarischen Tätigkeit im Queen's Hospital in Sidcup Tausende Patientenakten aus dem Ersten Weltkrieg ausgegraben hat. Dank seines unermüdlichen Engagements können diese bedeutenden historischen Zeugnisse für künftige Generationen bewahrt werden. Seine Veröffentlichungen zu Harold Gillies und den Anfängen der modernen plastischen Chirurgie waren bei den Recherchearbeiten zu diesem Buch wichtige Quellen.

Eine Autorin ist nur so gut wie ihre Lektor*innen. Ich hatte das große Glück, dass ich gleich mit mehreren Weltklasselektor*innen zusammenarbeiten durfte. Ich bedanke mich herzlich bei Alex Star, meinem Lektor bei Farrar, Straus and Giroux, dessen Anmerkungen und Feedback die Geschichte reicher und komplexer gemacht haben. Danke, dass du in dieser verrückten Zeit dafür gesorgt hast, dass ich nicht die Nerven verliere. Vielen Dank an Colin Dickerman, der mir zu Anfang, als das Buch kaum mehr als eine Idee war, mit seinen unschätzbar wertvollen Ratschlägen den richtigen Weg gewiesen hat. Danke auch an meine britische Lektorin Laura Stickney, deren Anmerkungen in der letzten Schreibphase dazu beigetragen haben, der Geschichte den nötigen Schliff zu geben.

Danke auch an Devon Mazzone, der sich um die Auslandslizenzen meiner Bücher kümmert und nie genervt von meinen E-Mails ist, wenn ich mal wieder nachfrage, wann das Buch endlich in Frankreich erscheint (Antwort: nie.) Und an Ian Wye, der mit seinem scharfen Blick Unklarheiten beseitigt und mehr als tausend überflüssige Wörter gestrichen hat.

Mein aufrichtiger Dank gilt meiner Forschungsassistentin Caroline Overy, ohne die ich für dieses Buch nicht fünf Jahre gebraucht hätte, sondern zehn. Danke, dass du mir geholfen hast, mich in der komplizierten Welt der Bildrechte und Abdruckgenehmigungen zurechtzufinden. Deine gewissenhafte Arbeit hat dafür gesorgt, dass ich beim Schreiben dieser komplexen Geschichte nicht den Überblick verloren habe. Ich verspreche, dass wir uns nie wieder ins 20. Jahrhundert begeben!

Es ist nicht einfach, ein Buch während einer Pandemie zu schreiben. Ich bin den vielen Archivaren und Bibliothekaren überaus dankbar, die mir trotz Schließungen und Lockdowns den Zugang zu ihren Sammlungen ermöglicht haben. Mein besonderer Dank gilt Victoria Rea vom Royal College of Surgeons of England und Libby Gavon von BAPRAS. Sie beide sind die unbesungenen Heldinnen in der Welt der Recherche. Die Fotos, die ich mit Ihrer Hilfe gefunden habe, sind für das Buch von enormem Mehrwert.

Ich bedanke mich auch bei meinem Agenten Robert Guinsler, der in einer turbulenten Phase meiner Autorinnenkarriere auf halber Strecke zu dem Projekt dazugestoßen ist. Herzlichen Dank auch an meinen Manager Jorge Hinojosa. Durch seinen unermüdlichen Einsatz habe ich nicht nur ein größeres Podium bekommen, sondern auch mehr Selbstvertrauen. Danke, dass du so an meine Arbeit glaubst. Ich werde mich bemühen, in Zukunft weniger pessimistisch zu sein!

Ich habe das große Glück, dass ich auf die Liebe und die Unterstützung zahlreicher Angehöriger und Freunde zählen kann. In diesem Sinne bedanke ich mich herzlich bei Lucy Coleman Talbot, die in vielerlei Hinsicht meinen Horizont erweitert hat. Deine Anregungen haben *Der Horror der frühen*

Chirurgie zu einem besseren Buch gemacht, und ich bin durch die Freundschaft mit dir ein besserer Mensch geworden.

Danke an meine Produktionspartnerin und Freundin Lori Korngiebel, die mich treu durch Höhen und Tiefen begleitet hat. Und an Shelley Estes – meine Trinkkumpanin für die Ewigkeit –, die mich von Anfang an immer unterstützt hat. Danke auch an Monica Walker, mit der ich meine verrückte Begeisterung für Medizingeschichte teile.

Ich möchte mich ausdrücklich bei Kate So bedanken, die mir in den letzten Jahren eine wunderbare Freundin gewesen ist. Du bist zu allen, die du liebst, unglaublich großzügig, ohne je etwas dafür zu verlangen. Ich kann mich wirklich glücklich schätzen, dass es dich in meinem Leben gibt.

Danke an Lucy Campbell, meinen »Kuschelgorilla«. Du zeigst mir jeden Tag, was eine gute, loyale Freundin ist. Danke auch an Dave Brown, der mich trotz meiner heftigen Proteste so in Form getrimmt hat, dass ich eine Lesereise ohne Rückenschmerzen überstehe. Mein ganz besonderer Dank gilt meiner treuen Weggefährtin Estelle Paranque für ihre Freundschaft, ihre Unterstützung und die vielen lustigen Stunden, die wir in den letzten Jahren miteinander verbracht haben.

Ich möchte an meinen guten Freund Bill MacLehose erinnern, der 2020 überraschend verstarb. Er glaubte an mich, als ich meine ersten schriftstellerischen Versuche unternahm, und ich vermisse ihn jeden Tag.

Ich danke meiner Mutter und meinem Stiefvater Debbie und Greg Klebe, die immer zur Stelle sind, um mich wieder aufzurichten, wenn ich niedergeschlagen bin. Und ich danke meinen Schwiegereltern Graham und Sandra Teal, die mir Auftrieb gegeben haben, als ich im vergangenen Jahr die Isolation durch die Pandemie fast nicht mehr ausgehalten hätte. Danke auch an meinen Bruder Chris Fitzharris, der mit seinem Sarkasmus dafür sorgt, dass ich nicht die Bodenhaftung verliere (#ForeverBarb). Und an meinen Vater und meine Stiefmutter Mike und Sue Fitzharris, die kreuz und quer durchs Land gefahren sind, um mich dabei zu unterstützen, dass meine schriftstellerischen Träume in Erfüllung gehen.

Mein ewiger Dank gehört meiner Großmutter Dorothy Scissors, die das Leben ihrer Enkelkinder – und besonders meines – unglaublich bereichert.

Zu guter Letzt möchte ich mich bei meinem Mann Adrian Teal bedanken. Du bist der Erste, der liest, was ich schreibe, und der Letzte, der das Manuskript kommentiert, bevor es zum Verlag geht. Deine Meinung ist mir wichtiger als alles andere. Ohne dich an meiner Seite könnte ich keine Bücher schreiben. Ich liebe dich von ganzem Herzen.

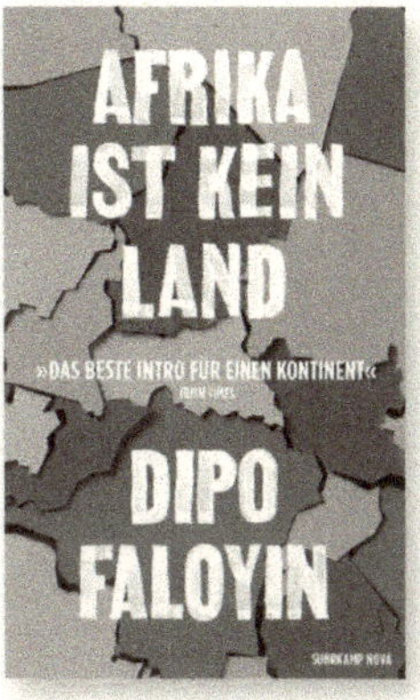

Dipo Faloyin
Afrika ist kein Land
Aus dem Englischen von
Jessica Agoku
Klappenbroschur. 398 Seiten
(978-3-518-47320-7)
Auch als eBook erhältlich

»Die bissige und längst überfällige Dekonstruktion landläufiger Ansichten über Afrika.« *Kirkus Reviews*

Mehr als 1,4 Milliarden Menschen, 54 Länder, über 2000 Sprachen, seit Jahrzehnten auf einfache Geschichten reduziert: Hunger, Safaris, vielleicht noch brutale Diktaturen. Ein ganzer Kontinent wird bis zur Horrorhaftigkeit simplifiziert, mit desaströsen Folgen …
Afrika ist kein Land korrigiert eine globale Wahrnehmungsverzerrung. Es ist das erzählerische Manifest gegen Dummheit, Faulheit und Einfachheit im Umgang mit der Vielgestaltigkeit des afrikanischen Kontinents. Und eine absolut hinreißende Intervention.

»Die temperamentvolle Kritik einer jahrhundertelangen Falschdarstellung.«
Publishers Weekly

suhrkamp taschenbuch

Weitere Informationen erhalten Sie unter www.suhrkamp.de
oder in Ihrer Buchhandlung.